U0269913

卫生检验检测
质量控制实用手册

主编 于维森 蒋 欣 蓝峻峰

人民卫生出版社
·北京·

图书在版编目（CIP）数据

卫生检验检测质量控制实用手册 / 于维森，蒋欣，蓝峻峰主编. —北京：人民卫生出版社，2020.9

ISBN 978-7-117-30481-8

Ⅰ. ①卫… Ⅱ. ①于… ②蒋… ③蓝… Ⅲ. ①卫生检验－质量控制－手册 Ⅳ. ①R115-62

中国版本图书馆 CIP 数据核字（2020）第 176287 号

人卫智网　**www.ipmph.com**	医学教育、学术、考试、健康，购书智慧智能综合服务平台
人卫官网　**www.pmph.com**	人卫官方资讯发布平台

卫生检验检测质量控制实用手册

Weisheng Jianyan Jiance Zhiliang Kongzhi Shiyong Shouce

主　　编：于维森　蒋　欣　蓝峻峰
出版发行：人民卫生出版社（中继线 010-59780011）
地　　址：北京市朝阳区潘家园南里 19 号
邮　　编：100021
E - mail：pmph @ pmph.com
购书热线：010-59787592　010-59787584　010-65264830
印　　刷：三河市国英印务有限公司
经　　销：新华书店
开　　本：710×1000　1/16　　印张：21
字　　数：388 千字
版　　次：2020 年 9 月第 1 版
印　　次：2020 年 10 月第 1 次印刷
标准书号：ISBN 978-7-117-30481-8
定　　价：59.00 元

《卫生检验检测质量控制实用手册》
编写委员会

主　任：于维森　蒋　欣　蓝峻峰

副主任：徐春生　孙治涛　于海涛　孙淑滨　姜　辉
　　　　孙黎黎　于红卫　赵金泉　鲁　莉　张华强
　　　　王　钟　段海平　綦　斐　王洪林　刘志胜
　　　　李晓静　邵永源　殷茂荣　李旭霞　潘晓春
　　　　董钧铭

委　员：（按姓氏笔画排序）
　　　　于振花　弋　英　王　军　王　洁　王双玉
　　　　吕晓静　刘砚涛　安　乾　孙枫林　李春生
　　　　李春蕾　杨　超　步淑华　汪曙辉　张　玲
　　　　张立建　邵宇涵　赵国有　饶小思　崔　瑛
　　　　密　叶　隋秀芬　衡媛媛

前　言

　　近些年，食品安全事件、环境污染、职业病高发等突出社会问题引起了全社会的高度关注，人民对健康的意识不断加强，人民健康是民族昌盛和国家富强的重要标志。党的十九大作出了实施健康中国战略的重大决策部署，充分体现了对维护人民健康的坚定决心。社会上各类检测实验室应运而生，食品检测、环境检测、医学检测等各类实验室开启了健康相关因素全方位检测分析和研究，各类国家标准、行业标准、地方标准如雨后春笋不断涌现，检测技术手段也由常规分析向微量、痕量、形态分析等不断发展。作为检测实验室，真实可靠的检测结果就是发展的名片，不断提高检测质量是发展的生命力，质量控制是确保实验室发展的有效措施。

　　面对繁杂的检测对象，如何充分利用现有检测技术，最快地出具真实的检测结果一直是检测人不断追求的目标。本书共分十章，根据日常检测工作经验，分别归纳并阐述了食品理化检测、环境检测、职业卫生检测、卫生微生物检测、公共场所检测、放射卫生防护检测、毒理实验室检测等领域的主要质量控制技术，并对实验室安全和检测结果的测量不确定度评估进行概述，对食药系统、疾控系统、环保系统、职业卫生检测、放射卫生检测和防护、动物检测实验室有较大的指导意义。在检测市场竞争激烈的今天，本书面向企事业单位、高校和第三方检测机构检测工作者，所列举的质量控制技术科学、系统，较为全面，希望能够为相关战线的同行所喜爱，成为日常工作必不可少的工具。若为其他行业检测同行起到些微抛砖引玉的作用，则不胜荣幸与欣慰。

本书编委会

2020 年 7 月

目　　录

第一章 实验室管理与质量控制

实验室是从事校准和/或检测工作的机构。是人们在有一定特殊要求，并设有需要的设备、器材，能进行实验和研究的场所。现代实验室是现代科技成果的摇篮，是人才、知识、技术、先进仪器设备、技术信息最集中的地方，是现代科学研究、产品开发、人才培养的重要基地。现代实验室建设和管理的要求也与以前的大不相同了。仪器设备之精良，研究规模之大，是过去的科学实验无法比拟的，有些项目甚至需要全国的科学家或世界的科学家联合进行，因此，实验室需要科学、高效的管理体系。

第一节 实验室管理

一、管理

（一）管理的内涵

管理就是协调、控制、计划和组织指挥的过程，是人们为了达到一定的目的所进行的主观认识活动（决策）付诸实施所进行的计划、组织、领导、控制、协调等的实践活动。随着管理实践和理论的发展，对于管理，从不同角度有不同的认识。

从现实的角度讲，所谓管理就是指计划、安排和控制某些事物发展的过程；从社会发展的角度讲，管理是一种生产力。在现代社会中，管理的思想、方法、体制和手段能否适应社会、生产、技术的高度复杂性，已成为对劳动生产率有决定性影响的因素。从决策学的角度认识，管理就是决策，是一系列先后决策相加构成的过程。即：管理＝决策 1＋决策 2＋决策 3＋…＋决策 n。在管理过程中，决策 1 与决策 2…决策 n 之间没有明显的间隔，也就是说决策几乎是连续的。

（二）管理的方法

管理方法是指在管理过程中解决思想和行动等问题的办法。管理方法主要有：系统管理、计划管理、目标管理、制度管理、决策管理、行为管理、数理管理等方法。下面介绍几种常用的管理方法：

1. 系统管理方法　系统管理方法是指将管理的对象当作一个系统来认识和管理的方法。这种方法主要包括以下几个环节：通观全局、分解结构、认识关系、区分层次，跟踪变化、调节反馈、控制方向、实现目标。这几个环节必须统一组织，同步运行，不能分割，以求所管理对象的整体效应，这是管理工作中最基本的思想方法和工作方法。

2. 计划管理方法　计划管理方法也是管理中的一种基本方法，不论做什么事，都应进行周密计划，预在先，则成效就会快而大；反之，就会难免走弯路。由于任何事物都含有矛盾，并以此推动着事物的发展变化。所以要求管理计划要从实际出发，并要有先进性、开拓性和指导性，而不是墨守成规的老一套。

3. 目标管理方法　目标管理方法是指任何事物在一定范围、一定期限内，在总体工程的指导下，所要达到的计量指标或目的。制定目标是管理者重要的职责之一，也是管理中的重要一环。具体目标的制定要求与总体规划相适应，要求所制定的目标要体现与整个事物有一定的连续性、稳定性和现实性。要远近结合，既有深度，又有广度。有了目标，就可以充分利用目标来统一参与为之奋斗的人们的思想和行动，调动各方面的积极性，使之向一个方向而努力。

4. 制度管理方法　制度管理方法是管理工作中一种必须掌握和应用的一种方法。是实行科学管理的行动准则。必要的、合理的、切实可行的规章制度是长期实际工作的经验总结，也是做好工作的依据和保证。

在实际管理工作中只有注意结合本单位本部门的工作实际，制定出一套严格的规章制度和具体工作细则，才能使繁杂的工作规范化。管理才有章可循，努力才有方向，检查才有尺度。管理工作，由于其本身的性质和特点决定了要搞好其管理，必须建立和健全在管理过程中各个环节的必要的规章制度，以使管理工作制度化、程序化、规范化。

5. 决策管理方法　决策也可以简单地认为是决定。决策方法实际上是对未来不定的事物认识的理论思维方法。它只有在辩证唯物主义思想的指导下，在把握大量的定性的信息的基础上，才能作出符合于客观实际的见之于行动的决策。

6. 行为管理方法　行为管理法在某种意义上就是政治思想工作方法。它是通过谈心、观察、满足、理解、奖惩等方法对管理系统中的各类人员的行为、思想进行科学的分析和有效管理的方法。行为管理的目的是为了及时解决管理系统内人员的思想情绪和各种实际问题，充分调动各类人员的工作积极性和创造性。

7. 数理管理方法　马克思说"任何一门科学只有当它充分运用了数学时，才能成为真正的科学"。在现代管理过程中，常常需要借助一些数学原理和方法来进行分析和认识已经发生或还没有发生而未知的事情。从现实问题中抽象出数学规律以及把已知的数学规律应用到现实的问题中，对所要进行管理的对象进行量的分析、描述、计算和推导，从而找出能以数学形式表达事物的内在联系，这就是数理管理方法。

数理管理方法是理论思维和对事物进行逻辑分析的一种重要形式，是人们认识客观世界辩证发展的辅助工具和表现手段。例如，用数理方法来协助人们找出解决各种问题的最优方案（即优选法、运筹学）；怎样合理地组织人力、物力、财力，使人、财、物在管理中能形成一个有机的整体，以取得管理最佳效应；如何安排某项工作的工序，才可使整个工程周期最短（即控制学）；用数理方法从客观存在的偶然现象中，找出它的必然规律（即概率统计学）等等。

二、实验室管理

实验室管理的对象是与实验室有关的人、事、物、信息、经费等。实验室管理的内容涉及实验室管理工作的全部活动。主要包括：实验室的地位和作用、实验室设置模式与管理体制、管理机构与职能、实验室建设规划、实验室队伍管理、实验室仪器设备管理、实验材料与低值易耗品管理、实验室基本信息管理、教学实验管理、科学实验管理等。

1. 实验室设置模式与管理体制　主要指对实验室设置模式与管理体制、实验室管理机构、实验室发展规划与建设计划、实验队伍管理等方面的管理。

2. 实验教学、科研实验　主要指对所承担的实验教学和科研实验任务的安排、准备、实验、教学、指导和组织等。

3. 实验技术资料　主要指对实验方法、步骤、实验操作程序、常规实验操作程序、专业仪器设备操作程序、实验技术资料、实验室技术档案、教学实验管理、科研实验管理等方面的管理。

4. 实验设备、材料、设施　主要指对实验室的仪器设备和实验原材料的请购、验收记账，领用登记以及在用仪器设备、实验材料的账、物，实验室房屋、设施、照明、能源及水、电等方面的管理。

5. 实验经费　主要指对实验室的经费管理、开放效益管理、投入与产出（社会效益与经济效益）的管理、引进技术装备的评估论证、实验室资产的管理等。

6. 实验室基本信息　主要包括实验室有关技术资料、实验数据、实验室报表、仪器使用与维护记录、实验项目档案、实验成果、实验人员情况、对外开放情况等的管理。

第二节　实验室管理体系与质量控制

一、管理体系的概念与构成

（一）管理体系的含义

体系是"相互关联或相互作用的一组要素"。"体系"是对有关事物相互联系、相互制约的各方面通过系统性的优化整合为相互协调的有机整体，以增强其整体的系统性、部门间的协调性和运行的有效性。实验室管理体系是把影响检测／校准质量的所有要素综合在一起，在质量方针的指引下，为实现质量目标而形成集中统一、步调一致、协调配合的有机整体，使总体的作用大于各分系统作用之和。

不同的标准对实验室所建立的体系有不同的要求。一部分实验室依据ISO/IEC 17025建立管理体系；一部分实验室依据GB/T 15481标准建立质量体系，而ISO 9001标准则要求组织建立质量管理体系。《资质认定评审准则》既有行政许可的管理内容，也有计量认证、审查认可对管理标准的特定要求。鉴于当前在实验室管理中"几套标准并用"的实际情况，实验室建立"质量体系"或是"管理体系"需满足管理要求。

实验室建立管理体系是为了实施质量管理，并使其实现并达到质量方针和质量目标，以便以最好、最实际的方式来指导实验室和检验机构的工作人员、设备及信息的协调活动，从而保证顾客对质量满意和降低成本。

（二）管理体系的构成

实验室管理体系包含了基础资源和管理系统两部分。首先对于一个实验室必须具备相应的检验条件，包括必要的、符合要求的仪器设备、试验场地及办公设施、合格的检验人员等资源；然后通过与其相适应的组织机构，分析确定各检验工作的过程，分配协调各项检验工作的职责和接口，指定检验工作的工作程序及检验依据方法，使各项检验工作能有效、协调地进行，成为一个有机的整体。并通过采用管理评审，内外部的审核，实验室之间验证、比对等方式，不断使管理体系完善和健全，以保证实验室有信心，有能力为社会出具准确、可靠的检验报告。

从本质上说，体系是过程的复合体。系统可以由子系统构成，构成系统的子系统称为要素。管理体系是由组织机构、程序、过程和资源四个基本要素组成的。要理解管理体系，必须先理解管理体系的这些基本组成要素。

1. 组织机构　组织机构是实验室为实施其职能按一定的格局设置的组织部门、职责范围、隶属关系和相互联系方法，是实施质量方针和目标的组织

保证,实验室应建立与管理体系相适应的组织机构。一般要做以下几方面的工作:

(1) 设置与检测校准工作相适应的部门。

(2) 确立综合协调部门。

(3) 确定各个部门的职责范围及相应关系。

(4) 配备开展工作所需的资源。

(5) 由于实验室的性质、检验对象、规模不同,必须根据自身的具体情况进行设计。

2．职责　规定实验室各个部门和相关人员的岗位责任,在管理体系和工作中应承担的任务和责任,以及对工作中的失误应负的责任。实验室必须以过程为主线,通过协调把各个过程的责任逐级落实到各职能部门和各层次的人员(管理、执行、核查),做到全覆盖、不空缺、不重叠和界定清楚、职责明确。

3．程序　为完成某项具体工作所需要遵循的规定。主要规定按顺序开展所承担活动的细节,包括应做的工作的要求,即所谓"5W1H"——何事、何人、何时、何处、何故、如何控制及规定如何进行控制和记录,即"5W1H"以及对人员、设备、材料、环境和信息等进行控制和活动。

要求明确输入、输出和整个流程中各个环节的转换内容,要做到规范性、科学性、强制性和稳定性。

4．过程　过程是将输入转化为输出的一组彼此相关的资源和活动。一个复杂的大过程可以分解为若干个简单的"小过程",上一个小过程的输出即可成为下一个或几个小过程的输入(图 1-1)。

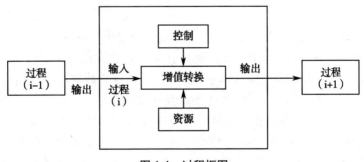

图 1-1　过程框图

过程特点:

(1) 任何一过程,均有输入和输出。输入是实施过程的基础,输出是完成过程的结果。

（2）完成过程，必须有资源和活动。

（3）在各环节要进行检查、评价、测量，对过程质量进行控制。

（4）过程是增值的，其价值的来源就是过程投入的资源和活动所应产生的结果，当然，我们需要的是正增长，在进行一项检验工作中，成本核算是一个不可缺少的重要环节。

评价管理体系时，必须对每一被评价的过程，提出如下3个基本问题：

（1）过程是否被确定？过程程序是否被恰当地形成文件？

（2）过程是否被充分展开并按文件要求贯彻实施？

（3）在提供预期的结果方面，过程是否有效？

5．资源　资源包括人力资源、物质资源和工作环境，是管理体系运行的物质基础，没有资源，实验室建立管理体系就是"无米之炊"。为了实施实验室的质量方针、质量目标，实验室的领导应采取有效措施，提供适宜的资源，以确保各类检验人员的工作能力适应和满足检验工作的需要，仪器设备得到正常维护，并能根据开展检验工作的需要更新、添置必要的仪器设备，以及对新标准、规范和测试方法的研究。

（三）管理体系要素间相互关系

"管理体系"包括两大部分：管理要求和技术要求。进行质量管理，首先是根据质量目标的需要，准备必要的条件（人力资源、物质资源和工作环境等）；然后，通过设置组织机构，分析确定实现检测的各项质量过程。分配、协调各项过程的职责和接口，通过程序的制定规定从事各个质量过程的工作方法，使各项质量过程能经济、有效、协调地进行。这样组成的有机整体就是实验室的管理体系。实验室建立适合自身的管理体系时一般要经历教育培训、确定质量方针和质量目标、确定体系要素及控制程序、设定机构和分配质量职能、质量体系文件总体设计及编写质量体系文件的过程，这是检验检测机构资质认定和实验室认可必经之路，是实验室自身发展的要求。

实验室重视检测／校准工作，满足社会对检验数据的质量要求，必须要"苦练内功"，引入实验室管理体系概念，对影响检验数据的诸多因素进行全面控制，将检测／校准工作的全过程以及涉及的其他方面，作为一个有机的整体，系统地、协调地把影响检验质量的技术、人员、资源等因素及其质量形成过程中各个活动的相互联系和相互关系加以有效的控制，解决管理体系运行中的问题，探索和掌握实验室管理体系的运作规律，使管理体系不断完善，适应内外环境，持续有效的运行，才能保证检验数据的真实可靠、准确公正。

建立完善的管理体系并保持其有效运行，是实验室质量管理的核心，是贯彻质量管理和质量保证的关键，也是一项复杂和具有相当难度的系统工程。

二、实验室质量保证与质量控制

实验室质量管理体系的建立和运行是实验室质量保证的基础。质量保证是为了提供足够的信任表明实体能够满足质量要求，而在质量体系中实施并根据需要进行证实的全部有计划和有系统的活动。质量保证有内部质量保证和外部质量保证两种目的，质量控制和质量保证的某些活动是相互关联的。

质量控制是指为达到质量要求所采取的作业技术及活动。也就是说，质量控制是为监视质量形成过程，消除质量环上所有阶段引起不满意或不合格的因素。质量控制贯穿技术活动和管理活动，关键是使所有质量活动处于受控状态，质量控制的基础是过程控制，使所有影响质量的活动过程处于受控状态。

实验室在按各自规模、检测／校准领域及自身经历建立质量体系时，应始终抓住组织管理、检测／校准运作和资源保障建设。作为实验室的产品——测试报告／校准证书，其质量是该质量体系关心的核心问题。故质量环也应以检验报告质量形成过程进行确定。该质量环可分为八个阶段即校准／检测业务受理、编制校准／检测程序、抽样、样品接受和管理、检测／校准、数据处理、报告编制和签发及事后处理等（图1-2）。

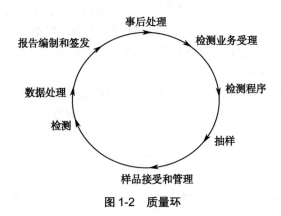

图1-2　质量环

其中抽样活动只对抽样作为检验方法一部分时才列入质量环。对某些检验类别，如委托试验，其样品由客户直接提供时则不列入。

可以说整个质量体系的各项质量活动都贯穿或渗透在该质量环中。为此必须对直接影响或间接影响测试报告／校准证书各要素的控制程序用程序性文件（包括管理性和技术性程序）加以规范。以下对各阶段质量活动主要内容和控制要点分述如下：

（一）检测／校准业务的受理

该阶段包括：同委托方洽谈或联系确定校准／检测性质（评定性、仲裁性、委托测试等)、校准/检测依据(标准、规程,也可以是协议合同等)、校准/检测项目、样品提供方式(送样、抽样)、时间要求、费用、技术资料交接(产品技术条件、使用说明书及图纸等)以及签署校准/检测合同或称为委托书等。

这阶段对校准/检测依据和检验项目的确定是主要控制对象。对重要的校准/检测或新的检验业务一般应有高级专业人员参与洽谈并给予确定。

除此之外,当所委托的项目中个别项目需要分包给其他实验室和使用非标准方法时,应事先征得客户的同意。

该阶段可以视为客户对校准/检测服务质量的需求阶段,要把客户的需求(包括未明确提出的)结合质量法规和标准,以合同或委托书形式给予确定。这阶段是质量形成的开始,也是质量控制的起点,应以程序文件加以规范。特别是对不同性质的检测/校准,应分别明确其检测/校准项目、依据、结论及样品供样方式的差异和要求。应防止由于规定不明确、不统一造成检测/校准性质划分不清,检测/校准项目、依据不明确等结果,以免影响检测/校准服务质量。

(二)编制检测/校准程序

该阶段主要工作是:按合同或委托书由具体承担检测/校准实验室编制检测/校准业务卡,其内容为检测/校准性质、检测/校准项目、抽样方案、判定依据和校准/检测检测/校准方法试验顺序,样品编排等,并安排试验人员、抽样人员和试验时间等。

所编的检测/校准业务卡应作为具体检测/校准工作指导性文件,必须准确清晰,以便执行。应在质量文件中明确规定其编写格式、内容及按技术难度和使用范围分别规定审批程序。特别是采用非标准方法时,应规定严格的方法确认审批程序。

(三)抽样

抽样工作应视为检测/校准工作一个部分,为了保证抽样工作的科学性、公正性和代表性,实验室应在相应的程序文件中明确规定所应用的标准和抽样方案,或随机抽样方法及工作程序等,还应对抽样所用记录单、封签、抽样工具、样品识别以及抽样人员的职责做出明确规定。

(四)样品接受和管理

样品是检测/校准工作的对象,故样品状态是否与检测/校准方法所要求状态相符,是该环节控制的重点。在样品接受时要对其型号、规格、数量及样品所用的包装物或容器是否会造成样品特性变异等进行认真检查。若样品有异常情况,应核实并加以记录。当样品有疑问或存在不符时(包括抽样标签的损坏),均要按程序记录并与客户联系。对样品检查和记录格式和内容应有明确的规定。

样品若为客户直接供样时,应明确样品的型号、规格、数量及包装等要求。采集数据,按要求如实进行记录。

体系文件中必须对影响检测质量的诸因素(包括人员、仪器设备、环境及辅助材料等)控制做出规定。该阶段应对试验进行监控并做好原始记录。原始记录除试验数据和观察记录外,尚要对所用仪表、设备、标准物质、环境条件、试验有关参数、样品编号及状态等做必要的记录。原始记录是编制报告的主要依据,也是在必要和可能时再现试验的依据。故要讲究真实,严禁补记、眷清和涂改等。这阶段还要对试验过程异常现象的处理作出规定。

(五)检测 / 校准

该阶段包括准备和操作两个部分:

1. 准备 其中包括根据检测 / 校准业务卡要求熟悉检测 / 校准依据和有关技术性程序文件及操作规程、检查样品准备(制样、样品预处理)、选用仪器设备、试剂、标准物质、环境条件,检查试验线路,配制溶液,领取所用药品和材料,选用原始记录纸(最好采用固定格式),检查计算机和自动设备的程序等。

2. 操作 按规程操作设备、仪表,做好环境条件监控,按方法标准测试样品,认真观察并操作。

(六)数据处理

为了保证检测 / 校准报告中的数据的可靠性和可比性,应该对原始记录中需处理的数据(包括用计算机采集的数据)按 GB 8170 数据修约规则制定各类测试数据处理方法,并对数据计算验证工作做出规定。

(七)测试报告 / 校准证书编制和签发

该阶段包括报告编制、校对、审核、批准、报告打印、发放等。

测试报告 / 校准证书是检测 / 校准活动的成果。测试报告 / 校准证书应包括校准 / 检测结果的表达所必需的全部信息以及检测 / 校准方法中所要求的全部信息,并列出报告至少包括的内容。实验室所编制报告应满足其要求。

测试报告 / 校准证书的校对、审核应视为报告终端检查,要明确其职责。核对工作是对数据转移、计算处理及报告内容差漏进行校对。审核是对报告的完整性、项目齐全性、依据正确性及结论准确性进行审查。在报告校核和审定中发现差错或有异议时应规定处理程序,包括报告退改和复检的规定。

除此以外还应对发布后的报告更改作出规定。

（八）事后处理

该阶段包括样品留存和处理，报告、原始记录及整个检验过程记录存档、用户查询和申诉/投诉处理等。

1. 本阶段对如下几方面要有明确规定：

（1）留样期限、留样期内的保管及留样期后的处理。

（2）检测/校准记录资料存档、调阅及为用户保密的控制。

检测/校准记录资料包括：业务卡、检测/校准大纲、抽样单、原始记录、计算书及报告等，要做到存档资料中所包含的信息能为检测/校准的再现性所利用。

（3）用户查询和申诉/投诉处理程序

2. 以上八个阶段的工作均应按质量、体系文件要求，在受控状态下进行，此外在检测/校准运作整个过程尚应注意如下几点：

（1）要积极收集与检测/校准工作范围有关的最新指令、标准，以满足检测工作的需要。要对检测/校准工作范围内的检测工作制定必要的检测/校准细则和操作规程等，使各项检测工作所采用的方法符合标准规范要求，对这类文件的编制、批准、使用和更新要作出规定。

（2）要对使用计算机、自动化设备进行检测数据采集、处理、存贮以及操作等作出符合要求的规定。

（3）控制应是对全过程的，不应该只停留在报告终审阶段。为此实验室应有一定比例的监督人员对检测/校准进行监控。这些人员应对检测/校准方法、程序及结果判定有较深的理解。

（4）实验室不是控制的唯一对象。要注意对计量设备管理、物资管理、业务管理等部门的工作进行控制。

（5）大型实验室要建立各检测室和有关部门按其专业特点、业务范围、资源配置等情况建立质量子体系对总体系有关规定作出专业化的细化要求，使其增强自控能力。

（6）要对各类检测/校准工作规定相应有效的校核方法，确保报告/证书的质量。

（7）要积极参加实验室之间的比对和能力验证计划，并对其结果进行评审。

（8）要对检测/校准工作质量制定明确的目标和要求。要对差错进行统计分析，开展质量评比活动。

（9）要加强检测/校准业务的时限和工作量管理，保证工作及时性。

（10）要对试验场所制定管理文件，以保持良好的工作环境，包括场所内活动限制、安全要求及外来人员进入场所的规定。

第三节　实验室质量控制基础知识

一、基本概念

（一）数据的特性

从质量保证和质量控制的角度出发，为了使数据能够准确地反映检测质量的现状，要求检测数据具有代表性、准确性、精密性、可比性和完整性。检测结果的"五性"反映了对检测工作的质量要求。

1. 代表性　代表性是指在具有代表性的时间、地点，并按规定的采样要求采集有效样品。所采集的样品必须能反映待测物质总体的真实状况。对于食品检测应当考虑采样的部分能够代表总体食品，对于水质检测应当考虑采样时空分布，代表水体总体水平，对于作业场所采样应当考虑采集到工作时段和工作岗位最高浓度水平。

2. 准确性　准确性指测定值与真实值的符合程度，数据的准确性受从试样的现场固定、保存、传输，到实验室分析等环节影响。一般以数据的准确度来表征。

准确度常用以度量一个特定分析程序所获得的分析结果（单次测定值或重复测定值的均值）与假定的或公认的真值之间的符合程度。一个分析方法或分析系统的准确度是反映该方法或该测量系统存在的系统误差或随机误差的综合指标，它决定着这个分析结果的可靠性。

准确度用绝对误差或相对误差表示。

准确度的评价方法：

可用测量标准样品或以标准样品做回收率测定的办法评价分析方法和测量系统的准确度。

（1）标准样品分析：通过分析标准样品，由所得结果了解分析的准确度。

（2）回收率测定：在样品中加入一定量标准物质测其回收率，这是目前实验室中常用的确定准确度的方法，从多次回收试验的结果中，还可以发现方法的系统误差。

（3）不同方法的比较通常认为，不同原理的分析方法具有相同的不准确性的可能性极小，当对同一样品用不同原理的分析方法测定，并获得一致的测定结果时，可将其作为真值的最佳估计。

当用不同分析方法对同一样品进行重复测定时，若所得结果一致，或经统计检验表明其差异不显著时，则可认为这些方法都具有较好的准确度，若所得结果呈现显著性差异，则应以被公认的可靠方法为准。

3．精密性　精密性和准确性是分析结果的固有属性，必须按照所用方法的特性使之正确实现。

数据的准确性是指测定值与真值的符合程度，而其精密性则表现为测定值有无良好的重复性和再现性。

精密性以数据的精密度表征，是使用特定的分析程序在受控条件下重复分析均一样品所得测定值之间的一致程度。它反映了分析方法或测量系统存在的随机误差的大小。测试结果的随机误差越小，测试的精密度越高。

精密度通常用极差、平均偏差和相对平均偏差、标准偏差和相对标准偏差表示。标准偏差在数理统计中属于无偏估计量而常被采用。

为满足某些特殊需要，引用下述三个精密度的专用术语：

（1）平行性（replicability 或 parallelism）：在同一实验室中，当分析人员、分析设备和分析时间都相同时，用同一分析方法对同一样品进行双份或多份平行样测定结果之间的符合程度。

（2）重复性（repeatability）：在同一实验室中，当分析人员、分析设备和分析时间中的任一项不相同时，用同一分析方法对同一样品进行双份或多份平行样测定结果之间的符合程度。

（3）再现性（reproducibility）：用相同的方法，对同一样品在不同条件下获得的单个结果之间的一致程度，不同条件是指不同实验室、不同分析人员、不同设备、不同（或相同））时间。

在考查精密性时还应注意以下几个问题：

（1）分析结果的精密度与样品中待测物质的浓度水平有关，因此，必要时应取两个或两个以上不同浓度水平的样品进行分析方法精密度的检查。

（2）精密度可因与测定有关的实验条件的改变而变动，通常由一整批分析结果中得到的精密度，往往高于分散在一段较长时间里的结果的精密度，如可能，最好将组成固定的样品分为若干批分散在适当长的时期内进行分析。

（3）标准偏差的可靠程度受测量次数的影响，因此，对标准偏差做较好估计时（如确定某种方法的精密度）需要足够多的测量次数。

（4）通常以分析标准溶液的办法了解方法的精密度，这与分析实际样品的精密度可能存在一定的差异。

（5）准确度良好的数据必须具有良好的精密度，精密度差的数据则难以判别其准确程度。

4．可比性　指用不同测定方法测量同一样品时，所得出结果的吻合程度。在环境标准样品的定值时，使用不同标准分析方法得出的数据应具有良好的可比性。可比性不仅要求各实验室之间对同一样品的监测结果应相互可比，也要求每个实验室对同一样品的监测结果应该达到相关项目之间的数据可比,相同项目在没有特殊情况时,历年同期的数据也是可比的。在此基础上,还应通过标准物质的量值传递与溯源,以实现国际间、行业间的数据一致、可比。

例如,用离子色谱法测定硝酸盐氮的结果与酚二磺酸分光光度法的结果应基本一致;用气相色谱法测定氯苯类的结果应与气相色谱–质谱法的结果相近。

过去我国使用紫外分光光度法测定石油类,这一方法与红外法测定结果就没有可比性。

因为紫外法使用的石油醚萃取剂与红外法使用的四氯化碳萃取效果不同,其次紫外法的吸收波长与红外法也不同,它们所测定的是不同的石油成分。

5. 完整性　完整性强调工作总体规划的切实完成,即保证按预期计划取得有系统性和连续性的有效样品,而且无缺漏地获得这些样品的检测结果及有关信息。

只有达到这"五性"质量指标的监测结果,才是真正正确可靠的,也才能在使用中具有权威性和法律性。

人们常说:"错误的数据比没有数据更可怕"。为获得质量可靠的监测结果,世界各国都在积极制订和推行质量保证计划,正如工业产品的质量必须达到质量要求才能取得客观的承认一样,只有取得合乎质量要求的检测结果,才能正确地指导人们生活和活动。

(二)灵敏度

灵敏度(sensitivity)是指某方法对单位浓度或单位量待测物质变化所产生的响应量的变化程度。它可以用仪器的响应量或其他指示量与对应的待测物质的浓度或量之比来描述。如分光光度法常以校准曲线的斜率度量灵敏度。一个方法的灵敏度可因实验条件的变化而改变。在一定的实验条件下,灵敏度具有相对的稳定性。

灵敏度的表示方法:

通过校准曲线可以把仪器响应量与待测物质的浓度或量定量地联系起来,用下式表示它的直线部分:

$$A = kC + \alpha \qquad\qquad (式 1\text{-}1)$$

式中:

A——仪器响应值;

C——待测物质的浓度;

α——校准曲线的截距;

k——方法灵敏度,即校准曲线的斜率。

1975 年国际纯粹和应用化学会（CIUPAC）通过的光谱化学中的名词、符号、单位及其用法的规定，把能产生 1% 吸收的被测元素浓度或含量定义为特征浓度（characteristic concentration）和特征含量（characteristic content），它们可用以比较低浓度或低含量区域校准曲线的斜率。

分光光度法中常用的摩尔吸光系数 ε，系指当测量光程为 1cm，待测物质浓度为 1mol/L，所对应的待测物质的吸光度数。ε 越大，方法的敏度越高。

原子吸收中，以产生 1%（即 0.004 4 吸光度）吸收值相对应的浓度作为灵敏度。

气相色谱中，灵敏度是指通过检测器物质的量变化时，该物质响应值的变化率。图 1-3 为不同组分量（Q）与对应响应值（R）图，直线部分斜率即为灵敏度（S），见式 1-1。

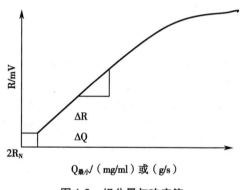

图 1-3　组分量与响应值

$$S = \Delta R / \Delta Q$$

检测器按其响应特征，可分为浓度型和质量型两类，前者 Q 为浓度（C），单位为 mg/L 时，后者 Q 为质量（m），单位为 g/s，因此，两者灵敏度的具体计算式是不同的。

（三）检出限

检出限（limit of detection 或 minimum detectability）为某特定分析方法在给定的置信度内可从样品中检出待测物质的最小浓度或最小量。所谓"检出"是指定性检出，即判定样品中存有浓度高于空白的待测物质。

检出限除了与分析中所用试剂和水的空白有关外，还与仪器的稳定性及噪声水平有关。

在灵敏度计算中没有明确噪声大小，因而操作者可以将检测器的输出信号，通过放大器放到足够大，从而使灵敏度相当高。显然这是不妥的，必须考虑噪声这一参数，将产生两倍或三倍噪声信号时，单位体积的载气或单位时间内进入检测器的组分量称为检出限。

有时也用最小检测量（MDA）或最小检测浓度（MDC）作为检出限。它们分别是产生两倍噪声信号时，进入检测器的物质量（g）或浓度（mg/ml）。

不少高灵敏度检测器，如 FID、NPD、ECD 等往往用检出限表示检测器的性能。

灵敏度和检出限是两个从不同角度表示检测器对测定物质敏感程度的指标，前者越高、后者越低，说明检测器性能越好。

（四）测定限

测定限（limit of determination）为定量范围的两端，分别为测定上限与测定下限。

1. 测定下限　在测定误差能满足预定要求的前提下，用特定方法能准确地定量测定待测物质的最小浓度或量，称为该方法的测定下限。

测定下限反映出分析方法能准确地定量测定低浓度水平待测物质的极限可能性。在没有（或消除了）系统误差的前提下，它受精密度要求的限制（精密度通常以相对标准偏差表示）。分析方法的精密度要求越高，测定下限高于检出限越多。

美国 EPASW-846 规定 4MDL 为定量下限（RQL），即 4 倍检出限浓度作为测定下限，其测定值的相对标准偏差约为 10%。日本 JIS 规定定量下限为 10 倍的 MDL。

2. 测定上限　在限定误差能满足预定要求的前提下，用特定方法能够准确地定量测量待测物质的最大浓度或量，称为该方法的测定上限。

对没有（或消除了）系统误差的特定分析方法的精密度要求不同，测定上限也将不同。

（五）最佳测定范围

最佳测定范围（optimum concentration range 或 optimum determination range）也称有效测定范围，指在限定误差能满足预定要求的前提下，特定方法的测定下限至测定上限之间的浓度范围。在此范围内能够准确地定量测定待测物质的浓度或量。

最佳测定范围应小于方法的适用范围。对测量结果的精密度（通常以相对标准偏差表示）要求越高，相应的最佳测定范围越小。

（六）校准曲线

凡应用校准曲线的分析方法，都是在样品测得信号值后，从校准曲线上查得其含量（或浓度）。因此，绘制准确的校准曲线，直接影响到样品分析结果的准确与否。此外，校准曲线也确定了方法的测定范围。

校准曲线包括标准曲线和工作曲线，前者用标准溶液系列直接测量，没有经过样品的预处理过程，这对于基体复杂样品往往造成较大误差，而后者所使用的标准溶液经过了与样品相同的消解、净化、测量等全过程。

1. 校准曲线的绘制

（1）对标准系列，溶液以纯溶剂为参比进行测量后，应先作空白校正，然后绘制标准曲线。

（2）标准溶液一般可直接测定，但如试样的预处理较复杂致使污染或损失不可忽略时，应和试样同样处理后再测定，此时应做工作曲线。

（3）校准曲线的斜率常随环境温度、试剂批号和贮存时间等实验条件的改变而变动。因此，在测定试样的同时，绘制校准曲线最为理想，否则应在测定试样的同时，平行测定零浓度和中等浓度标准溶液各两份，取均值相减后与原校准曲线上的相应点核对，其相对差值根据方法精密度不得大于 5%～10%，否则应重新绘制校准曲线。

2. 校准曲线的检验

（1）线性检验：即检验校准曲线的精密度。对于以 4～6 个浓度单位所获得的测量信号值绘制的校准曲线，分光光度法一般要求其相关系数 $|r| \geq 0.999\,0$，否则应找出原因并加以纠正，重新绘制合格的校准曲线。

（2）截距检验：即检验校准曲线的准确度，在线性检验合格的基础上，对其进行线性回归，得出回归方程 $y = a + bx$，然后将所得截距 a 与 0 作 t 检验，当取 95% 置信水平，经检验无显著性差异时，a 可作 0 处理，方程简化为 $y = bx$，移项得 $x = y/b$。在线性范围内，可代替查阅校准曲线，直接将样品测量信号值经空白校正后，计算出试样浓度。

当 a 与 0 有显著性差异时，表示校准曲线的回归方程计算结果准确度不高，应找出原因并予以校正后，重新绘制校准曲线并经线性检验合格，再计算回归方程，经截距检验合格后投入使用。

回归方程如不经上述检验和处理，就直接投入使用，必将给测定结果引入差值相当于截距 a 的系统误差。

（3）斜率检验：即检验分析方法的灵敏度，方法灵敏度是随实验条件的变化而改变的。在完全相同的分析条件下，仅由于操作中的随机误差所导致的斜率变化不应超出一定的允许范围，此范围因分析方法的精度不同而异。例如，一般而言，分子吸收分光光度法要求其相对差值小于 5%，而原子吸收分光光度法则要求其相对差值小于 10% 等。

（七）加标回收

在测定样品的同时，于同一样品的子样中加入一定量的标准物质进行测定，将其测定结果扣除样品的测定值，以计算回收率。

加标回收率的测定可以反映测试结果的准确度。当按照平行加标进行回收率测定时所得结果既可以反映测试结果的准确度，也可以判断其精密度。

在实际测定过程中，有的将标准溶液加入经过处理后的待测试样中，这不够合理，比如测定有机污染成分而试样须经净化处理时，或者测定挥发酚、氨氮、硫化物等需要蒸馏预处理的污染成分时，不能反映预处理过程中的沾污或损失情况，虽然回收率较好，但不能完全说明数据准确。

进行加标回收率测定时，还应注意以下几点：

1. 加标物的形态应该和待测物的形态相同。

2. 加标量应和样品中所含待测物的测量精密度控制在相同的范围内，一般情况下作如下规定：

（1）加标量应尽量与样品中待测物含量相等或相近，并应注意对样品容积的影响。

（2）当样品中待测物含量接近方法检出限时，加标量应控制在校准曲线的低浓度范围。

（3）在任何情况下加标量均不得大于待测物含量的3倍。

（4）加标后的测定值不应超出方法的测量上限的90%。

（5）当样品中待测物浓度高于校准曲线的中间浓度时，加标量应控制在待测物浓度的半量。

3. 由于加标样和样品的分析条件完全相同，其中干扰物质和不正确操作等因素所导致的效果相等。当以其测定结果的减差计算回收率时，常不能确切反映样品测定结果的实际差错。

二、实验室质量控制与数据统计处理

实验室质量控制包括实验室内的质量控制（内部质量控制）和实验室间的质量控制（外部质量控制）。

（一）实验室内质量控制

1. 实验室内质量控制的目的和意义　实验室内质量控制的目的在于控制分析人员的实验误差，使之达到规定的范围，以保证测试结果的精密度和准确度能在给定的置信水平下，达到容许限规定的质量要求。

（1）关于误差的概念：由于人们认识能力的不足和科学技术水平的限制，测量值与真值（某量的响应体现出的客观值或真值）之间总是存在差异，这个差异叫作误差（error）。任何测量结果都具有误差，误差存在于一切测量的全过程。

（2）误差的分类及表示方法

1）系统误差：又称恒定误差、可测误差或偏倚，是指在多次测量同一量时，某测量值与真值之间的误差的绝对值和符号保持恒定或归结为某几个因

17

数函数,它可以修正或消除。

2)随机误差:是由测量过程中各种随机因素的共同作用造成的。在实际测量条件下,多次测量同一量时,误差的绝对值和符号的变化,时大时小、时正时负,但是主要服从正态分布,具有下列特点:

①有界性:在一定条件下,对同一量进行有限次测量的结果,其误差的绝对值不会超过一定界限;②单峰性:绝对值小的误差出现次数比绝对值大的误差出现次数多;③对称性:在测量次数足够多时,绝对值相等的正误差与负误差出现次数大致相等;④抵偿性:在一定条件下,对同一量进行测量,随机误差的代数和随着测量次数的无限增加而趋于零。

其产生的原因是由许多不可控制或未加控制的因素微小波动引起的。如环境温度变化、电源电压微小波动,仪器噪声的变化、分析人员判断能力和操作技术的差异等。它可以减小,不能消除,减小的方法是增加测量次数。

3)过失误差:是由测量过程中发生不应有的错误造成的,如:错用样品、错加试剂、仪器故障、记录错误或计算错误等。过失错误一经发现必须立即纠正。

误差表示方法有:

①测量值和真值之差,称为绝对误差。即:绝对误差=测量值-真值。

②绝对误差与真值的比值,叫作相对误差:

$$相对误差(RE\%) = \frac{绝对误差}{真值} \times 100\% \qquad (式1-2)$$

由于真值一般是不知道的,所以绝对误差常以绝对偏差表示。

某一测量值与多次测量值的均值之差:$d_i = x_i - \bar{x}$　　　　　　(式1-3)

绝对偏差与均值的比值,叫作相对偏差:

$$相对偏差(\%) = \frac{d_i}{\bar{x}} \times 100\% \qquad (式1-4)$$

③绝对偏差的绝对值之和的平均值,用平均偏差表示。

$$平均偏差\,\bar{d} = \frac{1}{n}\sum_{i=1}^{n}|d_i| \qquad (式1-5)$$

④平均偏差与均值的比值,叫作相对平均偏差:

$$相对平均偏差 = \frac{\bar{d}}{\bar{x}} \times 100\% \qquad (式1-6)$$

⑤一组测量值内最大值与最小值之差,称为极差:

$$R = X_{\max} - X_{\min} \qquad (式1-7)$$

差方和 S、方差 s^2、标准偏差 s、相对标准偏差 $RSD\%$ 或变异系数 $CV\%$,用以下各式表示:

$$s = \sum_{i=1}^{n} x_i^2 - \frac{1}{n}\left(\sum_{i=1}^{n} x_i\right)^2 \qquad (式 1-8)$$

$$s^2 = \frac{1}{n-1}\left[\sum_{i=1}^{n} x_i^2 - \frac{1}{n}\left(\sum x_i\right)^2\right] \qquad (式 1-9)$$

$$s = \sqrt{\frac{1}{n-1}\left[\sum_{i=1}^{n} x_i^2 - \frac{1}{n}\left(\sum x_i\right)^2\right]} \qquad (式 1-10)$$

4）准确度和精密度：某单次重复测定值的总体均值与真值之间的符合程度叫作准确度。准确度一般用相对误差来表示。

$$RE\% = \frac{\mu - \bar{x}}{\mu} \times 100\% \qquad (式 1-11)$$

在特定分析程序和受控条件下，重复分析均一样品测定值之间的一致程度称为精密度。它可以用标准偏差、相对标准偏差、平均偏差或相对平均偏差来表示。

2. 实验室内质量控制程序

（1）方法选定：分析方法是分析测试的核心。每个分析方法各有其特定的适用范围，应首先选国家标准分析方法。这些方法是通过统一验证和标准化程序，上升为国家标准的，是最可靠的方法。

如果没有相应的标准方法时，应优先采用统一方法，这种方法也是经过验证的，是比较成熟和完善的分析方法，在经过全面的标准化程序经有关机构批准后可以上升为标准方法。

如果在既无标准方法也无统一方法时，可选用试行方法或新方法，但必须做等效实验，报经上级批准后才能使用。

（2）基础实验

1）对选定的方法，要了解其特性，正确掌握实验条件，必要时，应带已知样品进行方法操作练习，直到熟悉掌握为止。

2）作空白实验：①空白值的大小和它的分散程度，影响着方法的检测限和测试结果的精密度；②影响空白值的因素有：纯水质量、试剂纯度、试液配制质量、玻璃器皿的洁净度、仪器的灵敏度和精确度、实验室的清洁度、分析人员的操作水平和经验等等；③空白实验的重复结果应控制在一定的范围内，一般要求平行双份测定值的相对差值不大于 50%。

（3）检测（出）限的估算：检测（出）限是指所用方法在给定的可靠程序内可以从零浓度检测到（检出）待测物最小量（或浓度）。所谓检出，是指定性检出，判定样品中有浓度高于空白的待测物质。

当计算值小于或等于方法规定值时,为合格,可进行下步实验。

3. 校准曲线的绘制　绘制校准曲线时:

(1) 至少应包括 5 个浓度点的信号值。

(2) 校准曲线分工作曲线和标准曲线,根据具体方法选用。

(3) 测定信号值后,在坐标纸上绘制散点分布图。

(4) 若散点图的点阵分布满足要求后,再进行线性回归处理,根据回归结果建立回归方程 $y = a + bx$。否则应查找原因后,再进行回归。

4. 常规检测的质控程序　常规检测质控程序的主要目的是控制测试数据的准确度和精密度,常用的程序有:

(1) 平行样分析:同一样品的两份或多份子样在完全相同的条件下进行同步分析,一般做平行双样,它反映测试的精密度(抽取样品数的 10%～20%)。

(2) 加标回收分析:在测定样品时,于同一样品中加入一定量的标准物质进行测定,将测定结果扣除样品的测定值,计算回收率,一般应为样品数量的 10%～20%。

(3) 密码样分析:密码平行样的密码加标样分析,它是由专职质控人员,在所需分析的样品中,随机抽取 10%～20% 的样品,编为密码平行样或加标样,这些样品对分析者本人均是未知样品。

(4) 标准物质(或质控样)对比分析:标准物质(或质控样)可以是明码样,也可以是密码样,它的结果是经权威部门(或一定范围的实验室)定值,有准确测定值的样品,它可以检查分析测试的准确性。

(5) 室内互检:在同一实验室内的不同分析人员之间的相互检查和比对分析。

(6) 室间外检:将同一样品的子样分别交付不同实验室进行分析,以检验分析的系统误差。

(7) 方法比较分析:对同一样品分别使用具有可比性的不同方法进行测定,并将结果进行比较。

(8) 质量控制图的绘制:为了能直观地描绘数据质量的变化情况,以便及时发现分析误差的异常变化或变化趋势所采取的一种统计方式。一般应由专职质控人员来执行。

(二)实验室间质量控制

1. 目的　在于使协同工作的实验室间能在保证基础数据质量的前提下,提供准确可靠的测试结果,即在控制分析测试的随机误差达到最小的情况下,进一步控制系统误差。主要用于实验室性能评价和分析人员的技术评定,协作实验仲裁分析等方面。

2．质控程序

（1）建立工作机构：通常由上级单位的实验室或专门组织的专家技术组负责主持该项工作。

（2）制订计划方案：按照工作目的、要求制订工作计划。包括：实施范围、实施内容、实施方式、日期、数据报表及结果评价方法、标准等。

（3）标准溶液校准：由领导机构在分发标准样品之前，先向各实验室发放一份标准物质（包括标准溶液等），与各实验室的基准进行比对分析。以发现和消除系统误差，一般是使用接近分析方法上限浓度的标准来进行。测定后用t检验法检验两份样品的测定结果有无显著性差异。

（4）统一样品的测试：在上级机构规定的期限内进行样品测试，包括平行样测定、空白实验等，按要求上报结果。

（5）实验室间质量控制考核报表及数据处理。

1）领导或主管机构在收到各实验室统一样品测定结果后，及时进行登记整理、统计和处理，以制定的误差范围评价各实验室数据的质量（一般采用扩展标准偏差或不确定度来评价）。

2）绘制质量控制图，检查各实验室间是否存在系统误差。

（6）向参加单位通知测试结果。

（三）数据统计处理

在检测或质控工作中，常需处理各种复杂的数据。这些数据经常表现出波动，甚至在相同条件下，获得的实验数据也会有不同的取值。对此，可用数理统计的方法处理获得的一批有代表性的数据，以判别数据的取舍。

1．数据处理的程序

（1）数据的整理与修约

1）按照有效数字的规定，进行有效数字的修约和数值计算和检验，然后将数据列表。

①有效数字的意义：0、1、2、3、4、…、9这十个数码称为数字，由单一数字或多个数字可以组成数值，一个数值中，各个数字所有的位置称数位。

测量结果的记录、运算和报告，必须用有效数字。有效数字用于表示测量结果，指测量中实际能测得的数值，即表示数字的有效意义。一个由有效数字构成的数值，其倒数第二位以上的数字应该是可靠的。只有末位数字是可疑的或为不确定的。所以，有效数字是由全部数字和一位不确定数字构成的。由有效数字构成的测量结果，只应包含有效数字。对有效数字的位数不能任意增删。

数字"0"，当它用于指示小数点的位置、而与测量的准确度无关时，不是有效数字，这与"0"在数值中的位置有关。例如：

a. 第一个非零数字前的"0"不是有效数字。

0.049 8　　　　　三位有效数字

0.005　　　　　　一位有效数字

b. 非零数字中的"0"是有效数字。

5.008 5　　　　　五位有效数字

8 502　　　　　　四位有效数字

c. 小数中最后一个非零数字后的"0"是有效数字。

5.850 0　　　　　五位有效数字

0.390　　　　　　三位有效数字

d. 以"0"结尾的整数,有效数字的位数难以判断,如 58 500 可能是三位、四位或五位有效数字,在此情况下,应根据测定值的准确度数字或指数形式确定。

5.85×10^4　　　　三位有效数字　　　$5.850\ 0 \times 10^4$　　　　五位有效数字

②数值修约规则:推荐按 GB 8170 数值修约规则进行数值修约。确定修约位数的表达方式:

a. 指定位数:指定修约间隔为 10^n（n 为正整数）,或指明将数值修约到几位小数。

b. 指定修约间隔为 1,或指明将数值修约到个数位。

c. 指定修约间隔为 10^n,指明将数值修约到 10^n 位数（n 为正整数）,或指明将数值修约到"十""百""千"……位数。

d. 指定将数值修约到n 位数。

③进舍规则:应按照"四舍六入五单双"的原则取舍。

a. 拟舍弃数字的最左一位数字小于 5 时,则舍去,即保留的各位数字不变。如:

将 12.145 8 修约到一位小数,得 12.1;将 12.125 8 修约到两位有效位数,得 12。

b. 拟舍弃数字的最左一位数字大于 5 或虽等于 5 时,而其后并非全部为 0 的数字时,则进 1,即保留的末位数字加 1。如:将 1 268 修约到"百"位数,得 13×10^2（特定时可写为 1 300）。将 1 268 修约到三位有效数,得 127×10（特定时可写为 1 270）。将 10.502 修约到个位数,得 11。

c. 拟舍弃数字的最左一位数字为 5,而后面无数字或皆为 0 时,若所保留的末位数字为奇数（1、3、5、7、9）,则进 1,为偶数（2、4、6、8、0）,则舍弃。

如:修约间隔为 0.1（或 10^{-1}）:

拟修约数值　　　　　　　　　　修约值

1.050　　　　　　　　　　　　1.0

| 0.350 | 0.4 |

修约间隔为 1 000（或 10^3）：

拟修约数值	修约值
2 500	2×10^3（特定时可写为 2 000）
3 500	4×10^3（特定时可写为 4 000）

将下列数字修约成两位有效位数：

| 拟修约数值 | 修约值 |
| 0.032 5 | 0.032（特定时可写为 32×10^{-3}） |

d. 负数修约时，先将它的绝对值按上述 a～c 规定进行修约，然后在修约值前面加上负号。

例1：将下列数字修约到"十"位数：

拟修约数值	修约值
-355	-36×10（特定时可写为 -360）
-325	-32×10（特定时可写为 -320）

例2：

拟修约数值	修约值
-365	-36×10（特定时可写为 -360）
$-0.036 5$	-0.036

④不得连续修约

a. 拟修约数字应在确定修约位数后一次修约获得结果，而不得多次按规则②连续修约。

例：15.454 6 修约间隔为 1，

正确：15.454 6 → 15

不正确：15.454 6 → 15.455 → 15.46 → 15.5 → 16

b. 在具体实施中，有时测试与计算部门先将获得的数值按指定的修约位数多一位或几位报出，而后由其他部门判定。为避免产生连续修约的错误，应按下述步骤进行。

报出数值最右的非零数字为 5 时，应在数值后面加"+"或"−"或不加符号，以分别表明已进行过舍、进或未舍未进。

如：16.50（＋）表示实际值大于 16.5，经修约舍弃成为 16.50；16.50（−）表示实际值小于 16.50，经修约进 1 成为 16.50。

如果判定报出值需要进行修约，当拟舍弃数字的最左一位数字为 5 而后面无数字皆为 0 时，数值后面有（＋）号者进 1，数值后面（−）号者舍去，其他仍按规则②进行。如：

实测值报出值修约值

15.451 46	15.5	（−）	15
16.520 3	16.5	（＋）	17
17.500 0	17.5	−18	
−15.454 6	−15.5	（−）	−15

⑤计数规则

a. 记录数据时，只保留一位可疑数字。

例如：用最小分度值为0.1mg的分析天平称量时，有效数字可以记录到小数点后第4位。用分度标记的吸管或滴定管量取溶液时，读数的有效位数可达其最小分度后一位，保留一位不确定数字。

b. 表示精密度通常只取一位有效数字。测定次数很多时，可取两位有效数字，且最多只取两位。

c. 在计算中，当有效数字位数确定后，其余数字应按修约规则一律舍去。

d. 在计算中某些倍数、分数、不连续物理量的数目，以及不经测量而完全根据理论计算或定义得到的数值，其有效数字的位数可视为无限。这类数值在计算中需要几位就可以写几位。

e. 测量结果的有效数字所能达到的位数，不能低于方法检出限的有效数字所能达到的数位。

⑥近似计算规则

a. 加减法：几个近似值相加减时，其和或差的有效数字位数，与小数点后位数最少者相同。在运算过程中，可以多保留一位小数。计算结果则按数值修约规则处理。

b. 乘法和除法：几个数值相乘除时，所得积或商的有效数字位数决定于各种值中有效数字位数最少者。在实际运算时，先将各近似值修约至比有效数字位数最少者多保留一位有效数字，再将计算结果按上述规则处理。

例如：$0.067\ 6 \times 70.19 \times 6.502\ 3 \approx 0.067\ 6 \times 70.19 \times 6.502 = 30.850\ 975\ 688$

最后计算结果用三位有效数字，表示为：30.90

c. 乘方和开方：几个数值相乘或开方，原近似值有几位有效数字，计算结果就可以保留几位有效数字。

如：$6.54^2 = 42.771\ 6$ 保留三位有效数字为：42.8

$7.39^{1/2} \approx 2.718\ 45\cdots$ 保留三位有效数字则为：2.72

d. 对数和反对数：在计算中，所取对数的小数点后的位数（不包括首数）应与真数的有效数字位数相同。

如：$[H^+]$ 为 7.98×10^{-2} mol/L 溶液的 pH

$$pH = -\lg[H^+] = -\lg[7.98 \times 10^{-2}] = 1.098$$

pH 为 3.20 溶液的 $[H^+]$

$pH = -\lg[H^+] = 3.2$

$[H^+] = 6.3 \times 10^{-4} \text{mol/L}$

e．平均值：求四个或四个以上准确度接近的近似值的平均值时，其有效数字可增加一位。

如求：3.77、3.70、3.79、3.80、3.72 的均值

为 $(3.77 + 3.70 + 3.79 + 3.80 + 3.72)/5 = 3.756$

2．正态样本异常值的判断和处理　将上述计算和整理后的数据列入相应的表中进行数据异常值检验。所谓异常值是指样本中的个别值。它可能是总体固有的随机变异性极端表现，属于同一总体。

它也可能是由于实验条件和实验方法的偶然偏离所产生的结果。这种异常值与样本观测值不属于同一总体，应按数据统计规则进行判断和处理。

（1）判断规则及处理程序：判断规则通常有 Grubbs 法、Dixon 法、Cochran 法、偏度峰度法等。

根据实际情况，选定适宜的异常值检验规则。

指定检出水平 α，一般取 5%、1% 或 10%。

将观测值代入检验规则进行计算。

根据 α 和观测值个数（n），查表确定统计量的临界值。

将临界值和计算值进行比较，对不合格的异常值，应尽可能寻找异常值的技术上和物理上的原因，作为处理的依据。

1）Grubbs 法

适用范围：用于多组测量值的均值的一致性，或一组测量值（n）的一致性检验。检出异常值个数不超过 1。

检验步骤：

①单侧情形检验法

a．将观测值按大小顺序排列成 $x_i, \cdots, x_n$，其中最大为 x_n，最小为 x_i 计算样本均值 $\bar{x}$ 和样本标准差 s，即：

$$\bar{x} = (x_1 + \wedge + x_n)/n \qquad \text{（式 1-12）}$$

$$s = \sqrt{\frac{1}{n-1}\sum_{i=1}^{n}(x_i^2 - n\bar{x}^2)} \qquad \text{（式 1-13）}$$

b．计算统计量 Gn：

$$Gn = (x_n - \bar{x})/s \qquad \text{（式 1-14）}$$

c．确定检出水平 α，由表查出对应 n，α 的临界值。

d．当 $Gn > G_{1-\alpha(n)}$，判断最大值 X_n 为异常值，否则，判断"没有异常值"。

25

e. 在给出剔出水平 α 的情况下，由表查出的 n，α 的临界值 $G_{1-\alpha^*(n)}$，当 $G_n > G_{1-\alpha^*(n)}$，判断 x_n 为高度异常值，否则，判断"没有高度异常的异常值"，对最小观测值的检验，使用统计量 G_n'。

$$G_n' = (\bar{x} - x_1)/s \qquad\qquad (式1-15)$$

其余规则相同。

②双侧情形检验：

a. 计算 Gn 和 G_n' 的值。

b. 确定检出水平 α，查出对应 n，α 的临界值，设临界值 $G_{1-\alpha(n)}$。

c. 当 Gn>G_n'，且 Gn>$G_{n(1-\alpha^*)/2(n)}$，判断 x_n 为异常值，否则，判断"没有异常值"。

2）Dixon 检验法的适用范围：检验一组观测值的一致性检验，适用于检出一个或多个异常值。

①单侧情形检验：

a. 按大小顺序排列观测值 X₁≤X₂≤…≤Xn 计算统计量（计算公式可查表），如：检验 n 为 3～7 次的高端异常值为：$D = \dfrac{x_1 - x_{n-1}}{x_n - x_1}$，检验低端异常值为 $D' = \dfrac{x_2 - x_1}{x_n - x_1}$

b. 确定检出水平 α，由表查出对应 n，α 的临界值 $D_{1-\alpha(n)}$

c. 检验高端值时，当 D>$D_{1-\alpha(n)}$，判断 Xn 为异常值，检验低端值时，当 D'>$D_{1-\alpha(n)}$，判断 x_1' 为异常值，否则，判断"没有异常值"。

d 在给定剔除水平 α^* 的情形下，由表查出 n，α^* 的临界值 $D_{1-\alpha^*(n)}$。

检验高端值时，当 D>$D_{1-\alpha^*(n)}$，判断 Xn 为高度异常值，否则判断为"没有高度异常值"。

检验低端值时，当 D'>$D_{1-\alpha^*(n)}$，判断 X₁ 为异常值，否则判断为"没有异常值"。

②双侧情形检验

a 统计量同单侧计算

b 确定检出水平 α，由表查出对应 n，α 的临界值。

c 当 D>D'，D>$D_{1-\alpha(n)}$ 判断 Xn 为异常值。

当 D' > D，D'> $D_{1-\alpha(n)}$ 判断 X₁ 为异常值，否则没有异常值。

d 在给出水平 α^* 的情形下，查表，对应的 n，α 的临界值 $D_{1-\alpha^*(n)}$，当 D>D'，D> $D_{1-\alpha^*(n)}$ 判断 Xn 为高度异常值。当 D' > D，D' > $D_{1-\alpha^*(n)}$ 判断 X₁ 为异常值，否则判断"没有高度异常值"。

3）Cochran 检验法：适用范围：剔除多组观测值中精密度较差的一组数据，检验多组方差的一致性。

检验步骤：

a. 将 L 个标准差按大小顺序排列，其中最大者为 S_L。

b. 计算统计量 C：

$$C = \frac{S_L^2}{\sum\limits_{i=1}^{n} S_i^2}$$

（式 1-16）

若 n＝2，每组测量值的极差分别为 $R_1, R_2, \cdots, R_L$，按下式计算统计量 C。

$$C = \frac{S_L^2}{\sum\limits_{i=1}^{2} S_i^2}$$

（式 1-17）

c. 确定检出水平 α，由表查出对应的 n，α 的临界值 $C_{\alpha(n)}$。

当 $C > C_{\alpha(n)}$，判断 S_L 为高度异常值，否则，判断为"没有高度异常值"。

当给定剔除水平 α^* 时，由表查 L，n，α^* 的临界值 $C_{\alpha^*(n)}$。

当 $C > C_{\alpha^*(n)}$，判断 S_L 为高度异常值，否则，判断为"没有高度异常值"。

此外，还有偏度－峰度检验法，由于计算较复杂，这里从略。

（2）注意事项

1）以识别为目的时，主要找出异常值，判断异常值的主要标准在于判断准确性。要根据所判断错误带来的风险，选择适宜的规则。

2）当主要目的在于估计总体的某个参数，确定异常值是否计入样本，或判断总体是否符合所考察的要求，以确定某样本是否计入样本，使判断结果尽量准确。这时，应考虑处理异常值的方法和进一步作估计或检验的准确性统一考虑。

3）有时也可以不经过判断异常值的步骤，而采用稳健估计和稳健检验的办法（如舍去最高值和最低值，将余下的观测值作算术平均估计 μ），并不需要追查舍去的是否为异常值，而这种估计也很好地预防了异常值的影响。

4）应用标准差的准确信息：①判断异常值（或判断其高度异常值）的统计量都以标准差或其估计量为尺度。因此，要尽可能地利用已获得的准确的信息；②标准差为已知时，判断准确性时，适用于正常稳定的实验和测试数据，如：质控考核。

（3）对各种检验法的选择

1）最多只有一个异常值时，以 Grubbs 检验法较好。

2）出现多个异常值时，最好使用偏度－峰度检验法，但计算较复杂。

（4）重视检出的异常值给出的信息：经过一段时间的数据检验后，若出现某异常值的全体明显的系统倾向，说明有系统偏差。

若各个样本经常出现异常值，又不能明确其原因，则应怀疑分布的正态性假设，应选择适宜的统计量再进行统计。

第二章　实验室安全

第一节　概　　述

安全是实验室建设和管理中永恒的主题,越来越受到社会各界广泛重视,它不仅涉及实验室各项工作正常、有序运转,而且影响到实验室工作人员身体健康、生命安全以及实验室对环境的污染,严重者可造成社会恐慌。为此,强化实验室安全管理及控制技术非常重要。

由于实验室专业分类很多,功能和工作内容各不相同,安全的具体要求亦不相同,但总的要求和原则是一致的。实验室安全在确保硬件建设和落实各项防范措施的基础上,还必须建立组织,完善管理制度,落实责任制,加强人员培训,增强全员的安全意识,做好个人防护和废弃物处理等项工作,同时要加强安全控制技术的掌控以及紧急救护措施的培训,确保实验室安全在可控状态下运行。

一、实验室安全制度和责任制

（一）建立和完善制度

制定一系列严格的安全管理制度的目的是保障实验室场所、人员以及仪器设备的安全。除了制定实验室通用的安全制度,如《安全卫生制度》《仪器设备安全管理制度》《消防应急预案》等以外,各专业实验室还应根据其专业的特点制定和完善相关的安全管理制度,使安全管理工作有章可循、有法可依。

（二）实行责任制

为保证制度建立的有效运行,应建立完善的安全组织机构,明确各级人员的责任制。机构应有一名主要负责人主管安全工作,并与各科室(实验室)签订《安全责任书》。各科室(实验室)设立安全负责人,每一间实验室包括仪器设备要明确安全责任人。贵重物品和危险品由专人负责保管,保管人员变更,应及时办理交接手续并备案,形成机构、检测科室、各专业实验室三级安全管理体系,做到安全管理工作层层有人抓,处处有人管。

（三）实验室通用安全制度

1. 坚持"安全第一，预防为主"和"谁主管，谁负责"的原则 机构负责人负责制订安全培训计划，并监督实施。实验室主任负责实验室日常安全和管理，各实验室均应指定专人负责安全工作，把实验室的安全工作落实到每个工作人员。

2. 加强防火、防盗、防水、防事故工作 下班前负责检查、督促关锁门窗、关闭水、电源开关、清除室内外的废物及易燃物品。检查检测工作中所使用和贮存的菌毒种、剧毒、易燃易爆气体和试剂药品、放射性物品以及具有毒性的样品等是否严格按制度保存。

3. 大型、贵重精密仪器应设专人负责保管 建立以技术岗位为核心的责任管理制度，未经主管部门（单位负责人、实验室主任）批准，不准擅自操作，严禁随意拆卸。安装调试均应由专人负责，保证仪器设备运转的准确性和精密度。

4. 有效控制实验室准入 外来人员要登记，与工作无关的外来人员不得进入实验室。经批准的来实验室协作和仪器调试的外来人员，必须由本实验室人员陪同。在实验室实习、进修人员，必须在实验室工作人员指导下工作。实验室门锁钥匙的配、发和保管使用均应有记录。

5. 严禁在实验室吸烟、用餐和会客 禁止在实验室、准备间、仓库及实验人员办公室中住宿。

6. 加强用电的安全管理 不准超负荷用电，不准乱拉私接电源；非工作需要，严禁在实验室内使用电炉、电热器和空调；对电线老化等隐患要定期检查并及时更换（排除）。

7. 增强环保意识 凡属有害气体、污物排放的实验室必须按要求和规程安装通风、排风设施，设置污物、污水收集处理装置或系统。必须按规定配备劳保用品，以保证实验人员的安全和健康。

8. 实验室必须根据要求，配备消防器材和防盗装置，并做好日常维护和管理，确保安全设施的有效性。

9. 实验室布局合理，应经常保持清洁整齐，不得在实验室及相关通道堆放杂物，以保证人流和物流的通畅。

10. 如发生盗窃和意外事故，不得隐瞒，应保护好现场，尽快报告保卫部门及主管部门及时进行处理。发生事故的实验室必须写出事故报告，递交安全保卫部门和主管部门以及设备管理部门，并接受调查处理。

11. 各实验室应根据制度要求，对易燃易爆品、有毒有害品、菌毒株、腐蚀性物品及放射性物品等，应严格按安全操作规定制定实施细则和作业指导书。各实验室应定期检查、督促其运行，并制定出奖惩措施。对执行安全制度好的实验室和个人及时表扬和奖励，对工作不负责任或不遵守操作规程而造成事故的，应根据情节轻重及本人对错误的认识程度，给予批评或处分。必要时，应责令其赔偿损失，直至追究刑事责任。

二、实验室人员安全知识培训

实验室的安全管理制度，不仅要张贴公布，关键是要使每个员工熟悉和遵守。安全工作必须预防为主，因此，经常性安全教育是十分重要的，尤其对新员工的培训更为重要，以增强他们的安全意识。

做好安全防范首先应制订安全知识培训的年度计划，按计划实施，包括定期或不定期对实验室的人员进行安全知识培训，同时做好培训效果的评价工作。

内容应包括法律、法规和各项规章制度、安全防范技能、专业安全知识等。

1. 法规和制度　如消防、环保、传染病防治、安全生产、生物安全、危险化学品管理等国家颁布的法律法规以及实验室安全管理的各项规章制度等。

2. 安全防范技能　如水、电、火、防盗、紧急处理的知识技能和消防设施的性能、灭火器材的使用方法；报火警、扑救初起火灾以及自救逃生的知识和技能等。

3. 专业安全知识　根据各实验室特点制定出的相应的安全管理要求，如生物安全手册、消毒隔离技术、实验室操作规程和技术规范、个人防护措施以及菌毒种保存、危险品管理、试剂存放与使用、废弃物处理、仪器安全使用等要求。

三、实验室安全防范措施

安全问题是多方面的，它包括：防盗、防火、防水，以及电气安全、设备安全和专业性实验室安全。所以，安全管理只靠人员防治是不够的，必须人员防治和技术防治相结合，预防的手段要逐渐地转到技术防治上来。

加强技术防治，在安全问题上要合理投入，做到了人员防治和技术防治相结合。各种安全防范设施要配置齐全，如灭火器、沙盘、烟感器、急救药箱、洗眼器及紧急冲淋等，并定期检查和确保这些安全设施处于正常状态，不准任何人以任何借口借用、挪用或拆除。个人防护设施有口罩、手套、工作服等和必要的隔离设施，应定时或及时更换。实验室还应配备足够通风、照明和消毒设施，以保护实验人员身体健康和避免实验的交叉污染。

凡进入实验室的人员，采取准入和登记、计时制度，以便在实验室发生意外时，可迅速查明是否有人尚在实验室中滞留。

建立相应的安全操作规程，包括仪器使用操作规程，以防止人员和仪器的伤害。对于昂贵的实验器材，都应有防盗措施，如设置防盗网，防盗铁门，必要时设置防盗探头等防范措施。

对于易燃、易爆、有毒、有害物质，实验室应采用专门的防范措施。

各专业实验室还应根据本专业的特点，配备相关的防护设施，如生物安全实验室应配备防止生物污染设施和放射实验室防止放射污染的设施等。

四、废弃物处理

加强环保意识，做好实验室的废弃物处理。

实验室中的废弃物主要指实验中的废水、废气和废渣（简称"三废"）。由于各类实验室的实验项目不同，产生的三废中所含物质的危害程度不同，数量也有明显的差别。为了防止对环境污染，保证实验人员及他人的健康，对排放的废弃物，实验室应建立有关制度和设施，使其排放达到国家环保规定的标准。

（一）废水的处理

在实验室设计中应尽量做到分别不同污水性质和来源，进行分类处理，逐步实行生活污水、实验室污水和生物污水分开排放，并建设处理设施。对含有特殊污染物如生物污水，应采用特殊技术处理后排放。应按照《中华人民共和国传染病防治法》及其实施办法的有关规定，以及《医院消毒技术规范》和《医疗机构污水排放要求》，对医院污水的消毒处理、排放等具体规定执行。对化学实验室排放的污水，特别是含有机溶剂、有毒有害物质、酸、碱等试剂的污水应处理后排放。

（二）废气的处理

实验中产生的有危害健康和环境气体，如一氧化碳、甲醇、氨和挥发性的有机溶剂气体等，少量的可通过通风橱，大量的气体应通过预处理后，使排放的废气达到国家的排放标准。常用的处理方法有吸收法、吸附法、氧化法、分解法等。

（三）实验室中废渣（固体废弃物）处理

严禁将动物尸体、放射性物质、实验后剩余样品、有毒有害试剂等实验废弃物倒在生活垃圾上，应根据废渣的性质，选择化学方法、高温分解或挖坑深埋等方法，分门别类妥善处理。

五、实验室意外暴露控制处理

上述实验室安全管理所提出的总的要求以及各类实验室安全管理的要求，若严格按照相关法规、规范、规程和要求操作，可以防止实验室各种事故的发生,但是各类实验室安全管理体系中还应包括实验室意外暴露控制处理原则和预案,并对此进行培训和演练,要求实验人员了解、掌握预案,以便一旦发生不测,可以沉着应对,把危害降到最低程度。

第二节 化学检测实验室安全控制

化学检测实验室主要检测食品、生活饮用水、涉水产品、化妆品、职业危害物、矿化产品等。使用各种化学试剂,特别是危险性化学试剂是实验室的重要特点,也是影响本类实验室安全的重要因素。化学检测过程中产生的各种各样有害气体影响人体健康,燃烧可能造成火灾,甚至发生爆炸,直接伤害人体,产生的有关废弃物如果处理不当,还会对环境造成污染,对人群造成伤害。为此,加强化学试剂,特别是危险性化学试剂管理,处理好各种废弃物,重视检测样品的管理,对化学检测实验室的安全将是至关重要的。

一、危险性化学试剂

(一)概念与分类

在实验工作中用于与待检验样品进行化学反应,以求获得样品中某些成分的含量(化学分析),或者用于处理供试样品,以进行物相或结构的观察(物理检验)等用途的"纯"化学物质称为"化学试剂"。

化学试剂具有相当高的纯度,也有比较显著的化学反应能力,在贮存过程中容易受到环境或其他因素的影响,保管不善可能变质导致不能用于实验,某些化学活性比较强的化学试剂,甚至可能发生危险,既影响工作又可能带来不必要的损失。

化学试剂可按危险性和非危险性分类,但有时也很难截然加以区分。危险性化学试剂是具有高化学活性的化学物质,如易燃易爆、腐蚀、毒害等有害于人和环境的一系列的烈性化学物质,有些高活性化学物质可以自行分解并威胁生命财产安全,必须认真对待。多数分析实验工作或多或少地需要使用危险性的试剂,因此化学试剂的管理,重点是对危险性化学试剂的安全控制。

1. 易燃易爆试剂 这类试剂具有易于燃烧和爆炸的特性,其中有的本身就是炸药。如三硝基酚(苦味酸)、硝化纤维、三硝基苯、三硝基甲苯二叠氮或重氮化合物等;有的遇水燃烧爆炸,如金属态的钾、钠等;有的与空气发生强烈的氧化作用而引起燃烧,如金属铈粉、黄磷等;有的因其引火点低,受热、冲击、摩擦或与氧化剂接触能引起急剧燃烧,甚至发生爆炸,如赤磷、镁粉、锌粉、铝粉等。

2. 易燃液体试剂　这类试剂极易挥发成气体，遇火即燃烧，如石油醚、二氯乙烷、溴乙烷、乙醚、二硫化碳、丙酮、苯、乙酸甲酯、丁酮、甲醇、二甲苯、醋酸丁酯、吡啶、乙二胺、乙醇、甲苯、醋酸戊酯、三聚甲醛、环壬烷等。

3. 氧化性试剂　这类试剂具有十分活泼的化学性质，能析出活性态氧，对其他物质起强烈的氧化作用。当受到高温、日晒、撞击、摩擦等外界因素的影响，或与有机物、酸类、易燃物、还原剂等接触时，发生化学反应而释放出氧气和热，从而引起可燃物质燃烧或构成爆炸性混合物。

4. 毒害性试剂　专指少量侵入人体就能引起局部或整个机体功能发生障碍，甚至造成死亡的试剂。其致死量在平均致死量或生物试验半数致死量以上者均属于剧毒品，如氰化钾、氰化钠及其他剧毒氧化物、砷及砷化物、硒及硒化物、金属铊、铍、汞等及其化合物。有机剧毒品如有机磷、有机汞、有机硫及有机腈化合物、生物碱中的马钱子碱、毒苷等。

5. 腐蚀性试剂　对人体、金属和其他物品能因腐蚀作用而发生破坏现象，甚至引起燃烧、爆炸和伤亡的液体和固体试剂，如发烟硝酸、发烟硫酸、过氯酸、盐酸、氢氟酸、氯磺酸、氯化亚砜、一氯醋酸、蚁酸、醋酐、冰醋酸、乙酰氯、三氯醋酸、某些硅烷氯化物、三氯化磷、氯化氧磷、无水三氯化铝、无水氯化锡、五氧化二磷、甲醛、过氧化氢、苯酚、苛性钾（钠）、溴水、氨水、氟硅酸、硫化钾（钠）、碘磷酸、二氯乙酸、亚硫酸、偏磷酸、焦磷酸、磺酸等。

6. 低温存放试剂　这类试剂需要低温存放才不致聚合、变质或发生其他事故。属于这一类的有：苯乙烯、丙烯腈、甲醛及其他可聚合的单体、过氧化氢、氢氧化铵、硫酸钠结晶、碳酸铵等。

（二）管理原则

根据国家的有关规定，危险性化学试剂的包装上均带有危险性标志、编号。在相关的试剂手册中也有文字说明。危险性化学试剂管理的基本原则如下：

1. 危险性化学试剂应由经过培训、持有上岗证的专职人员管理。

2. 危险性化学试剂必须存放于专用的危险品仓库，并分类分别存放在阻燃材料制作的柜、架上。

3. 易燃易爆化学试剂应贮存于主建筑外的防火库，并根据贮存危险物品的种类配备相应的灭火和自动报警装置。

（1）爆炸性物品贮存的环境温度不宜超过30℃。

（2）易燃液体贮存的环境温度不宜超过28℃。

（3）低沸点易燃液体宜于低温下贮存（5℃以下，但禁止存放于有电火花产生的普通家用冰箱中）。

（4）爆炸性物品宜另库单独存放，数量很少时，可将瓶子置于装有干砂的开口容器内，并与有干扰的物品隔离或远离。

4．装卸搬运危险性化学试剂时，应按包装上的警示轻拿轻放，严禁摔碰、撞击和强烈震动，严禁肩扛背负。

5．拆卸危险性化学试剂的外包装时忌用蛮力，以防内包装破裂。

6．开拆易燃易爆品的包装箱时，切忌使用能够产生火花的工具。

7．凡有隔离剂的试剂（如黄磷、金属纳等），要确保隔离剂的质量、数量和隔离效果。

8．挥发性、腐蚀性试剂应密封保存，有条件的宜另库存放。

9．爆炸性物品、剧毒性物品和放射性物品，应按规定实行"五双"制度（双人保管、双人收发、双人领用、双本账、双人双锁）管理。

10．危险性化学试剂的"物资性"管理（验收、领用、保管、盘点检查等）均应从严掌握，以确保安全贮存，杜绝流失。

规模较小的实验室，危险性化学试剂的数量很少时，允许与普通化学试剂同库贮存，但仍须按其特性分类分别存放，特别是遇湿易燃物品如金属钠的贮放，必须特别防护，防止万一发生火灾时与水或灭火剂发生反应引发新的危险。

具有化学危险性的试剂与普通试剂同室贮存时，仍须严格按危险性试剂管理要求进行管理。

（三）贮存要求

1．易燃易爆试剂　对易燃易爆物品要求储存于室温低于30℃干燥防晒的库房内，并应隔绝火、热、电源，还应做好防雨，防水工作，如有条件可用砖或水泥制成的料架上放置。

2．易燃液体试剂　应存放在阴凉通风处，理想的存放温度为−4～4℃，应隔绝火、热、电源，并且与易燃、易爆试剂，氧化性试剂、酸类等隔离。

3．氧化性试剂　应存放在阴凉、干燥、通风处、室温不超过30℃，要与酸类、木屑、炭粉、硫化物、糖类等易燃物、可燃物或还原剂隔离。有条件时氧化剂应分库或同库分区存放。

4．毒害性试剂　应存放在阴凉、干燥处，与爆炸性、氧化性、易燃性、酸类试剂隔离，应设置加锁的专柜保存和详细记录领用人及领用数量。

5．腐蚀性试剂　存放处要求阴凉、干燥、通风，温度应在30℃以下，与氧化剂、易燃易爆性试剂隔离。酸性腐蚀试剂与碱性腐蚀试剂，有机腐蚀试剂与无机腐蚀试剂也应隔离。应选用抗腐蚀材料（如耐酸水泥或陶瓷）制成的料架。另外还应根据各品种的具体性质，分别采用相应的防潮、避光、防冻防热等不同保护措施。

6．低温存放试剂　这类试剂需要低温存放才不致聚合、变质或发生其他事故。存放的适宜温度是 10℃以下。

7. 易风化的试剂　宜存放于相对湿度为 80% 左右的遮光阴凉处。

一般有机试剂均要求存放于阴凉、干燥、通风、避光处，适宜温度在 25℃以下。为防止沾污，料架必须经常清扫。

其他一般无机试剂品种繁多、因性质稳定，不易变质的可按元素周期表系、族或无机分类办法排列存放。

(四) 化学品的摆放

实验室危险化学品应有明显的标识。实验室应只保存满足日常使用量的化学品。大量化学品应储存在专门指定的房间内。化学品不应按字母顺序存放。

为了避免不相容化学品发生火灾和爆炸，下表中左边一栏的物质在贮存和操作中应避免接触对应的右边一栏里的物质(表 2-1)。

表 2-1　关于不相容化学品的一般原则

化学物质类别	不相容化学品
碱金属，如钠、钾、铯、锂	二氧化碳、氯代烃、水
卤素	氨、乙炔、烃
醋酸、硫化氢、苯胺、烃、硫酸	氧化剂，如铬、硝酸、过氧化物、高锰酸盐

(五) 化学品溢出

1. 实验室化学品的大多数生产商都会出具描述化学品溢出处理的示意图，溢出处理的示意图和工具盒都能买到。应该将适当的示意图张贴在实验室中显著的位置，并应配备下列物品；

(1) 化学品溢出处理工具盒。

(2) 防护服，例如耐用橡胶手套、套鞋或橡胶靴、防毒面具。

(3) 铲子和簸箕。

(4) 用于夹取碎玻璃的镊子。

(5) 拖把、擦拭用的布和纸。

(6) 桶。

(7) 用于中和酸及腐蚀性化学品的苏打。

(8) 沙子(用于覆盖碱性溢出物)。

(9) 不可燃的清洁剂碳酸钠(Na_2CO_3)或碳酸氢钠($NaHCO_3$)。

2. 当发生大量化学品溢出时应采取下列措施：

(1) 通知有关的实验室安全负责人。

(2) 疏散现场的闲杂人员。

(3) 密切关注可能受到污染的人员。

（4）如果溢出物是易燃性的，则应熄灭所有明火，并关闭那些可能产生电火花的电器。

（5）避免吸入溢出物品所产生的气体。

（6）如果安全允许，启动排风设备。

（7）提供清理溢出物的必要物品。

二、化学实验室废弃物的处理

实验室需要排放的废水、废气、废渣称为实验室"三废"。由于各类化验室测定项目不同，产生的"三废"中所含化学物质的毒性不同，数量也有很大的差别。为了保证化验人员的健康及防止环境污染，化验室"三废"的排放也应遵守《中华人民共和国环境保护法》《中华人民共和国大气污染防治法》和《中华人民共和国水污染防治法》等法规的有关规定。

（一）汞蒸气及其他废气

1. 蒸馏法提纯为三个步骤　氧化、洗涤和蒸馏。

（1）氧化：将使用过的汞装入 3 000ml 的广口瓶中，其装入量不应超过该瓶容量的 1/4，上面加入 0.5% 的硝酸或 2% 的硫酸溶液（体积为汞的两倍）。瓶口用双孔橡皮塞塞紧，塞孔中插入两根玻璃管，一根插入汞中，另一根插入瓶内空气部分。将同样的瓶子 3～4 个，串联在一起，且将此装置一端与真空泵连接，另一端通空气。

启动真空泵开始抽气，使其浮于汞表面的金属变为氧化物，硝酸溶液变黑后，需另换新的，继续抽气，直到硝酸溶液不变混浊为止。此后，再用蒸馏水代替硝酸溶液，继续抽气氧化至蒸馏水不变深灰色为止。

（2）洗涤：经氧化后，倾去上层水溶液，倒入分液漏斗内，控制汞滴下的速度（不能太快），使其通过装有干净纱布的漏斗，分成细粒滴入特殊的洗涤器（内装 0.5% 硝酸溶液）。洗涤后汞由洗涤器底部流入锥形瓶中，将锥形瓶内的汞按上述方法再用蒸馏水洗一次（洗涤器内装蒸馏水）。将洗好后的汞用干净滤纸将水吸干，置于洁净瓶中，将瓶口塞紧。

（3）蒸馏：将洗涤后的汞装入蒸馏器中进行蒸馏。

把洗净的汞置于储汞瓶中，检查蒸馏器各部分的接头是否严密。将储汞瓶提高，打开活塞，用真空泵抽气，将汞装入蒸馏瓶中至一半时，放下储汞瓶，连续抽气至高真空后，关闭活塞，加热蒸馏。

注：①盛汞器的汞层要保持一定的液面，管子要插入底部，否则不能抽成真空。

②盛汞器中的汞要经常倒出，不要装得太满。

③经常检查真空度，活塞处若有漏气时可涂一点真空油。

2．乙醚的回收　将用过的废乙醚，用水冲洗一次，用 pH 试纸检查溶液酸碱性。并中和至中性，用 1% 或 0.5% 的高锰酸钾溶液洗涤除去其中的还原物质，直至高锰酸钾不褪色为止，再用水提取过剩的高锰酸钾，然后用 0.5%～1% 的硫酸亚铁洗涤，除去氧化物。最后用水洗两次，用氯化钙脱水，进行分馏。

3．甲苯的回收　将用过的废甲苯用 2%～15% 的盐酸洗涤至水溶液层不带颜色，再用水洗 1～2 次。将水分离后，用氯化钙脱水，分馏，收集 110.62℃时馏出部分供再使用。

化验室的少量废气一般可由通风装置直接排至室外，排气管必须高于附近屋顶 3m，毒性大的气体可参考工业废气处理办法用吸附、吸收、氧化、分解等方法处理后排放。

（二）废液的处理

含重金属废物经过浸取回收处理后，虽然大部分的有价金属以固体形式从浸取液中析出，但残余液中仍含有部分重金属离子。这些重金属离子排放到环境中去，不能被微生物所降解，将在动物、植物体内积累、富集，对动物、植物及微生物的生命活动有很大的毒害作用，因而必须对排放到环境中去的浸取废液做进一步处理。此外，由于大多数的浸取过程均在酸性或碱性条件下进行，因而必须调节浸取废液的 pH。

基于杂质的不同相分散特性和不同的化学特性，常用的废液处理方法有化学法、离子树脂交换法、吸附法、电解法、蒸发浓缩法、膜分离法和生物处理法等。

1．化学法　化学法是通过向被污染的废液中投加化学药剂，使污染物与所投加的化学药剂的成分发生化学反应，从而使废液的酸、碱度得到改善及污染物以沉淀物的形态被除去。化学法可以通过化学反应方程式来计算所需投加的药量，不容易造成浪费，而且操作技术容易实现，废液量少时可以进行简单的手工操作，量大时可以采用大型设备进行自动化操作。化学法处理浸取废液包括中和法、化学沉淀法、化学混凝法、氧化还原法等。

2．离子交换法　离子交换法在含重金属离子废水处理过程中有着较为广泛的应用，其实质是通过不溶性离子化合物（离子交换剂）上的可交换离子与溶液中的其他同性离子的交换反应来达到去除废水中重金属离子的目的。

3．吸附法　吸附法是利用吸附剂对废水中某些溶解性物质及胶体物质的选择性吸附，来进行废水处理的一种方法。吸附分为物理吸附和化学吸附。物理吸附是指吸附剂与被吸附物质之间通过分子之间引力而产生的吸附；化学吸附是指吸附剂与被吸附物质之间发生了化学反应，生成了化学键。在实际的废水处理过程中，物理吸附和化学吸附可能同时发生，但是在某种条件下，可能是某一种吸附形式是主要的，在废水的实际处理过程中，往往是几种吸附形式同时发生作用。

一定的吸附剂所吸附某种物质的数量与该物质的性质、浓度及体系温度有关，表明被吸附物质的量与该物质浓度之间的关系式称为吸附等温式，常用的公式有弗劳德利希吸附等温式、朗格缪尔吸附等温式。

4. 如实验室对有害化学物不具备处理条件，自身不进行处理时应遵循以下原则：

（1）在实验室中，对化学品的处置的规定和程序应符合良好实验室行为标准。

（2）实验室危险废弃物应该回收、吸收、水溶解、化学分解等分类收集，储存于容器中，标明每种容器危害性质和风险性。

（3）对化学、物理及火灾危害应有足够可行的控制措施，应定期对这些措施进行监督，以确保其有效可行，应保存监管记录。

（4）实验室废弃物应按照国家有关规定制定详细的危险废物转移程序，移交给相关部门统一处理。

（5）危害废弃物接收单位应按接收联单的内容如实填写，联单保存期限为 5 年。

（6）对实验室内所用的每种化学品的废弃物和安全处理应有明确的书面程序。其中包括对相关法规的引用及详细说明，以保证完全符合要求，使这些物质安全及合法地脱离实验室控制。

（7）化学实验室所使用的有毒有害的剩余化学试剂和样品必须分类包装，按其性质妥善保存，集中焚烧处理。

总之，危险性化学性物品如质量不合格，使用剩余部分或者失效不能使用，则要及时进行销毁处理，销毁处理可根据危险品性质，采用爆炸法、燃烧销毁法、水溶解法、化学分解法等方法。严禁随意弃置堆放和排入地下及任何水系，以防引起火灾和环境污染。

三、有毒实验的防护

实验室内有些化学试剂不断将气体散发于环境中而污染空气。有毒实验的防护要注意以下几个方面：

1. 化学试剂不应置于敞口容器中。对于饱和蒸气气压较低、容易蒸发、升华、热分解和光分解的试剂要避光、隔热和密闭保存。

严格控制使用剧毒物质，建立领用制度。由于连续试验必须放在实验室内的剧毒试剂，谁领取由谁保管。下班后，包括剧毒化学试剂配制的溶液在内都要统一加锁保管。

剧毒化学试剂要放在通风良好的无加热实验的通风橱中,使扩散出来的有毒气体及时排出室外。放置易挥发有毒气体试剂的试剂架要进行封闭,玻璃镶装,开启方便,并在试剂架上安装排风装置,及时将扩散的毒气排出室外。

2.溶解易挥发物质时,如有机溶剂的操作,要在通风条件下进行。量取硝酸、盐酸、氨水或其他有毒化学试剂时,也应在通风橱中进行。用有塞量筒,使用过的量筒应立即用清水冲洗干净。液体蒸发操作应在良好的机械通风系统装置内完成。酸蒸气、碱蒸气、有毒气体不仅使实验人员中毒、也对仪器设备产生破坏性腐蚀,污染其他化学试剂、干扰实验、对电源导线的损害更加严重。

在实验环境中,不准大量蒸发水蒸气。环境的相对湿度增加,所带来的后果不亚于酸、碱蒸气的影响。

3.麻醉、剧毒试剂是禁止以鼻嗅来接触的。用口品味更是违反安全规定的行为,即或是极少量也是不允许的。

4.实验用化学试剂禁止食用。

5.沾染剧毒试剂的用具、仪器设备须按安全规定进行消毒降解处理。

6.要警惕发生意外事故,如有机溶剂蒸馏中,蒸馏瓶炸裂、煤气管破损,如果空气中含氧量低于 16.7% 时,身体将受到严重损害,一般认为 19% 的含氧量是安全工作的最低标准。

7.通过皮肤侵入人体的毒物,包括脂溶性物质,如苯类;破坏机体组织的物质,如各种氧化剂、脱水剂;原生质毒物,酚类、氟化氢等。上述毒物不仅与皮肤接触能导致中毒,而且沾染在衣服上后,也可能经衣物,由皮肤侵入而中毒,有机磷沾染过的实验服未经洗净处理,不要继续穿着,预防有机磷中毒。

虽然人体有一定的解毒机制和能力,如将芳香烃氧化为酚类;芳香族硝基化合物还原为胺类;酮类还原为醇类;微量的氰根转化成硫氰酸根等。但是人体的解毒能力是有限度的,并且因人而异、因环境条件而异。

8.经常承担毒物实验的实验室要对全体人员进行有计划的中毒抢救知识教育,准备必需的抢救设备和应急药品置于固定地点,并保证有效。

在剧毒物质实验中,感觉自己有头晕、作呕、心悸、视力模糊等不适症状时,应迅速通知同室实验人员撤离现场。

四、危险化学品的安全控制

实验室对存有的过氧化氢、叠氮钠、部分硝酸盐、浓硫酸的安全处置方法如下:

1.过氧化氢　又称双氧水,浓度为 27.5%~30%,性质不稳定,受热、光线直射或与某些金属及氧化物接触即可分解,落入灰尘或混入杂质的过氧化氢有时会因震动而爆炸，另外过氧化氢也不准接触橡胶制品。

2．叠氮钠 叠氮钠275℃分解，是非常灵敏、猛烈的爆炸物质，就是轻微的摩擦、撞击都可能成为引爆因素，搬运和运输都要做好防震措施，并不可与酸类、碱类、易燃物质、爆炸物质、发热物体接近或靠近，须单独存放。

3．硝酸盐 硝酸盐的共同特点是，在加热条件下，与有机物接触有引爆危险，均易发生爆炸。

4．浓硫酸 工作人员在稀释浓硫酸时，切记往水中加入浓硫酸，并且不断搅拌，当水的比例较少时更应该这样做避免由于浓硫酸沿烧杯壁流下时与水层形成暂时分层状态，即水层浮在浓硫酸上面，玻璃棒搅动时浓硫酸与水猛烈化合，喷溅非常严重，使在场人员受到灼伤。

在上述试剂的操作中需谨慎小心，轻拿轻放，试剂瓶要稳妥放置，注意不要翻放或掉在地上，熟悉易爆试剂的保管细则，如防潮、防热、防辐射，以及防止灰尘沾染等。不准用金属钵或其他金属器具铲动易爆化学试剂，当化学试剂经过使用后发生潮解结块时，如果用金属器具对结块进行撞击，可能具有促爆炸作用。

5．不应使用敞口容器存放化学试剂。

6．在配制剧毒物质时，要根据试剂的性质，操作时戴手套、安全眼镜，应穿防护服，在化学通风橱中操作。麻醉、剧毒试剂禁止用鼻子嗅，沾染剧毒须按安全规定进行降解。

7．对实验室内所用的每种化学品的废弃和安全处置程序应按照《实验室生物安全通用要求》中"废弃物处置"的有关要求进行。以保证这些物质安全、合法地脱离实验室控制。

五、压缩气体钢瓶的安全使用

实验室常用的压缩气体，如氢气、氮气、氧气、乙炔、二氧化碳、氧化亚氮等，都可以通过购置气体钢瓶获得。一些气源，如氢气、氮气、氧气等也可以购置发生器来使用。气体钢瓶具有种类齐全、压力稳定、纯度较高，使用方便等优点，但气瓶属于高压容器，必须严格遵守安全使用规程才能防止事故发生。

（一）压缩气体钢瓶的结构

压缩气体钢瓶（气瓶）是高压容器，一般是用无缝钢管制成圆柱形容器，壁厚5～8cm，底部为钢质方形平底的座，可以竖放。气瓶顶部有开关阀，外有钢瓶帽。瓶体上套有两个橡胶防震腰圈。

气瓶侧面接头供安装减压阀使用，不同的气体配专用的减压阀，为防止气瓶充气时装错发生爆炸，可燃气体钢瓶（如氢气、乙炔）的螺纹是反扣瓶口（左旋）的，非可燃气体则为正扣（右旋）的。

（二）压缩气体钢瓶的种类和标志

气瓶内装气体按物理性质瓶体分为：

1．压缩气体　临界温度低于-10℃的气体，经加高压压缩，仍处于气态者称压缩气体，如氧、氮、氢、空气。这类气体钢瓶若设计压力大于或等于12MPa（125kg/cm²）称高压气瓶。

2．液化气体　临界温度≥10℃的气体，经加高压压缩，转为液态并与其蒸气处于平衡状态者称为液化气体。临界温度在-10～70℃者称高压液化气体，如二氧化碳、氧化亚氮。临界温度高于70℃，且在60℃时饱和蒸气压大于0.1MPa者称低压液化气体，如氨、氯、硫化氢等即是。

3．溶解气体　单纯加高压压缩，可产生分解、爆炸等危险性的气体，必须在加高压的同时，将其溶解于适当溶剂，并由多孔性固体物充盛。在15℃以下压力达0.2MPa以上，称为溶解气体（或称气体溶液），如乙炔。

按气体的化学性质可分为：

（1）可燃气体（氢、乙炔、丙烷、石油气等）。

（2）助燃气体（氧、氧化亚氮等）。

（3）不燃气体（氮、二氧化碳等）。

（4）惰性气体（氮、氩、氧等）。

（5）剧毒气体（氟、氯等）。

各种气体钢瓶的瓶身必须按规定漆上相应的标志色漆，并用规定颜色的色漆写上气瓶内容物的中文名称，画出横条标志。表2-2列出了《气瓶安全监察规程》中的部分气瓶漆色及标志。

表2-2　部分气瓶漆色及标志

气瓶名称	外表面颜色	字样	字样颜色	横条颜色
氧气瓶	天蓝	氧	黑	—
氢气瓶	深绿	氢	红	红
氮气瓶	黑	氮	黄	棕
纯氩气瓶	灰	纯氩	绿	—
氦气瓶	棕	氦	白	—
硫化氢气瓶	白	硫化氢	红	红
丁烯气瓶	红	丁烯	黄	黑
氧化氮气瓶	灰	氧化氮	黑	—
二氧化硫气瓶	黑	二氧化硫	白	黄
二氧化碳气瓶	黑	二氧化碳	黄	—
乙烯气瓶	紫	乙烯	红	—
乙炔气瓶	白	乙炔	红	—

每个气瓶肩部都有钢印标记,标明制造厂、气瓶编号、设计压力、制造年月等。气瓶必须定期作抗压试验,由检验单位打上钢印。

(三)压缩气体钢瓶的存放及安全使用

1. 气瓶必须存放在阴凉、干燥、远离热源的房间,并且要严禁明火,防暴晒。除不燃性气体外,一律不得进入实验楼内。使用中的气瓶要直立固定在专用支架上。

2. 搬运气瓶要轻拿轻放,防止摔掷、敲击、滚滑或剧烈震动。搬运前要戴上安全帽,以防不慎摔断瓶嘴发生事故。钢瓶必须具有两个橡胶防震圈。乙炔瓶严禁横放滚动。

3. 气瓶应按规定定期作技术检验、耐压试验。

4. 易起聚合反应的气体钢瓶,如乙烯、乙炔等,应在储存期限内使用。

5. 高压气瓶的减压器要专用,安装时螺扣要上紧,不得漏气。开启高压气瓶时操作者应站在气瓶出口的侧面,动作要慢,以减少气流摩擦,防止产生静电。

6. 氧气瓶及其专用工具严禁与油类接触,氧气瓶不得有油类存在。

7. 氧气瓶、可燃性气瓶与明火距离应不小于 10m,不能达到时,应有可靠的隔热防护措施,并不得小于 5m。

8. 瓶内气体不得全部用尽,一般应保持 0.2~1MPa 的余压,备充气单位检验取样所需及防止其他气体倒灌。

第三节　生物检测实验室安全管理

生物检测实验室是为人类健康和社会生产的发展提供科学依据,进行人体、动植物以及微生物科学观察和试验的实验室。生物检测实验室管理的核心是生物安全,尤其是病原微生物实验室的生物安全。2003 年以来国内外相继发生 SARS(severe acute respiratory syndrome,重症急性呼吸综合征)病毒实验室泄漏事件,表明实验室生物安全管理不仅关系到实验室工作人员的健康,更是关系经济发展、社会众生命安全的大事。

随着我国生物安全技术规范和管理法规的完善,实验室安全管理已逐步形成包括一系列技术措施和管理措施的完整体系。

一、生物安全实验室相关概念

(一)实验室生物危害

生物检测实验室在实验过程中,一些生物因子如来源于微生物以及这些微生物的毒素和过敏原,还有来源于更高等的动植物的过敏原和毒素等可能对人、环境、生态和社会造成危害和对环境造成污染，称之为实验室生物危害。

（二）实验室生物安全

指为了避免各种有害生物因子造成的实验室生物危害而采取的防护措施（硬件）和管理措施（软件）。

国家标准《实验室生物安全通用要求》对生物安全的定义是避免危险生物因子造成实验室人员暴露、向实验室外扩散并导致危害的综合措施。

（三）生物安全实验室

是通过规范的实验室设计建造、实验设备的配置、个人防护装备的使用，严格遵从标准化的操作程序和管理规程等，确保操作生物危险因子的工作人员不受实验对象的伤害，确保周围环境不受其污染，确保实验因子保持原有本性所采取综合措施的实验室。

从生物安全实验室的定义我们可以看出，生物安全实验室不只是一个物理防护设施（physical protection），即原来所称的 P3 或 P4 实验室的概念，而是一个完整的生物安全实验室的概念。它包括一系列特殊物理防护设施、严格的安全管理制度、标准操作规程和根据实际工作特点制定的特殊技术操作规程，还可以包括生物安全组织管理机构、经过培训合格的技术队伍、免疫预防和临床治疗方案等。

实验室生物安全的目标不仅是保护工作人员不感染和不受伤害，还包括保护环境不受污染，周围人不受伤害，保护样品不受污染，保持本来性质。为实现上述目标，实验室采取三项技术措施：样品隔离技术（机械、气幕），防止传染因子进入环境接触人体；定向流技术（三级负压系统），防止传染因子扩散；消毒灭菌技术（物理、化学），灭活传染因子。

生物安全实验室的物理防护设施包括两级防护屏障。一级屏障由实验室的生物安全柜和个人防护装备等构成，是操作者和被操作对象之间的隔离，也称一级隔离。二级屏障由实验室的设施结构和通风系统等构成，是生物安全实验室和外部环境的隔离，也称二级隔离。

二级隔离的防护能力取决于实验室分区和定向气流。在生物安全实验室中，一般按照实验因子污染的概率把实验室分为洁净、半污染和污染三个区。实验室的墙壁保持密闭，气流方向始终保持：外界→初、中效空气过滤器→高效空气过滤器→洁净区→半污染区→污染区→高效空气过滤器→外界。

二、病原微生物分类

我国对病原微生物实行分类管理，这也是国际通行管理方法。按危害严重程度，国内外通常都将病原微生物分为四类，但危害严重程度排列顺序、具体微生物物种的危害等级划分存在差异。危害等级分类依据也有不同，一般是根据生物因子传染性、致病性、预防和治疗手段的有效性分类，也有仅根据感染危险来进行分类（如欧盟 DIRECTIVE 2000/54/EC）。一些国家和国际组织对微生物的危害等级分类可以参阅《微生物和生物医学实验室生物安全通用准则》附录 C。在我国，国务院《病原微生物实验室生物安全管理条例》、国家标准《实验室生物安全通用要求》以及原卫生部《中国医学微生物菌毒种管理办法》都有关于微生物的危害等级分类规定。

《病原微生物实验室生物安全管理条例》根据病原微生物的传染性、感染后对个体或者群体的危害程度，将病原微生物分为四类。一类是指能够引起人类或者动物非常严重疾病的微生物，以及我国尚未发现或者已经宣布消灭的微生物。二类是指能够引起人类或者动物严重疾病，比较容易直接或者间接在人与人、动物与人、动物与动物间传播的微生物。三类是指能够引起人类或者动物疾病，但一般情况下对人、动物或者环境不构成严重危害，传播风险有限，实验室感染后很少引起严重疾病，并且具备有效治疗和预防措施的微生物。四类是指在通常情况下不会引起人类或者动物疾病的微生物。第一类、第二类病原微生物统称为高致病性病原微生物。

三、生物安全实验室分级

防护水平（biosafety level，BSL）分为 4 级，1 级防护水平最低，4 级防护水平最高。以 BSL-1、BSL-2、BSL-3、BSL-4 表示实验室的相应生物安全防护水平；以 ABSL-1、ABSL-2、ABSL-3、ABSL-4 表示动物实验室的相应生物安全防护水平。

BSL-1 和 BSL-2 实验室也称基础实验室，BSL-3 实验室称安全实验室，BSL-4 实验室称高度安全实验室。

（一）BSL-1 实验室

适用于实验对象已知对健康成年人无致病作用，对实验室工作人员和环境的潜在危害很小。如枯草芽孢杆菌、感染性犬肝炎病毒、大肠杆菌等。

（二）BSL-2 实验室

适用于实验对象对人和环境具有中等潜在危害。如麻疹病毒、沙门氏菌、弓形虫、乙肝病毒、血源、病原体、人类体液，尤其是明显有血液污染的体液等。

（三）BSL-3 实验室

适用于实验对象是通过呼吸途径使人感染导致严重的甚至是致死性疾病的感染性材料。如结核杆菌、圣路易脑炎病毒、伯纳特考克斯体等。

（四）BSL-4 实验室

适用于实验对象是危险的和新的感染性材料，表现出通过气溶胶途径传播实验室感染和致命疾病的高度危险性。

各级生物安全实验室对设施的要求和安全操作规程参见《微生物和生物医学实验室生物安全通用准则》和《实验室生物安全通用要求》。

第四节 放射性实验室安全控制

放射实验室涉及各种放射源和放射性污染的现场检测及处理、放射性核素的实验室分析以及放射性测量技术在实验室的应用(如放射免疫分析)。由于放射线种类多,看不见,摸不着,无色无味,在使用、储存和运输的情况下,若处理不当或管理不严,就会使人员遭受过量照射,放射源中的放射性物质还可能转移到非密封工作场所或环境中,造成工作场所放射性污染,产生大量的放射性废物,使环境介质中带有放射性物质,从而不但使工作人员摄入放射性物质,甚至使居民也摄入放射性物质。因此,必须重视放射性实验室的安全防护工作。

一、放射性实验室分级

放射性实验室因操作放射性物质的毒性分组和日操作量的不同,可能产生放射性危害的几率也不一样,为了便于管理,放射性实验室按所用放射性核素的日等效最大操作量分为甲、乙、丙三级,各级相对应的日等效最大操作量分别为>4×10^9Bq、$2 \times 10^7 \sim 4 \times 10^9$Bq、豁免活度值以上至$2 \times 10^7$Bq。

放射性核素的日等效操作量等于放射性核素的实际日操作量(Bq)与该核素毒性组别修正因子的积除以与操作方式有关的修正因子所得的商。放射性核素的毒性分组可见《电离辐射防护与辐射源安全基本标准》(GB 18871—2002),依据放射性核素的毒性组别极毒、高毒、中毒、低毒,其修正因子分别为10、1、0.1和0.01。若是简单操作液体、溶液、悬浮液的放射性核素,其与操作方式有关的修正因子为1。一般疾病预防控制中心放射性核素分析和放射性测量技术应用实验室属于丙级放射性实验室或豁免水平实验室。但在放射性突发事件发生时或现场放射性检测时,有可能接触较高水平的辐射。

二、放射实验室豁免

在增加照射的活动中,使用的源在豁免水平之下或活动本身增加的照射在豁免水平之下,经审管部门同意,可予豁免,不作为放射性工作进行管理。一般电子管件(如显像用阴极射线管)在正常运行操作条件下,在距设备的任何可达表面0.1m处所引起的周围剂量当量率或定向剂量当量率不超过1μSv/h

或所产生的能量不大于 5keV；在任何时间段内操作的放射性核素的总活度或活度浓度不超过《电离辐射防护与辐射源安全基本标准》（GB 18871—2002）表 A1 给出的数值，可予豁免。常用的几种放射性核素的豁免活度浓度与豁免活度见表 2-3。

表 2-3　常用的几种放射性核素的豁免活度浓度与豁免活度

核素	活度浓度 /Bq·g^{-1}	活度 /Bq
^{3}H	1×10^6	1×10^9
^{14}C	1×10^4	1×10^7
^{40}K	1×10^2	1×10^6
^{32}P	1×10^3	1×10^5
^{131}I	1×10^2	1×10^6

三、放射实验室建筑与布局

实验室应设置专用放射性核素操作室，室外有电离辐射标志。操作室需要有良好的通风，室内换气次数每小时 3～4 次或自然通风。采用普通窗户采光，窗户应经常保持关闭。选择和使用结构材料时，不需要考虑外照射的危险，而应根据耐火性能选择材料。表面材料的挑选和使用，应使工作区能够保持良好的清洁状态，而且易去污。水电等管线力求暗装。采暖设备亦应便于去污。工作场所要有供冷、热水的设备，水龙头最好采用长臂肘动或脚踏开关，水槽最好用瓷品。分别设立放射性污染池和清洁池，污染水池下水要贮存，检测合格后排放。提供必要的防火设备，以防止火灾或将其后果减到最低的程度。在操作室外应设置一个房间或场所，在其中装有检查手和衣服污染的监测设备，并保存工作人员工作时穿戴的衣具。必要时设置放射性废物专用贮存室，贮存室建造结构应符合放射卫生防护要求，且具有自然通风条件或安装通风设备，出入口设电离辐射标志。

四、工作场所控制放射性污染扩散的专用设施

1. 通风橱　通风橱是利用稀释和分散的原理来控制污染的，它用来防止操作放射性物质时所造成的污染扩散到实验室的其他部位。通风橱的设计应使最少量的橱内空气回流入实验室空间。通风橱操作口的截面风速应不少于 1m/s，并利用自动的旁路来防止橱门关闭时风速的内表面应采用易去污材料，或采用可剥下的涂层。其工作面应能承受铅等屏蔽材料。水、气、电等的控制开头，应装在操作方便的部位。排出的气体通常要经过过滤。从事可能产

生气载污染的操作时，橱内常装备用作辅助控制污染气流的小型罩帽和一个与抽风设备相联结的捕集器或过滤器。

2. 手套箱　手套箱也称干箱，它是封闭式的，使工作空间和工作人员所处的环境相隔绝。通风机使箱内保持 10～20mmHg 的负压，以防止气载污染的泄漏，排出气体经过高效过滤器过滤，该过滤器安装在可以从箱内用手套操作进行更换的地方。操作人员通过密封的手套孔圈上的长臂橡胶手套进行操作。手套箱通常用于操作低水平或少量的 α 和自放射性物质。一旦发现手套破裂，需立即更换。

3. 屏蔽工作箱　屏蔽工作箱是一种封闭装置，它是一个由铅、钢或铸铁等做成的不漏气的箱子。当操作物的 α、β、γ 活性水平在 10^7～10^{13}Bq 时，需要采用屏蔽工作箱。工作箱的前壁装有铅玻璃观察窗和带有伸缩套的机械手，侧壁有送料门，内壁衬以打光的不锈钢，底部设有地漏，与放射性管道相连，箱内设有通风过滤设备和照明灯，并有供酸管、冷热水冲洗管和空气取样管等。屏蔽厚度需根据箱中放射性物质的数量、性质、位置、浓度以及在屏蔽工作箱各面操作的人员和维修人员的工作等情况加以综合考虑确定。当存在中子时，尚需用特种塑料作附加屏蔽材料。应仔细设计屏蔽的连接处，使辐射的泄漏达到最小。

五、放射性废物

（一）放射性废物的定义与分类

放射性废物为含有放射性核素或被放射性核素污染，其浓度或活度大于国家审管部门规定值、并且预计不再利用的物质。

放射性废物按其物理性状分为气载废物、液体废物和固体废物三类。按废物中所含核素的半衰期，又可将放射性废物分为短半衰期废物、中等半衰期废物和长半衰期废物 3 类。

（二）放射性废物分级

1. 放射性气载废物分级　放射性气载废物分二级，浓度小于或等于 4×10^7Bq/m^3 为第 Ⅰ 级（低放废气）；浓度大于 4×10^7Bq/m^3 为第 Ⅱ 级（中放废气）。

2. 放射性液体废物分级　放射性液体废物分为三级，浓度小于或等于 4×10^6Bq/L 为第 Ⅰ 级（低放废液）；浓度在 4×10^6～4×10^{10} Bq/L 之间为第 Ⅱ 级（中放废液）；浓度大于 4×10^{10} Bq/L 为第 Ⅲ 级（高废液）。

放射性浓度不超过 1×10^4Bq/L 的废闪烁液，或仅含有浓度不超过 1×10^5Bq/L 的 ^{3}H 或 ^{14}C 的废闪烁液不按放射性废物处理。

3. 放射性固体废物分级　放射性固体废物中半衰期大于 30a 的 α 发射体

核素的放射性比活度在单个包装中大于 $4×10^6$ Bq/kg 的为 α 废物。

除 α 废物外,放射性固体废物按其所含寿命最长的放射性核素的半衰期长短分为四种。

含有半衰期小于或等于 60 天(包括核素 ^{125}I)的放射性核素的废物,按其放射性比活度水平分为二级,比活度小于或等于 $4×10^6$Bq/kg 为第 I 级(低放废物);比活度大于 $4×10^6$Bq/kg 为第 II 级(中放废物)。

含有半衰期大于 60 天、小于或等于 5a(包括核素 ^{60}Co)的放射性核素的废物,按其放射性比活度水平分为二级,比活度小于或等于 $4×10^6$ Bq/kg 为第 I 级(低放废物);比活度大于 $4×10^6$ Bq/kg 为第 II 级(中放废物)。

含有半衰期大于 5a、小于或等于 30a(包括核素 ^{137}Cs)的放射性核素的废物,按其放射性比活度水平分为三级,比活度小于或等于 $4×10^6$Bq/kg 为第 I 级(低放废物);比活度在 $4×10^6$～$4×10^{11}$Bq/kg、且释热率小于或等于 2kW/m^3 为第 II 级(中放废物);释热率大于 2kW/m^3 或比活度大于 $4×10^{11}$ Bq/kg 为第 III 级(高放废物)。

含有半衰期大于 30a 的放射性核素的废物(不包括 α 废物),按其放射性比活度水平分为三级,比活度小于或等于 $4×10^6$ Bq/kg 为第 I 级(低放废物);比活度大于 $4×10^6$ Bq/kg,且释热率小于或等于 2kW/m^3 为第 II 级(中放废物);比活度大于 $4×10^{10}$ Bq/kg 且释热率大于 2kW/m^3 为第 III 级(高放废物)。

对公众成员照射所造成的年剂量值小于 0.01mSv,对公众的集体剂量不超过 1 人·Sv/a 的含极少放射性核素的废物属豁免废物。

(三)放射性废物的处理原则

1. 固体废物分类收集　放射性废物与非放射性废物应分开放置,尽量减少放射性废物的产生量或减小体积。对于放射性固体废物的收集根据《中华人民共和国职业病防治法》和《放射性同位素和射线装置放射防护条例》,放射工作单位应当设置或者指定放射卫生防护管理机构或者组织,配备专职或者兼职的放射防护人员,负责本单位的放射防护工作。建立、健全放射卫生管理制度和操作规程;建立、健全放射卫生场所档案和放射工作人员健康监护档案和个人剂量档案;建立、健全工作场所放射危害因素监测及评价制度;建立、健全职业病危害事故应急救援预案。

放射工作单位必须采用有效的放射防护设施,并为放射工作人员提供个人防护用品,并应当进行经常性的维护、检修,定期检测其性能和效果,确保其处于正常状态,不得擅自拆除或者停止使用。

在醒目位置设置公告栏,公布放射防护规章制度、操作规程、应急救援措施和工作场所检测结果。

对放射工作场所和放射性核素的运输、贮存,用人单位必须配置防护设备和报警装置,保证接触放射线的工作人员佩戴个人剂量计。

放射工作单位应当实施由专人负责日常监测,并确保监测系统处于正常运行状态。定期对工作场所进行放射防护检测、评价。检测、评价结果存入单位放射卫生档案,定期向所在地卫生行政部门报告并公布。

2. 放射工作许可登记制度　国家对放射工作实行许可登记制度。新建、改建、扩建放射工作场所的放射防护设施,必须与主体工程同时设计审批,同时施工,同时验收投产。放射防护设施的设计,必须经所在省,自治区、直辖市的卫生行政部门会同公安等部门审查同意,竣工后须经卫生、公安、环境保护等有关部门验收同意,获得许可登记证后方可启用。

凡申请许可、登记的放射工作单位,必须具备下列基本条件:

(1)具有与所从事的放射工作相适应的场所、设施和装备,并提供相应的资料。

(2)从事放射工作的人员必须具备相适应的专业及防护知识和健康条件,并提供相应的证明资料。

(3)有专职、兼职放射防护管理机构或者人员以及必要的防护用品和监测仪器,并提交人员名单和设备清单。

(4)提交严格的有关安全防护管理规章制度的文件。

3. 放射性标准源和标准物质的管理要求　超出豁免水平的放射性标准源和标准物质要按放射源安全管理要求进行管理。依据放射性物质的多少,选择专用房间或保险柜存放。

第五节　毒理实验室安全控制

少量或微量物质接触机体或进入机体后,在一定条件下,与组织细胞成分发生生物化学反应或生物物理变化,引起功能性或器质性改变,导致暂时性或持久性损害,甚至危及生命,这些物质称为毒物,这个过程叫作中毒。

从事毒理的人员经常接触已知和毒性特点尚不清楚的化学物,虽然可以通过有毒物质数据库和毒性–构效关系数据库等的检索,并且通常也要求送检方提供尽可能多的毒性资料和数据,可以了解一部分受试物的毒性和理化性质特点,但仍有相当比例的受试物在测试完成以前是毒性特点未知的。另外,使用阳性对照物以保证试验结果的可信、可靠,是毒理学实验的显著特点,而这些阳性对照物大多是典型的致突变物和致癌物。操作人员的相应安全防护措施不应掉以轻心。

对毒理学工作者来说,与研究对象的接触不可避免,毒理学工作者需短期或长期接触工业毒物、农药、消毒剂、环境毒物以及一些毒性特点尚不清楚的化学物质，这些物质可能具有急性毒性、刺激性、腐蚀性、窒息性、麻醉性、溶血性、致敏性、致突变性、致畸性、致癌性、类激素样作用等，对各种重要器官和组织，如肝、肾、神经、生殖、呼吸、消化、血液、循环、免疫、皮肤、眼睛等造成毒害。不同的毒物还常有加合作用。毒物可以固态(含粉尘)、液态、气态或蒸气态、气溶胶态(雾、烟)等物理形态从消化道、呼吸道和皮肤吸收，有机磷农药还可经眼吸收。

　　毒理学实验室又是涉及多学科的实验室，应遵循各相关实验室的安全管理要求。毒理学实验室也是与实验动物关系最为密切的实验室，要杜绝人类疾病和人畜共患病通过实验动物传播，既不能使人也不能使动物成为疾病的中间宿主或传染源是毒理实验室特别的安全要求。毒理实验室要关注受试物和阳性对照物可能的危害。受试物和阳性对照物的操作、使用、保管和处置不当都有可能对工作人员造成伤害，使工作人员自己成了试验模型。此外，对环境安全的关注也是毒理学工作者义不容辞的责任。

一、毒理实验室安全管理一般要求

　　毒理实验室常包括整体实验室、遗传实验室、功能实验室、行为实验室、细胞培养室、Ames 实验室、生化实验室、生理实验室、分子生物学实验室、综合实验室、病理实验室和实验动物房等，因此，毒理学实验室在很大程度上是生物实验室，应遵循 2004 年发布实施的国家标准《实验室生物安全通用要求》(GB 19489—2004)；也属于医学实验室的范畴，应遵循《医学实验室　质量和能力的认可准则》(等同采用 ISO/IEC 15189：2003《医学实验室　质量和能力的特殊要求》)，在生物安全方面要满足这两个标准和准则的要求。

　　生物学实验室、医学实验室(分子生物学、免疫学、生物化学、血液学、生理学、细胞学、病理学或其他检验实验室)的安全管理体系生物材料(标本)仪器测试、微生物学实验室安全要求，各种化学物的使用和保管(应遵照化学检测实验室有关化学毒物的安全管理要求)、锐器和易碎物品的安全操作要求，放射性核素的使用和管理可放射实验室管理要求。概括起来说，毒理实验室内部各个分支实验室侧重点不同的相应的生物安全管理规章制度和生物安全操作规程，并在实际工作中严格执行。如实验室的人员准入制度(所有工作人员经过相关培训并考试合格，熟悉相关实验的安全操作规程，了解实验潜在的危险)；实验室设施、电气、设备的监测、检测和维护制度；健康医疗监督制度；生物安全工作自查制度；资料档案管理制度；人员培训制度；以及安全保卫、防盗、防火等制度。还有应急装备、警报体系和撤离程序；用于危险物质漏出控制的程序，包括紧急淋浴；可燃易燃性、可传染性、放射性和有毒物质存放的防护和控制；去污染和废弃物（废水、废气以及其他废物）处理程序；生物危险标识和生物安全实验室级别标志；实验室事件、伤害、事故和职业性疾病的报告程序等。

二、毒理实验室安全管理的特有要求

在满足一般共通的实验室安全管理要求的基础上，以下几点是每个毒理实验室工作人员都应该做到的。

1. 思想上高度重视，提高安全意识，防患于未然。

2. 完善组织（如质量监督管理人员和安全员），订立安全管理制度，责任到人。

3. 各项试验、每项仪器、设备的操作和维护必须制定并按照标准操作规程（SOP）。

4. 对样品和阳性对照物的保管、使用和处理的特别关注，至少应包括：

（1）重要的阳性物视为剧毒化学品，实行双人双锁，双人收发，双人使用，双人管理体制。

（2）样品库的位置和环境安全可靠，通风良好，具冷藏和冷冻条件。

（3）明显和充分的标识、分类和分档。

（4）使用登记（使用人、使用时间、使用量）记录完备。

（5）称取和操作时不徒手接触；佩戴手套，实验结束后立即将手清洗干净。

（6）感染性的物质在负压环境下进行。

（7）易燃、易爆、有毒的化学品或暂时难以确定其危险性又急需试验的化学品，在有安全防护设施的通风柜中小心操作，防止意外事故。

（8）配置应急洗眼器和一些常用化学毒物意外中毒时的应急解救药。

5. 有条件时给工作人员免疫接种野毒和家毒双价流行性出血热疫苗，每年加强一次。

6. 使用过的阳性物质（致突变、致敏和致癌物）、持续性有机污染物，以及被施用过这些物质的动物（包括组织、器官和血液）、废弃物和器材、器皿应集中收集处理，或焚烧，或交环保部门处理。

三、实验动物与动物实验的生物安全要求

毒理学大量使用实验动物，因此，安全使用实验动物，保证动物实验室的生物安全是毒理实验室生物安全的重要环节。为了叙述方便，可将动物实验室的生物安全管理要求分为一般管理要求和特殊动物实验设施的生物安全管理要求。

广义上，所有用于生物医学实验的动物均称为"实验动物"，它包括严格意义上的实验动物，即以实验研究为目的，在一定的环境条件控制下，经过培养驯化，具有明确生物学特性和清楚的遗传和微生物背景的动物，主要有大鼠、小鼠、金黄地鼠、豚鼠、家兔、犬和小型猪等。也包括一部分家畜、家禽和一些未经过人工驯化的野生动物，如猫、羊、非人灵长类、鸡、鸭、鸽、蛇、蛙类等。实验动物是整个生命科学的基础和条件，医学、生物学及畜牧兽医学的各个领域，尤其是从事食品、药品、化妆品、农药及其他化学品的安全性评价的毒理学要与动物实验密不可分。同时，很多动物又是许多人类疾病和人畜共患病的中间宿主或传染源，如某毒理实验室和北京某大学就发生过实验动物来源感染流行性出血热的惨痛教训，必须引起充分关注。

实验动物设施是进行实验动物饲养、保种维持、生产、实验研究、试验等设施的总称实验动物设施一般包括更衣室、淋浴室、洗涤消毒室、监控室、洁净区外库房、样品室、样品配置、手术室、行为实验室、动物尸体及废弃物存放室、洁净区内库房、动物检疫室、大鼠饲养室、小鼠饲养室、家兔饲养室、豚鼠饲养室等。没有良好和合格的实验动物设施就没有良好和合格的实验动物，没有良好和合格的实验动物也就没有良好和合格的动物实验。

（一）实验动物设施和实验动物级别

1. 屏障系统实验动物环境设施的基本要求

最适宜温度：20～25℃，温差：3℃或4℃。

适宜的相对湿度：40%～70%。

换气次数：10～20次/h，洁净程度越高，要求换气次数越多。

气流速度：0.1～0.2m/s。

压强梯度：洁净区高于污染区，每级压差0～20Pa。

合理组织气流和风速可调节室内温度和湿度，又可降低室内粉尘和有害气体污染，控制传染病的流行。

光照：工作照度150～300lx，动物照度18～30lx，明暗交替时间12/12小时或10/14小时。

噪声：60dB以下，避免高频率噪声和超声波的干扰。氨浓度：不大于14mg/m³。

2. 实验动物设施分类　实验动物设施根据对饲养动物的空气净化程度分为三类。开放系统（open system）；屏障系统（barrier system）；隔离系统（isolation system）。

不同的实验动物设施环境级别对应于不同的动物级别，二者的对应关系见表2-4。

表 2-4 动物级别和洁净度的对应关系

动物级别	环境级别（洁净度，落下菌）
普通动物	开发系统（一，30 个 / 皿）
SPF 动物	屏障系统（万级，3 个 / 皿）
无菌动物或悉生动物	隔离系统（百级，0 个 / 皿）

3. 实验动物级别 动物级别由其携带微生物的种类决定。按照我国《实验动物管理条例》，实验动物分为 4 个等级：

（1）一级动物（普通动物）：不携带主要人畜共患病和动物烈性传染病的病原。

（2）二级动物（清洁动物，国际上无此等级）：除不能携带主要人畜共患病和动物烈性传染病的病原外，不能携带对动物危害大和对科研干扰大的病原。

（3）三级动物（SPF 级，无特定病原体动物）：除一、二级动物应排除的病原外，不携带主要潜在感染或条件致病和对科研干扰大的病原。

（4）四级动物（无菌动物）：不携带可检出的一切病原体。悉生动物则是在无菌动物体内移入一种或几种已知微生物后的动物。

（二）实验动物设施的一般生物安全要求

由于实验动物常采取群体饲养，极易造成动物疾病的暴发和流行。造成动物传染病流行的病原多种多样，有的病原宿主广泛，属人畜共患病，可同时引起人和动物的疾病，就更具危险性。严格实验动物房的管理制度，预防在先，是杜绝人和动物间疾病传播的根本保证。

1. 保障实验动物房生物安全的基本措施

（1）实验动物设施为单独区域，与办公和其他实验场所分开。外来人员非经许可不得进入 SPF 动物实验室。杜绝昆虫及野生动物进入。粪便、污水、用过垫料、动物尸体和废物应有安全处理措施。有特殊要求的动物，如无菌动物，无特殊病原体动物，纯系动物和裸鼠均应有符合特定要求的建筑设备，严格的卫生管理制度和操作规程。

（2）工作人员应经过适当培训，取得实验动物管理和操作上岗许可证。

（3）具有一定规模的实验动物室建筑，周围至少应有 20m 卫生间隔区。不同种属、不同品系、不同来源的动物必须分室饲养，不同对象、不同内容的实验分室进行。各室之间定向气流不能交叉循环。猫、狗、猴等大型实验动物的繁殖室或实验室应有适当的运动场地，可靠的铁丝网或高墙和双层门的设施，以防动物逃逸。对已知具有生物性危害的受试物（包括挥发性物质、放射性物质、传染因子及具有"三致"危害的物质），必须有能进行隔离试验的特别动物室或区域，以防环境污染。

（4）定期检测，更换高、中、低效滤膜，保持系统处于良好状态。屏障及隔离系统必须备有备用电源和故障显示、报警装置。

（5）选用具备有效动物繁育合格证书的动物，选用 SPF 级遗传和微生物检测指标合格的大、小鼠。

（6）动物、工作人员、物品分别进入屏障及隔离系统，并只能由洁净度高的区域向洁净度低的区域定向移动。房间随时关门。工作人员更换工作服、戴帽、手套、口罩、鞋套，风淋后方可进入。动物由动物传递窗，外包装经紫外线照射或喷洒消毒液后传入，入室后检疫 3～7 天。所有样品、饲料（γ 辐射灭菌）由物品传递窗经紫外线照射或喷洒消毒液后传入。非实验用品（如食物、饮水、香烟等）一律不得带入动物实验室。

（7）器具、饮水瓶、垫料等须经高压灭菌后方可使用。动物饮用、屏障系统内使用灭菌水。

（8）每周更换笼具、饮用水两次。用过的笼器具、饮水瓶及时清洗并高压消毒。每周打扫卫生两次并消毒。每周清洗消毒工作服一次。实验结束后，及时认真清洗房间、物品，并消毒。室外环境每天整理打扫。

（9）按操作规程抓持、固定动物，实验操作。产生有害气溶胶的实验应在负压室或负压装置内进行。

（10）设置安全出口、出口指示、灭火器械。配置应急洗眼器。

（11）废弃物由污物走廊传出，用过的帽、口罩、鞋套必须放在指定位置并及时清理。动物尸体放入专门冰柜，交指定的环保部门统一处理，垫料等垃圾及时处理。

2. 实验动物的检疫和疾病的控制及处理

（1）凡外来实验动物至少经过 3 天以上的隔离检疫，以防传染病的侵入。外观无病症（必要时实验室检查阴性者）方能进入饲养繁殖室。

（2）试验和研究开始前，要保证动物无任何疾病，并保证动物避免可影响研究目的及实施的因素。如果在研究过程中，动物接触了上述疾病与因素，有病动物必须隔离，如有需要并且治疗不影响研究，可对动物进行对病或对症的治疗。其诊断、对动物治疗的批准、治疗所用药品、措施及治疗的日期都要有记录并保存。

（3）动物发生疾病死亡应及时进行病理尸检或其他实验室检查，作出诊断，提出处理意见。当动物发生传染病时，原则上全部销毁。房屋、用具、笼架、垫料、衣帽等必须进行彻底消毒。动物室封锁一段时间才能使用。必要时报告试验负责人及主管部门。

（4）实验动物发生烈性传染病流行时，应立即上报实验动物检定机构，同时采取严格的隔离消毒措施，以免传染病的蔓延。如有拖延不报者，所在单位及个人要承担责任。

（5）尸体处理：尸体处理一般要求焚烧，深埋，大型动物可消毒加工的后利用。

3. 实验动物房的消毒措施　SPF 级动物实验室的一般日常清洁消毒制度可结合各实验室的不同硬件条件，但都应满足动物级别和洁净度基本要求。

第六节　实验室电气及消防安全

一、实验室电气安全

（一）电击防护

触电事故主要指电击。通过人体的电流越大，伤害越严重。电流取决于施加的电压和人体电阻。不能引起生命危险的电压称为安全电压，一般规定为 36V。电击的防护措施如下：

1. 电器设备完好，绝缘好。发现设备漏电要立即修理。不得使用不合格的或绝缘损坏、已老化的线路。建立定期维护检查制度。

2. 良好的保护接地。将电气设备在正常情况下不带电的金属部分与接地体之间做良好的金属连接。

3. 使用漏电保护器。

（二）静电防护

静电是在一定的物体中或其表面上存在的电荷。一般 3～4kV 的静电电压便会使人有不同程度的电击感觉。

1. 静电危害

（1）危及大型精密仪器的安全：由于现代化仪器中大量使用高性能元件，很多元件对静电放电敏感，造成器件损坏，安装在印刷电路板上的元器件更易损坏。

（2）静电电击危害：静电电击和触电电击不同，触电电击是指触及带电物体时电流持续通过人体造成的伤害。而静电电击是由于静电放电时瞬间产生的冲击性电流通过人体时造成的伤害。它虽不会引起生命危险，但放电时引起人摔倒、电子仪器失灵及放电的火花可引起易燃混合气体的燃烧爆炸，因此必须加以防护。

2. 静电防护措施

（1）防静电区内不要使用塑料地板、地毯或其他绝缘性好的地面材料，可以铺设导电性地板。

（2）在易燃易爆场所，应穿导电纤维及材料制成的防静电工作服、防静电鞋（电阻应在 150kΩ 以下），戴防静电手套。不要穿化纤类织物、胶鞋及绝缘鞋底的鞋。

（3）高压带电体应有屏蔽措施，以防人体感应产生静电。

（4）进入实验室应徒手接触金属接地棒，以消除人体从外界带来的静电。坐着工作的场合可在手腕上带接地腕带。

（5）提高环境空气中的相对湿度，当相对湿度超过 65%～70% 时，由于物体表面电阻降低，便于静电逸散。但这对精密仪器的生产、使用、维修过程仍不能满足要求（在防静电安全区内静电电压不得超过 100V）。

（三）用电安全守则

1. 不得私自拉接临时供电线路。

2. 不准使用不合格的电气设备。室内不得有裸露的电线。保持电器及电线的干燥。

3. 正确操作闸刀开关，应使闸刀处于完全合上或完全拉断的位置，不能若即若离，以防接触不良打火花。禁止将电线头直接插入插座内使用。

4. 新购的电器使用前必须全面检查，防止因运输震动使电线连接松动，确认没问题并接好地线后方可使用。

5. 使用烘箱和高温炉时，必须确认自动控温装置可靠。同时还需人工定时监测温度，以免温度过高。不得把含有大量易燃易爆溶剂的物品送入烘箱和高温炉加热。

6. 电源、或电器的保险丝烧断时，应先查明原因，排除故障后再按原负荷换上适宜的保险丝。

7. 使用高压电源工作时，要穿绝缘鞋、戴绝缘手套并站在绝缘垫上。

8. 擦拭电器设备前应确认电源已全部切断。严禁用潮湿的手接触电器和用湿布擦电门。

二、消防安全

（一）消防工作的基本原则

由于火灾具有强烈的破坏作用，而且容易扩大，迅速蔓延，可以造成财产甚至生命的惨重损失。因此，消防工作的基本原则是"以防为主，防消结合"坚持"防患于未然"，在日常生活和工作中做好火灾的预防工作。

实验室存在着可以发生燃烧、爆炸危险性的物质和环境条件，因此，实验室的防火防爆是实验室避免发生火灾的基本手段。

（二）实验室的防火防爆

起火必须具备三个条件，即可燃物质、氧气和温度（燃烧三要素），在这三个条件中，为了防止起火，控制可燃物的温度是关键。

1．控制易燃易爆物品的使用和贮存,尽可能不用或少用易燃易爆物品(尤其是"爆炸性物质");控制其库存量,并避免在实验室内存放超过使用需要量的过多的易燃易爆物品。

储存易燃易爆物品的仓库,必须符合安全防火规范,严格控制易燃易爆物品贮存量。

2．避免易燃物与助燃物的接触,经常检查易燃物品的储有器,确保易燃物品的密封保存,避免泄漏和扩散,注意防止爆炸及混合物的形成和积聚。

3．控制和消除点火源

(1)在易燃易爆环境中使用防爆电器,避免电火花并禁用明火。

(2)防止易燃易爆物品与高温物体表面接触。免摩擦、撞击产生火花及热的作用。

(3)避免光和热的聚焦作用。

(4)采取措施做好静电泄放,防止静电积聚。

(5)做好通风、降温工作,避免易燃易爆物品贮存和使用环境达到易燃温度。

4．实验室建筑、室内布置及消防设施应符合防火规范

(1)实验室应通风良好,符合安全防火设计规范。

(2)根据消防规范配置各种消防设施,定点放置并方便使用。

(3)有指定的专人负责消防设施的日常管理和维护。

(4)实验室人员均熟悉常用消防器材的使用方法。

5．注意做好日常实验工作的防火防爆

(1)实验室人员应了解实验的燃烧、爆炸危险性和防治方法。

(2)实验室内不得乱丢火柴及其他火种,禁止吸烟。酒精灯必须在火种熄灭后才能添加酒精。

(3)使用易燃液体时,必须取去火源并远离火种。

(4)加热可燃液体时应使用水浴或蒸气浴,禁止直接火加热。

(5)乙醚应避免过多接触空气,防止其过氧化物生成。

(6)禁止把氧化剂与可燃物品一起研磨,不得在纸上称量过氧化物和强氧化剂。

(7)使用爆炸性物品如苦味酸(三硝基酚)、高氯酸及其盐、过氧化氢等物品,要避免撞击、强烈振荡和摩擦。

当实验中有高氯酸蒸气产生时,应避免同时有可燃气体或易燃液体蒸气存在。

(8)进行可能发生爆炸的实验,必须在特殊设计的防爆炸的地方进行,并注意避免发生爆炸时爆炸物飞出伤人或飞到有危险物品的地方。

（9）散落的易燃易爆物品必须及时清理，含有燃烧、爆炸性物品的废液、废渣应妥善处理，不得随意丢弃。

内部含有可燃物质的仪器，实验完成后，应注意彻底排除。

（10）不要使用不知成分的物质。

（三）灭火的基本原理和常用方法

1. 灭火的基本原理

（1）燃烧与灭火的关系：燃烧，是物质之间由于"燃烧三要素"同时存在所造成的急剧的氧化还原反应的发生及其延续，"灭火"则是使这种反应停止，不使延续进行。

（2）灭火的实质：灭火的核心是采取一切可以采取的措施（手段），以破坏业已形成的"燃烧三要素"的组合，从而使燃烧停止。其实质是使"燃烧三要素"不能同时存在，没有了着火的机会，燃烧也就停止。

2. 常用的灭火方法和灭火剂

（1）隔离法：撤除、隔离可燃物，利用外力使可燃物与燃烧物分隔开。"着火区"没有了可燃物的补充，燃烧反应将自动停止。

隔离法的"外力"通常用"机械"，或者冲击力（包括使用高压水流的强力喷射产生的"切割"力）的方法实现。

（2）冷却法：把能够大量吸收热量的灭火剂喷射到燃烧物上，使燃烧物的温度下降，当燃烧区的温度低于可燃物体的燃点时，燃烧即可停止。冷却法常用水、水蒸气、二氧化碳。

（3）窒息法：用不燃（或难燃）物品覆盖在燃烧物上，或以窒息性气体稀释燃烧区的空气，使燃烧得不到足够的助燃空气（氧）而熄灭。

窒息法常用泡沫、二氧化碳、水蒸气、干粉、EBM 气溶胶、七氟丙烷（FM-200）等；还可以用干的沙土、湿毛毯、湿棉被或其他可以把燃烧物的表面加以覆盖的物体。

（4）燃烧反应中断法：使用特殊的灭火剂喷射到燃烧区中，与燃烧反应所产生的活性基团（"自由基"）结合，使燃烧反应的"链"中断，从而达到灭火的目的。

燃烧反应中断法常用干粉、水蒸气、EBM 气溶胶、七氟丙烷（FM-200）等。

在上述方法当中，冷却法是最常用的灭火方法。

水是最常用的灭火剂，具有很好的灭火功能，水蒸气对燃烧产生的有毒气体还有吸收作用，是重要的灭火剂。但水也有灭火的禁忌，特别是在化学火灾的扑救方面要注意适当运用，扬长避短，充分发挥其优势。

对于化学危险物品、电气等特殊火灾，灭火时需根据燃烧物的性质选用适当的灭火剂，以避免灭火禁忌。

在灭火时常会根据情况需要同时使用多种灭火方法。爆炸性物品的火灾不宜使用覆盖物的窒息法灭火。

（5）常见火灾类型及灭火方法见表2-5。

表2-5 火灾类型与灭火方法

火灾等级	燃烧物及燃烧情况	应采用的灭火办法	禁用办法
A级	木材、纸、布	水、干冰、二氧化碳、干粉	
B级	易燃液体或气体、松胶、塑料	干冰、二氧化碳、泡沫、七氟丙烷、气溶胶	
C级	以上物质有电源接触时	干冰、二氧化碳、干粉、七氟丙烷、气溶胶	水、泡沫
D级	碱金属	干冰、干的盐、（钠或钾）干的石墨（锂）	水、泡沫、二氧化碳

3. 实验室火灾的扑救和疏散

（1）扑救火灾的一般原则

1）发现火灾立即报警，在报警同时组织扑救；先救人、后救物；在扑救过程中要统一组织、统一指挥，防止中毒和窒息，切莫惊慌，把损失减少到最小。

2）火灾现场扑救的注意事项：火灾是危害性很大，扑救不及时可能造成严重的人员和财产损失，必须高度重视。但是，只要在火灾扑救的时候做好以下工作，就有机会把火灾造成的损失尽可能降到最低。①沉着冷静、及时准确地报警；②不失时机地扑救初起的"火头"；及时控制火势；③积极抢救人员和重要物资；④救火人员做好自我保护；⑤在救灾现场绝对服从指挥。对尽早扑灭火灾具有积极意义。

（2）实验室火灾现场疏散

1）受伤人员及时疏散撤离，并予以救护。

2）迅速疏散易燃易爆物品及毒害物品。

3）迅速疏散各种贵重的仪器设备和资料档案。

4）清疏救援通道，保证消防工作顺利进行。

（3）电气火灾的扑救

1）电气火灾的特点：①起火快，电气点火温度高，容易点火；②蔓延快，容易沿电线传播蔓延；③难扑救，起火的电气装置继续发生热量，形成二次点火并维持火灾的延续；④容易发生触电，事故火灾现场往往带电。

2）电气火灾的扑救：①断电扑救：切断火灾现场的电源再进行扑救。这是最安全的扑救方法，如果在晚间，必须注意切断电源的位置，避免影响扑救工作的照明，同时要注意避免电线短路引起新的"火头"。切断电源后可以按一般火灾扑救；②带电扑救：紧急情况下或者一时无法切断电源，可以用不导电的灭火剂如二氧化碳或干粉等灭火剂扑救，但需注意保持安全距离，严禁冒险操作，以防扑救人员触电。

第三章　食品理化实验室质量控制

食品理化检测是指采取化学分析手段和装置从事食品的品质、安全检测，其过程主要包括受理申请、测试方法的准备和确认、样品采集和处置、检测过程控制和结果的确认、报告等的一系列过程。其质量控制就是用现代科学管理技术和数理统计方法来控制分析实验室的质量，把分析误差控制在允许限度内，保证分析结果有一定的精密度和准确度，使分析数据在给定的置信水平内有把握达到所要求的质量。

第一节　食品样品采集、保存和预处理

食品样品分析的一般程序是：样品采集，样品制备和保存，样品的预处理，样品成分分析，分析数据处理，撰写分析报告。本节主要讨论样品采集、保存和预处理的质量控制。

一、样品采集

样品采集是从大量的被检食品中抽取有代表性的一部分作为检验样品，通过对这部分样品的分析来说明整批食品的性状。所以为保证分析结果准确无误，首先就要正确的采样。如果采集的样品不足以代表全部物料的组成成分，则其检验结果也将毫无价值，甚至导致错误的结论，所以采用正确的采样技术采集样品尤为重要。

（一）采样要求

正确采样必须遵循以下两个原则：第一，采集的样品要均匀一致、有代表性，能够反映被分析食品的整体组成、质量和卫生状况；第二，在采样过程中，要设法保持原有的理化指标，防止成分逸散或带入杂质。

（二）采样步骤

样品通常可分为检样、原始样品和平均样品。采集样品的步骤一般分五步，依次如下。

1.获得检样　由分析的整批物料的各个部分采集的少量物料成为检样。

2．形成原始样品　许多份检样综合在一起称为原始样品。如果采得的检样互不一致，则不能把它们放在一起做成一份原始样品，而只能把质量相同的检样混在一起，作成若干份原始样品。

3．得到平均样品　原始样品经过技术处理后，再抽取其中一部分供分析检验用的样品称为平均样品。

4．平均样品三份　将平均样品平分为三份，分别作为检验样品（供分析检测使用）、复验样品（供复验使用）和保留样品（供备查或查用）。

5．填写采样记录　采样记录要求详细填写采样的单位、地址、日期、样品的批号、采样的条件、采样时的包装情况、采样的数量、要求检验的项目以及采样人等资料。

（三）采样方法

1．采样的一般方法　样品的采集通常采用随机抽样和代表性抽样的方法。

（1）随机抽样：是指不带主观框架，在抽样过程中保证整批食品中的每一个单位产品（为检验需要而划分的产品最小的基本单位）都有被抽取的机会。抽取的样品必须均匀地分布在整批食品的各个部位。最常用的方法有简单随机抽样、分层随机抽样、系统随机抽样和分段随机抽样。

1）简单随机抽样：整批待测食品中的所有单位产品都有相同的可能性被抽到的方法，叫简单随机抽样，又称单纯随机抽样。

2）系统随机抽样：实行简单随机抽样有困难或对样品随时间和空间的变化规律已经了解时，可采取每隔一定时间或空间间隔进行抽样，这种方法叫系统随机抽样。

3）分层随机抽样：按样品的某些特征把整批样品划分为若干小批，这种小批叫作层。同一层内的产品质量应尽可能均匀一致，各层间特征界限应明显。在各层内分别随机抽取一定数量的单位产品，然后合在一起即构成所需采取的原始样品，这种方法称为分层随机抽样。

4）分段随机抽样：当整批样品由许多群组成，而每群又由若干组构成时，可用前三种方法中的任何一种方法，以群作为单位抽取一定数量的群，再从抽出的群中，按随机抽样方法抽取一定数量的组，再从每组中抽取一定数量的单位产品组成原始样品，这种抽样方法称为分段随机抽样方法。

上述方法并无严格界线，采样时可结合起来使用，在保证代表性的前提下，还应注意抽样方式的可行性和抽样技术的先进性。

（2）代表性抽样

1）可按不同生产日期抽样。

2）可在流水线上按一定的时间间隔抽样。

3）可按分析的目的取样。

应注意随机抽样不等于随意抽样。对于不均匀样品，仅用随机抽样是不够的，必须结合代表性抽样。

2. 具体样品的抽取方法　采样时，应根据具体情况和要求，按照相关的技术标准或操作规程所规定的方法进行。

（1）有完整包装（桶、袋、箱等）的食品首先根据下列公式确定取样件数：

$$n=\sqrt{N/2}$$　　　　　　　　　　（式3-1）

式中：

n——取样件数；

N——总件数。

从样品堆放的不同部位采取到所需的包装样品后，再按下述方法采样。

1）固体食品：如粮食和粉状食品，用双套回转取样管插入包装中，回转180º取出样品。每一包装须由上、中、下三层取出三份检样，把许多份检样综合起来成为原始样品，再按四分法缩分至所需数量。

四分法：是将原始样品充分混合均匀后堆集在清洁的玻璃板上，压平成厚度在3cm以下的形状，并画对角线或"十"字线，将样品分成四份，取对角线的两份混合，再如上分为四份，取对角的两份，这样操作直至取得所需数量为止，此即是平均样品。

2）稠的半固体样品：如动物油脂、果酱等，启开包装后，用采样器从上、中、下三层分别取出检样，然后混合缩减至所需数量。

3）液体样品：如鲜乳、酒或其他饮料、植物油等，充分混匀后采取一定量的样品。用大容器盛装不便混匀的，可采用虹吸法分层取样，每层各取500ml左右，装入小口瓶中混匀后，再分取缩减至所需数量。

（2）散装固体食品：可根据堆放的具体情况，先划分为若干等体积层，然后在每层的四角和中心分别用双套回转取样管采取一定数量的样品，混合后按四分法缩分至所需数量。

（3）肉类、水产、果品、蔬菜等组成不均匀的食品：视检验目的，可由被检物有代表性的各部位（肌肉、脂肪，或果蔬的根、茎、叶等）分别采样，经捣碎、混匀后，再缩减至所需数量。体积较小的样品，可随机抽取多个样品，切碎混匀后取样。有的项目还可在不同部位分别采样、分别测定。

（4）罐头、瓶装食品或其他小包装食品：根据批号连同包装一起采样。同一批号取样数量，250g以上包装不得少于3个，250g以下包装不得少于6个。如果小包装外还有大包装（纸箱等），可在堆放的不同部位抽取一定数量的大包装，打开包装，从每个大包装中抽取小包装，再缩减到所需采样数量。

（四）采样数量

确定采样的数量，应考虑分析项目的要求、分析方法的要求和被分析物的均匀程度三个因素。抽取的样品一式三份，供检验、复验、备查或仲裁，一般每份数量不少于 0.5kg。检验掺伪物的样品，与一般的成分分析的样品不同，分析项目事先不明确，属于捕捉性分析，因此，相对来讲，取样数量要多一些。

（五）采样注意事项

1. 所有采样工具（如采样器、容器、包装纸等）都应清洁、干燥、无异味，不应将任何杂质带入样品中。

2. 样品在检测前，不得受到污染、发生变化。

3. 样品抽取后，应迅速送实验室进行分析。

4. 在感官性质上差别很大的食品不允许混在一起，要分开包装，并注明其性质。

5. 盛样容器可根据要求选用硬质玻璃或聚乙烯制品，容器上要贴上标签，注明样品名称、采样地点、采样日期、样品批号、采样方法、采样数量、分析项目及采样人等。

二、样品保存

采集的样品，为了防止其水分或挥发性成分散失以及其他待测成分含量的变化（如光解、高温分解、发酵等），应在短时间内分析。如果不能立即分析或是作为复验和备查的样品，则应妥善保存。不能使样品出现受潮、挥发、风干、变质等现象，以保证测定结果的准确性。

样品保存原则是防止污染、防止腐败变质，稳定水分，固定待测成分。

保存方法做到净、密、冷、快。

净：采集和保存样品的一切工具和容器必须清洁干净，不得含有待测成分，净也是防止样品腐败变质的措施。

密：样品包装应是密闭的，以稳定水分，防止挥发成分损失，避免在运输、保存过程中引进污染物质。

冷：将样品在低温下运输、保存，以抑制酶活性，抑制微生物的生长。

快：采样后应尽快分析，对于含水量高，分析项目多的样品，如不能尽快分析，应先将样品烘干测定水分，保存烘干样品。

一般样品在检验结束后应保留一个月，以备需要时复查，保留期限从检验报告单签发日起计算；易变质食品不予保留；保留样品应加封存放在适当的地方，并尽可能保持其原状。感官不合格产品不必进行理化检验，直接判为不合格产品。

三、食品样品前处理

食品的成分复杂,当用某种化学方法或物理方法对其中某种组分的含量进行测定时,其他组分的存在,常给测定带来干扰。为了保证分析工作的顺利进行,分析结果准确可靠,必须在分析前消除干扰组分,此外,有些被测组分(如农药、黄曲霉毒素等污染物)在食品中的含量极低,要准确测定他们的含量,必须在测定前,对待测组分进行浓缩。这种在测定前进行的排除干扰成分,浓缩待测组分的操作过程称为样品的前处理。

食品样品前处理的目的就是消除干扰成分,浓缩待测组分,使制得的样品溶液满足分析方法的要求。

样品的前处理是食品分析的一个重要环节,其效果的好坏直接关系着分析成败。常用的样品前处理方法较多,应根据食品的种类、分析对象、被测组分的理化性质及所选用的分析方法来选择样品的前处理方法。总的原则是:消除干扰成分,完整的保留待测组分,使待测组分浓缩。

(一)食品样品的常规处理

按采样规程采取的样品往往数量较多,颗粒较大,组成不均匀,有些食品还连同有非食用部分。这就需要先按食用习惯除去非食用部分,将液体或悬浮液体充分搅匀,将固体样品、罐头样品等均匀化,以保证样品的各部分组成均匀一致,使分析时取出的任何部分都能获得相同的分析结果。

1.除去非食用部分　对植物性食品,根据品种剔除非食用的根、皮、茎、柄、叶、壳、核等;对动物性食品常需剔除羽毛、鳞爪、骨、胃肠内容物、胆囊、甲状腺、皮脂腺、淋巴结等;对罐头食品,应注意消除果核、骨头、葱和辣椒等调味品。

2.均匀化处理　常用的均匀化处理工具有:磨粉机,万能微型粉碎机、切割型粉碎机、球磨机、高速组织捣碎机、绞肉机等。对较干燥的固体样品,采用标准分样筛过筛。过筛要求样品全部通过规定的筛孔,未通过的部分应再粉碎并过筛,而不能将未过筛部分随意丢弃。

(二)无机化处理法

无机化处理法主要用于食品中无机元素的测定。通常是采用高温或高温结合强氧化条件,使有机物质分解并成气态逸散,待测成分残留下来。根据具体操作条件的不同,可分为湿消化法和干灰化法两大类。

1.湿消化法　湿消化法简称消化法,是常用的样品无机化方法之一。通常是在适量的食品样品中,加入硝酸、高氯酸、硫酸等氧化性强酸,结合加热来破坏有机物,使待测的无机成分释放出来,并形成各种不挥发的无机化合物,以便做进一步的分析测定。有时还要加一些氧化剂(如高锰酸钾、过氧化氢等)，或催化剂(如硫酸铜、硫酸钾、二氧化锰、五氧化二矾等)，以加速样品的氧化分解。

(1) 方法特点：湿消化法分解有机物的速度快，所需时间短；加热温度较低，可以减少待测成分的挥发损失。缺点是在消化过程中，产生大量的有害气体，操作必须在通风橱中进行；由于消化初期，易产生大量泡沫使样液外溢，消化过程中，可能出现碳化引起待测成分损失，因此需要操作人员随时照管；试剂用量大，空白值有时较高。

(2) 常用的氧化性强酸

1) 硝酸：通常使用的浓硝酸，其浓度为 65%～48%，具有较强的氧化能力，能将样品中有机物氧化生成 CO_2 和 H_2O。所有的硝酸盐都易溶于水；硝酸的沸点较低，100% 硝酸在 84℃沸腾，硝酸与水的恒沸混合物(69.2%)的沸点为 121.8℃，过量的硝酸容易通过加热除去。由于硝酸的沸点较低，易挥发，因而氧化能力不持久。当需要补加硝酸时，应将消化液放冷，以免高温时迅速挥发损失，既浪费试剂，又污染环境；消化液中常残存较多的氮氧化物，如氮氧化物对待测成分的测定有干扰时，需再加热驱赶，有的还要加水加热，才能除尽氮氧化物。对锡和锑易形成难溶的锡酸(H_2SnO_5)和偏锑酸(H_2SbO_3)或其盐。

在很多情况下，单独使用硝酸尚不能完全分解有机物，常与其他酸配合使用，增强其氧化性。

2) 高氯酸：冷的高氯酸没有氧化能力，浓热的高氯酸是一种强氧化剂，其氧化能力强于硝酸和硫酸，几乎所有的有机物都能被它分解，消化食品的速度也快。这是由于高氯酸在加热条件下能产生氧和氯的缘故。

一般的高氯酸盐都易溶于水；高氯酸与水形成含 72.4%$HClO_4$ 的恒沸混合物，即通常说的浓高氯酸，其沸点为 203℃。高氯酸的沸点适中，氧化能力较为持久，过量的高氯酸也容易加热除去。

在使用高氯酸时，需要特别注意安全，因为在高温下高氯酸直接接触某些还原性较强的物质，如酒精、甘油、脂肪、糖类以及次磷酸或其盐，因反应剧烈而有发生爆炸的可能。一般不单独使用高氯酸处理食品样品，而是用硝酸和高氯酸的混合酸来分解有机物质，在消化过程中注意随时补加硝酸，直到样品液不再炭化为止；准备使用高氯酸的通风橱，不应露出木质骨架，最好用陶瓷材料建造，在三角瓶或凯氏烧瓶上，装一个玻璃罩子与抽气的水泵连接，来抽走蒸气；勿使消化液烧干，以免发生危险。

3) 硫酸：稀硫酸没有氧化性，而热的浓硫酸具有较强的氧化性，对有机物有强烈的脱水作用，并使其炭化，进一步氧化生成二氧化碳。受热分解时，放出氧、二氧化硫和水。

硫酸可使食品中的蛋白质氧化脱氨,但不能进一步氧化成氮氧化物。硫酸沸点高(338℃),不易挥发损失,与其他酸混合使用,加热蒸发到出现二氧化硫白烟时,有利于除去低沸点的硝酸、高氯酸、水及氮氧化物。硫酸的氧化能力不如高氯酸和硝酸;硫酸所形成的某些盐类,溶解度不如硝酸盐和高氯酸盐好,如钙、锶、钡、铅的硫酸盐,在水中的溶解度较小;沸点高,不易加热除去,应注意控制加入硫酸的量。

(3)常用的消化方法:在实际工作中,除了单独使用硫酸的消化法外,经常采取几种不同的氧化性酸类配合使用,利用各种酸的特点,取长补短,以达到安全快速、完全破坏有机物的目的。几种常用的消化方法如下:

1)单独使用硫酸的消化法:此法在样品消化时,仅加入硫酸一种氧化性酸,在加热情况下,依靠硫酸的脱水碳化作用,使有机物破坏。由于硫酸的氧化能力较弱,消化液碳化变黑后,保持较长的碳化阶段,使消化时间延长。为此,常加入硫酸钾或硫酸铜以提高其沸点,加适量硫酸铜或硫酸汞作为催化剂,来缩短消化时间。如用凯氏定氮法测定食品中蛋白质的含量,就是利用此法来进行消化的。在消化过程中蛋白质中的氮转变成硫酸铵留在消化液中,不会进一步氧化成氮氧化物而损失。在分析一些含有机物较少的样品如饮料时,也可单独使用硫酸,有时可适当配合一些氧化剂如高锰酸钾和过氧化氢等。

2)硝酸-高氯酸消化法:此法可先加硝酸进行消化,待大量有机物分解后,再加入高氯酸,或者以硝酸-高氯酸混合液将样品浸泡过夜,或小火加热待大量泡沫消失后,再提高消化温度,直至消化完全为止。此法氧化能力强,反应速度快,碳化过程不明显;消化温度较低、挥发损失少。但由于这两种酸经加热都容易挥发,故当温度过高、时间过长时,容易烧干,并可能引起残余物燃烧或爆炸。为了防止这种情况发生,有时加入少量硫酸,以防烧干。同时加入硫酸后可适当提高消化温度,充分发挥硝酸和高氯酸的氧化作用。本法对某些还原性较强的样品,如酒精、甘油、油脂和大量磷酸盐存在时,不宜采用。

3)硝酸-硫酸消化法:此法是在样品中加入硝酸和硫酸的混合液,或先加入硫酸,加热,使有机物分解,在消化过程中不断补加硝酸。这样可缩短碳化过程,减少消化时间,反应速度适中。此法因含有硫酸,不宜作食品中碱土金属的分析,因碱土金属的硫酸盐溶解度较小。对于较难消化的样品,如含较大量的脂肪和蛋白质时,可在消化后期加入少量高氯酸或过氧化氢,以加快消化的速度。

上述几种消化方法各有优缺点,在处理不同的样品或做不同的测定项目时,做法上略有差异。在掌握加热温度、加酸的次序和种类、氧化剂和催化剂的加入与否,可按要求和经验灵活掌握,并同时作空白试验,以消除试剂及操作条件不同所带来的误差。

4)消化的操作技术:根据消化的具体操作不同,可分为敞口消化法、回流消化法、冷消化法和密封罐消化法等。

①敞口消化法:这是最常用的消化操作法。通常在凯氏烧瓶或硬质锥形瓶中进行消化。凯氏烧瓶是一种底部为梨形具有长颈的硬质烧瓶。操作时,在凯氏烧瓶中加入样品和消化液,将瓶倾斜呈约 45°,用电炉、电热板加热,直至消化完全为止。由于本法系敞口加热操作,有大量消化酸雾和消化分解产物逸出,故需在通风橱内进行。为了克服凯氏烧瓶因颈长底圆而取样不方便,可采用硬质锥形瓶进行消化。

②回流消化法:测定具有挥发性的成分时,可在回流消化器中进行。这种消化器由于在上端连结冷凝器,可使挥发性成分随同冷凝酸雾形成的酸液流回反应瓶内,不仅可避免被测成分的挥发损失,也可防止烧干。

③冷消化法:冷消化法又称低温消化法,是将样品和消化液混合后,置于室温或 37~40℃烘箱内,放置过夜。由于在低温下消化,可避免极易挥发的元素(如汞)的挥发损失,不需特殊的设备,较为方便,但仅适用于含有机物较少的样品。

④密封罐消化法:这是近年来开发的一种新型样品消化技术。在聚四氟乙烯容器中加入样品,如果样品量为 1g 或 1g 以下,可加入 4ml 30% 过氧化氢和 1 滴硝酸,置于密封罐内。放 150℃烘箱中保温 2 小时,待自然冷却至室温,摇匀,开盖,便可取此液直接测定,不需要再冲洗转移等手续。由于过氧化氢和硝酸经加热分解后,均生成气体逸出。故空白值较低。

5)消化操作的注意事项

①消化所用的试剂,应采用纯净的酸及氧化剂,所含杂质要少,并同时按与样品相同的操作,做空白试验,以扣除消化试剂对测定数据的影响。如果空白值较高,应提高试剂纯度,并选择质量较好的玻璃器皿进行消化。

②消化瓶内可加玻璃珠或瓷片,以防止暴沸,凯氏烧瓶的瓶口应倾斜,不应对着自己或他人。加热时火力应集中于底部,瓶颈部位应保持较低的温度,以冷凝酸雾,并减少被测成分的挥发损失。消化时如果产生大量泡沫,除迅速减小火力外,也可将样品和消化液在室温下浸泡过夜,第二天再进行加热消化。

③在消化过程中需要补加酸或氧化剂时,首先要停止加热,待消化液稍冷后才沿瓶壁缓缓加入,以免发生剧烈反应,引起喷溅,造成对操作者的危害和样品的损失。在高温下补加酸,会使酸迅速挥发,既浪费酸,又会对环境增加污染。

2. 干灰化法　干灰化法简称灰化法或灼烧法,同样是破坏有机物质的常规方法。通常将样品放在坩埚中,在高温灼烧下使食品样品脱水、焦化,并在空气中氧的作用下,使有机物氧化分解成二氧化碳、水和其他气体而挥发,剩下无机物(盐类或氧化物)供测定用。

(1) 灰化法的优缺点:基本上不加或加入很少的试剂,因而有较低的空白值;它能处理较多的样品;很多食品经灼烧后灰分少,体积小,故可加大称样量(可达 10g 左右),在方法灵敏度相同的情况下,可提高检出率;灰化法适用范围广,很多痕量元素的分析都可采用。灰化法操作简单,需要设备少,灰化过程中不需要人一直看守,可同时作其他实验准备工作,并适合作大批量样品的前处理,省时省事。灰化法的缺点是,由于敞口灰化,温度又高,故容易造成被测成分的挥发损失;其次是坩埚材料对被测成分的吸留作用,由于高温灼烧使坩埚材料结构改变造成微小空穴,使某些被测成分吸留于空穴中很难溶出,致使回收率降低,灰化时间长。

(2) 提高回收率的措施:用灰化法破坏有机物时,影响回收率的主要因素是高温挥发损失;其次是容器壁的吸留。故提高回收率的措施有:

1) 采取适宜的灰化温度:灰化食品样品,应在尽可能低的温度下进行,但温度过低会延长灰化时间,通常选用 500～550℃灰化 2 小时,或在 600℃灰化,一般不要超过 600℃。控制较低的温度是克服灰化缺点的主要措施。近年来,开始采用低温灰化技术,将样品放在低温灰化炉中,先将炉内抽至接近真空(10Pa 左右),然后不断通入氧气,每分钟为 0.3～0.8L,用射频照射使氧气活化,在低于 150℃的温度下便可将有机物全部灰化。但低温灰化炉仪器较贵,尚难普及推广。用氧瓶燃烧法来灰化样品,不需要特殊的设备,较易办到。将样品包在滤纸内,夹在燃烧瓶塞下的托架上,在燃烧瓶中加入一定量吸收液,并充满纯的氧气,点燃滤纸包立即塞紧燃烧瓶口,使样品中的有机物燃烧完全,剧烈振摇,让烟气全部吸收在吸收液中,最后取出分析。本法适用于植物叶片、种子等少量固体样品,也适用于少量液体样品及纸色谱分离后的样品斑点分析。

2) 加入助灰化剂:加助灰化剂往往可以加速有机物的氧化,并可防止某些组分的挥发损失和增强吸留。例如,加氢氧化钠或氢氧化钙可使卤族元素转变成难挥发的碘化钠和氟化钙等;灰化含砷样品时,加入氧化镁和硝酸镁,能使砷转变成不挥发的焦砷酸镁($Mg_2As_2O_7$),氧化镁还起衬垫材料的作用,减少样品与坩埚的接触和吸留。

3) 促进灰化和防止损失的措施:样品灰化后如仍不变白,可加入适量酸或水搅动,帮助灰分溶解,解除低熔点灰分对碳粒的包裹,再继续灰化,这样可缩短灰化时间,但必须让坩埚稍冷后才加酸或水。加酸还可改变盐的组成形式,如加硫酸可使一些易挥发的氯化铅、氯化砷转变成难挥发的硫酸盐;加硝酸可提高灰分的溶解度。但酸不能加得过多,否则会对高温炉造成损害。

(三)挥发法和蒸馏法

挥发法和蒸馏法是利用待测成分的挥发性将待测成分转变成气体或通过化学反应转变成为具有挥发性的气体,而与样品基体成分相分离,分离出来的气体经吸收液或吸附剂收集后用于测定,也可直接导入测定仪器测定。这是一类很好的分离富集方法,可以排除大量非挥发性基体成分的干扰。

1. 扩散法　此法的操作常在微量扩散皿中进行。如食品中氟化物分离,可加硫酸加热,使氟变成易挥发的氟化氢气体,然后吸收于碱中,便可进行测定;肉、鱼、蛋制品中挥发性盐基氮(氨和胺类)的分离,于样品浸提液中加碱加热,使挥发性盐基氮释放出来,将其吸收在硼酸溶液中。

2. 顶空法　静态顶空分析方法是将成分复杂的样品置于密闭系统中,经恒温一定时间达到平衡后,测定蒸气相中被测成分的含量,便可间接得到组分在样品中的含量。它使复杂样品的提取净化程序一次完成,大大简化了样品的前处理操作。该类方法比较成熟,应用较广泛,但灵敏度较低。动态顶空分析是在样品中不断通入氮气,使其中挥发性成分随氮气流逸出,并收集于吸附柱或冷阱中,经加热解吸或加溶剂溶解后进行分析。动态法虽然操作较复杂,但灵敏度较高,可检测 ppb 级痕量低沸点化合物。

3. 吹蒸法　此法是美国 Storherr 和 Watts 于 1965 年提出的,现已选作美国农药分析手册和官方分析化学家协会(Association of Official Analytical Chemists,AOAC)分析手册中易挥发有机磷农药的分离净化的法定方法。

用乙酸乙酯提取出样品中的农药,取一定量加入到填充有玻璃棉、砂子的 Storherr 管中,将管子加热到 180~185℃,以 600ml/min 吹氮气 20 分钟,农药随氮气被带出,经冷聚四氟乙烯螺旋管冷却后收集到玻璃管中,脂肪、蜡质、色素等高沸点杂质仍留在 Storherr 管中,从而达到分离净化浓缩的目的。

4. 蒸馏法　通过加热蒸馏或水蒸气蒸馏,使样品中挥发性的物质随水蒸气一起被带出,收集馏出液用于分析。如海产品中无机砷的减压蒸馏分离,在 2.67kPa(20mmHg)压力下,于 70℃进行蒸馏,可使样品中的无机砷在盐酸存在下生成三氯化砷被蒸馏出来,而有机砷在此条件下不挥发也不分解,仍留在蒸馏瓶内,从而达到分离的目的。

5. 氢化物发生法　在一定条件下,将待测成分用还原剂还原形成挥发性共价氢化物,从基体中分离出来,经吸收液吸收显色后分光光度法测定,或直接导入原子吸收仪进行测定。此法可以排除大量基体的干扰,当与原子吸收光谱法联用时,检测灵敏度可比溶液直接雾化提高几个数量级。已广泛用于食品中锗、锡、铅、砷、锑、碲和汞的测定。

（四）溶剂提取法

溶剂提取法是食品检验中最常用的提取分离方法。依据相似相溶原则，用适当的溶剂将某种成分从固体样品或样品的浸提液中提取出来，而与其他基体成分分离。可分为浸提法和液-液萃取法。

1. 浸提法　利用样品各组分在某一溶剂中的溶解度差异，用适当的溶剂将固体样品中的某种待测成分浸提出来，而与样品基体分离。

（1）震荡浸渍法：将样品切碎，放在合适的溶剂系统中浸渍，震荡一定时间，从样品中提取出待测成分。此法简单易行，但回收率较低。

（2）捣碎法：将切碎样品放入捣碎机中，加溶剂捣碎一定时间，使待测成分被提取出来。此法回收率较高，同时干扰杂质溶出较多。

（3）索氏提取法：将一定量样品装入滤纸袋，放索氏提取器中，加入溶剂加热回流一定时间，将待测成分提取出来。此法提取完全，回收率高，但操作麻烦。

2. 液-液萃取法　这是一种常用的分离方法。它利用溶质在两种互不相溶的溶剂中分配系数不同，将其从一种溶剂中转移到另一种溶剂中，而与其他组分分离的方法。如要测定猪油中的有机氯农药，可先用石油醚萃取，然后加浓硫酸使猪油中的脂肪变成极性大的亲水性物质，加水进行反萃取，便可除去脂肪，石油醚层即为较纯的有机氯农药。

在有机物的萃取分离中，相似者相溶的原则是十分有用的。一般说来，有机物易溶于有机溶剂而难溶于水。但有机物的盐易溶于水而难溶于有机溶剂。所以，有时需改变被测组分的极性，以利于萃取分离。

对于酸性或碱性组分的分离，可通过改变溶液的酸碱性来改变被测组分的极性，以利于萃取分离。例如，食品中的苯甲酸钠，应先将溶液酸化，使其转变成苯甲酸后，再用乙醚萃取；鱼中组胺当以其盐的形式存在时，需加碱让它先变为组胺，才能用戊醇进行萃取，然后加盐酸，此时组胺以盐酸盐的形式存在，易溶于水，被反萃取至水相，达到较好的分离。海产品中无机砷与有机砷的分离，可利用无机砷在大于 8mol/L 盐酸中易溶于有机溶剂，小于 2mol/L 盐酸时易溶于水中的特性，先加 9mol//L 盐酸于海产品中，并以乙酸丁酯等有机溶剂萃取，此时无机砷进入乙酸丁酯层，而有机砷仍留在水层（可弃去），然后加水于乙酸丁酯中振摇（反萃取），此时无机砷进入水中，干扰的有机物仍留在有机相，较好地完成了分离。

（五）液相色层分离法

液相色层分离法又称液相层析分离法，液相色谱分离法。这类方法的分离原理是利用物质在流动相与固定相两相间的分配系数差异，当两相作相对运动时，在两相间进行多次分配，分配系数大的组分迁移速度慢；反之则迁移速度快，从而实现组分的分离。

此类分离方法的最大特点是分离效率高，它能把各种性质极相似的组分彼此分开，因而是食品检验中一类重要而常用的分离方法。

根据操作形式不同，可以分为柱色谱法、纸色谱法和薄层色谱法等。

1. 柱色谱法　将固定相填装于柱管内制成色谱分离柱，色谱分离过程在柱内进行。常用的固定相有硅胶、氧化铝、硅镁吸附剂、人造浮石、各种离子交换树脂等，荧光法测定食品中的维生素 B_2 时，利用硅镁吸附剂柱将维生素 B_2 与杂质分离；荧光法测定食品中的硫胺素维生素 B_1 时，利用人造浮石对硫胺素的吸附作用，让样品溶液通过人造浮石交换后，使硫胺被吸附，用水将其他杂质洗去，再用酸性氯化钾溶液洗脱被吸附的硫胺素。此法的操作简便，柱容量大，适用于微量成分的制备和纯化，应用较广泛。

2. 纸色谱法　纸色谱法是以纸作为载体，纸上吸附的水作为固定相，操作时，在层析纸条的一端点加样品液，然后让流动相从点有样品液的一端，借毛细管作用缓缓流向另一端，此时溶质在固定相和流动相间进行分配，由于溶质在两相间的分配系数不同而达到分离目的。纸色谱法用于食品中人工合成色素的分离鉴定。

3. 薄层色谱法　薄层色谱法是指将固定相均匀地涂铺于具有光洁表面的玻璃、塑料或金属板上形成薄层，在此薄层上进行色谱分离的方法。

（六）固相萃取法

固相萃取法是一类基于液相色谱分离原理的样品制备技术，近十几年来在国内外得到普遍应用。将适当的固相材料（吸着剂）填充入小柱制成固相萃取柱，当样品溶液通过时，待测成分被吸着剂截留，经适当的溶剂洗涤除去可能吸附的样品基体，然后用一种选择性的溶剂将待测成分吸脱，达到分离、净化和浓缩的目的。

这类方法简便快速有效，使用有机溶剂少，在痕量分析中得到了广泛应用。

1. 吸附固相萃取法　此法是根据待测成分和样品基体在吸附剂上的吸附能力不同进行分离的，常用的固体吸附剂有硅胶，氧化铝，活性炭，硅胶吸附剂，聚苯乙烯树脂等。

2. 分配固相萃取法　是根据物质在两种互不相溶的溶剂间的分配系数不同实现分离的。固相材料一般是通过化学反应将适当的液体键合到硅胶上制成，如碳氢键合硅胶、苯基键合硅胶、氰基丙基键合硅胶、氨基键合硅胶等。

3. 离子交换固相萃取法　是利用离子交换剂与溶液中带相同电荷离子

间的交换势不同来进行分离的。

4. 凝胶过滤固相萃取法　凝胶是高分子物质的溶液在一定条件下形成的半固体冻状物,它具有多孔的网状结构。分子大小不同物质的溶液通过凝胶时,大分子物质被排阻,流出速度快,而小分子物质自由扩散于凝胶颗粒的孔穴中,流出速度慢。

5. 螯合固相萃取法　通过化学反应将螯合剂偶联到载体上制成螯合离子交换剂,如用巯基乙酸对棉花纤维的羟基进行多相酯化反应,而将巯基连接到纤维分子上制成巯基棉,可以用于 Se^{4+}、As^{3+}、Hg^{2+}、Cu^{2+}、Pb^{2+}、Cd^{2+}、Co^{2+}、Ni^{2+} 等离子的分离和富集,巯基棉的制备简单、操作方便、富集元素多、富集倍数大、吸附解吸性能好,通过控制溶液的酸度或 pH,可有较好的选择性。

6. 亲和色谱　是将对待测成分特异的抗体偶联到载体上制成亲和材料,当样品溶液通过亲和柱时,待测成分与抗体发生特异性反应被截留,与杂质相分离,然后用适当的溶剂洗脱待测成分。此法的特异性高,净化和浓缩效果好。

(七) 其他分离方法

1. 透析法　水溶性物质常用透析法来提取分离,它是利用高分子物质不能透过半透膜,而小分子或离子能通过半透膜的性质,实现大分子物质与小分子物质的分离。方法是取捣碎的样品或匀浆置于半透膜内,浸泡在纯水中,因膜内含有大小不同的分子和离子而具有较高的渗透压,膜外的水分子能不断通过半透膜进入膜内,由于高分子物质不能透过半透膜,而小分子或离子能通过半透膜进入膜外水中,从而达到分离的目的。

例如,要测定冰激淋中的食品添加剂羧甲基纤维素钠,可将样品放在透析袋中,经一定时间透析后,小分子杂质透出膜外,而大分子的羧甲基纤维素钠不能透出,故可取袋内液体进行测定。又如,测定食品中的糖精钠含量,可将食品装入用玻璃纸做的透析膜袋内,放在水中进行透析,由于糖精钠的分子较小,能通过半透膜而进入水中,而食品中的蛋白质、树脂等高分子杂质不能通过半透膜,仍留在玻璃纸袋内,从而达到分离的目的。

2. 沉淀分离法　是利用沉淀反应进行分离的方法。在试样中加入适当的沉淀剂,使被测成分或干扰成分沉淀下来,经过过滤或离心将沉淀与母液分开,从而达到分离目的。如要测定食品中的亚硝酸盐,还可加水进行浸取;如果样品中含有蛋白质等杂质,可先加碱性硫酸铜或三氯乙酸等蛋白质沉淀剂,将蛋白质沉淀,然后取水溶液来分析亚硝酸盐的含量。总之,分离方法较多,可根据样品的种类、被测成分与干扰成分的性质差异,来选择合适的分离方法。

第二节　食品样品检验过程质量控制

样品采集送到实验室,经过预处理后,就要进行指定项目的分析,此过程质量控制的对象主要是以下几方面。

一、人员

实验室检验人员应具有相应的专业基础理论知识,包括分析化学理论基础知识、实验室基础知识、数理统计基础知识、质量保证和质量控制基础知识、有关的分析方法原理及注意事项等,然后经过相关培训、考核持证上岗。检验人员还要参加能力验证、实验室间的比对和上级部门的质控考核,不断提高自身的检验水平和职业素质。

二、仪器

实验室应配备相应的仪器设备,能达到测试所需要的灵敏度和准确度。大型仪器有操作程序和维护保养作业指导书,使用人员应经过操作培训并取得上机操作证,每次使用后应做好仪器使用记录。每台仪器有唯一性标识,且其状态标识明确。实验室应制订仪器设备检定(校准)计划,按时进行检定(校准),保证测试结果的量值溯源和可靠性。仪器设备在两次检定(校准)之间,还要进行期间核查,并做好记录,保持仪器处于良好状态。

三、试剂和易耗品

实验室有试剂和易耗品(包括标准物质、化学试剂、试验用水等)的购买、验收和储存程序。购买的所有影响检测质量的供应品、试剂和易耗品,只有经过检查或确认符合有关检测方法中规定的标准规范或要求之后才可投入使用。

购买的标准物质一般要有国家计量部门发布的编号,并附有标准物质证书,并在有效期内使用。

根据国家实验室用水标准,实验室用水共分为三级。一级水基本不含有溶解或胶态离子杂质及有机物,主要用于有严格要求的分析实验,包括对颗粒有要求的实验,如高压液相分析用水;因为二级水中含有微量的无机、有机或胶态离子杂质及有机物,主要用于无机痕量分析等实验,如原子吸收光谱分析用水;三级水用于一般化学分析实验。二级、三级水可适量于密闭的专用聚乙烯容器存放,一级水不可储存。

实验室配制的标准溶液要有记录,标准溶液的标签要注明名称、浓度、介质、配制日期、有效期限及配制人，存放的容器应符合规定，注意相溶性、吸附性、耐化学性、光稳定性和存放的环境温度。应经常检查标准溶液的变化迹象，观察有无变色、沉淀、分层等现象。标准溶液应在有效期内使用，一般标准溶液参考有效期如下：

1. 标准滴定溶液　一般常温保存，有效期为两个月，标准滴定溶液的浓度小于等于 0.02mol/L 时，应在临用前稀释配制。

2. 元素标准溶液　一般配制成浓度为 100μg/ml 的标准储备液，保存在 0～5℃的冰箱中，有效期为 6 个月；稀释成浓度为 1～10μg/ml 或适当浓度的标准工作液，保存在 0～5℃的冰箱中，有效期为 1 个月。

3. 农兽药标准溶液　用于农兽药残留检测的标准溶液一般配制成浓度为 0.5～1mg/ml 的标准储备液，保存在 0℃左右的冰箱中，有效期为 6 个月；稀释成浓度为 0.5～1μg/ml 或适当浓度的标准工作液，保存在 0～5℃的冰箱中，有效期为 2～3 周。

四、方法

实验室应使用受控的标准方法，并保证其现行有效性。首次采用的标准方法，在应用于样品检测前应对方法的如下技术要素进行验证：

（一）回收率

对于食品中的禁用物质，回收率应在方法测定低限、两倍方法测定低限和十倍方法测定低限进行三水平实验；对于已制定最高残留限量（maximum residue limit, MRL）的，回收率应在方法测定低限、MRL、选一合适点进行三水平试验；对于未制定 MRL 的，回收率应在方法测定低限、常见限量指标、选一合适点进行三水平试验。回收率的参考范围见表 3-1。

表 3-1　回收率范围

被测组分含量 /mg·kg⁻¹	回收率范围 /%
>100	95～105
1～100	90～110
0.1～1	80～110
<0.1	60～120

（二）校准曲线

应描述校准曲线的数学方程以及校准曲线的工作范围，浓度范围应尽可能覆盖一个数量级，至少做 5 个点（不包括空白）。对于筛选方法，线性回归方程的相关系数不应低于 0.98，对于确证方法，相关系数不应低于 0.99。测试溶液中被测组分浓度应在校准曲线的线性范围内。

（三）精密度

对于食品中的禁用物质，精密度实验应在方法测定低限、两倍方法测定低限和十倍方法测定低限进行三水平实验；对于已制定最高残留限量（MRL）的，精密度实验应在方法测定低限、MRL、选一合适点三个水平进行；对于未制定 MRL 的，精密度实验应在方法测定低限、常见限量指标、选一合适点三个水平进行。实验室内部的变异系数参考范围见表 3-2。

表 3-2　实验室内变异系数

被测组分含量	实验室内变异系数（CV）/%
0.1μg/kg	43
1μg/kg	30
10μg/kg	21
100μg/kg	15
1mg/kg	11
10mg/kg	7.5
100mg/kg	5.3
1 000mg/kg	3.8
1%	2.7
10%	2.0
100%	1.3

（四）测定低限

方法的测定低限按（式 3-1）计算：

$$C_L = 3S_b/b \qquad\qquad （式 3-2）$$

式中：

C_L——方法的测定低限；

S_b——空白值标准偏差（一般平行测定 20 次得到）；

b——方法校准曲线的斜率。

对于已制定 MRL 的物质，方法测定低限加上样品在 MRL 处的标准偏差的三倍，不应超过 MRL 值。对于禁用物质，方法测定低限应尽可能低。

（五）准确度

重复分析标准物质（实际标样）或水平测试样品，测定含量（经回收率校正后）平均值与真值的偏差指导范围见表 3-3。

表3-3 测定值与真值的偏差指导范围

真值含量/mg·kg^{-1}	偏差范围/%
<0.001	$-50 \sim +20$
0.001~0.01	$-30 \sim +10$
0.010~10	$-20 \sim +10$
10~1 000	<15
1 000~10 000	<10
>10 000	<5

（六）提取效率

提取效率可以用以下方法进行试验：

1. 用阳性的标准物质或水平测试的阳性样品进行试验。

2. 阳性样品用同一溶剂反复提取，观察被分析物的浓度变化。

3. 用不同提取技术或不同提取溶剂进行比较。

（七）特异性

对于检测筛选方法和确证方法特异性必应予以规定，尤其对于确证方法必应尽可能清楚地提供待测物的化学结构信息，仅基于色谱分析而没有使用分子光谱测定的方法，不能用于确证方法。确证方法可采用：①气相色谱－质谱；②液相色谱－质谱；③免疫亲和色谱或气相色谱－质谱；④气相色谱－红外光谱；⑤液相色谱－免疫层析。

（八）耐用性

方法应具有对可变试验因素的抗干扰能力，当测定条件发生细小变动时，方法应具有一定的保持测定结果不受影响的承受程度。

对于实验室用的非标准方法，也应经试验、确认、编制、审核和批准后才能使用。

五、设施和环境

实验室应有与检测工作相适应的基本设施，实验区与非实验区应分离，实验区域可按工作内容和要求类别进行有效隔离，常量分析与药物残留分析应在物理空间上相对隔离，有机分析室与无机分析室应相对隔离。

仪器分析室的环境条件应满足仪器正常工作的需要，在环境有温湿度控制要求的仪器室应进行温湿度记录。进行感官评定和物理性能项目检测场所、化学分析场所和试样制备及前处理场所应具备良好采光、有效通风和适宜的室内温度，应采取措施防止因溅出物、挥发物引起的交叉污染。

实验室应保持整齐清洁，做完实验及时清除实验废弃物，及时清洗用过的物品、器具、仪器设备,用过的玻璃器皿应按程序进行清洁处理。化学分析和前处理实验涉及有机溶剂和挥发性气体时,应在通风柜中操作。应关注分析仪器所产生的废气、废液,及时排出或收集。实验过程产生的废弃物应倒入分类的废物桶或废液瓶内,无法在实验室内妥善处理的剧毒品、废液、固体废弃物应由专业单位统一处理,做好处置记录。

六、数据处理

检测人员对检测方法中的计算公式应正确理解,保证检测数据的计算和转换不出差错,计算结果要进行自校和复核。如果计算结果用回收率进行校准,应在原始记录的结果中明确说明并描述校准公式。检测结果的有效位数应与检测方法中的规定相符,计算中间所得数据的有效位数应多保留一位。数字修约遵守国标要求,检测结果应使用法定计量单位。

建立和执行计算机数据控制程序,保证数据在采集、转换、输入、传出、储存等过程中完整不丢失。数据处理软件投入使用前或修改后继续使用前应进行测试验证或检查,确认满足使用要求后方可运用。

第三节　食品实验室质量控制方法

实验室质量控制分为内部质量控制和外部质量控制。

一、内部质量控制

内部质量控制是通过运用数理统计技术对实验室的检测进行过程控制。一般实验室内部质量控制方法有如下几种:

(一)随同样品测试做空白试验

空白实验的主要影响因素有:环境条件、试剂纯度、器皿选择及洗涤、分析者的操作、仪器噪声等。空白值的大小和分散程度对分析结果的精密度和分析方法的检出限有很大的影响,它可较全面的反应实验室及分析人员的水平。

每一批次样品的测定都要至少加入 1～2 个平行空白样,除不加样品外,其他一切操作都与样品测定完全相同,得到的空白值有如下几种情况:

1. 若空白值在控制限内可忽略不计。

2. 若空白值比较稳定,可进行 n 次重复测定空白值,计算出空白值的平均值,在样品测定值中扣除。

3. 若空白值明显超过正常值,则表明测试过程有严重污染,样品测定结果不可靠。应查找原因,重新测定。

（二）平行样品的测定

为避免随机误差过大，单一样品的检测必须做平行样，平行样的相对偏差在小于允许限时取均值报告结果。成批相同基体类型的样品，取 10%～20% 的样品做平行测定，平行测定所得相对偏差不得大于该检验方法的规定，对于尚未确定平行样偏差控制限的检测，可根据被测物浓度参照表 3-4 进行控制。

表 3-4　平行样测定相对偏差允许限

被测物的量级	10^{-4}	10^{-5}	10^{-6}	10^{-7}	10^{-8}	10^{-9}	10^{-10}
相对偏差允许值 %	1	2.5	5	10	20	30	50

（三）用有证标准物质核查

根据日常检测样品的种类，购买带有证书的标准物质和检测样品同时测定，可对日常监测结果的准确性进行核查。标准物质样品测定结果与标准值之差的绝对值应在不确定度范围内，否则应检查测量系统是否存在系统误差和其他影响因素。此方法可保证检测结果的可比性和溯源性。但要注意标准物质的基体、给定赋值应尽可能与待测样品保持一致。

（四）回收率的测定

对于基体复杂的样品，可进行加标回收率测定，即在样品中加入已知量的标准物质，成为加标样品，然后与样品同时测定，最后计算回收率。

$$回收率 = \frac{加标样品测得值 - 样品本底值}{加标值} \times 100\% \qquad （式 3-3）$$

所得回收率应在控制范围内，具体参照表 3-1 的要求。

加标回收应注意以下事项：

1. 标准物质的加入量以与待测物浓度水平接近为宜。若待测物质浓度较高，则加标后的总浓度不宜超过方法线性范围上限的 90%，加标量在任何情况下都不得大于样品中待测物含量的 2 倍。

2. 若加入的标准物质是一种简单的离子或化合物，它与样品中被测组分的形态往往不一致，这时测得的回收率并不能反应样品的实际回收率。因此，最好能采用与被测样品组成相似、形态一致的标准物质来测定回收率。

3. 样品中某些干扰物质对待测物质产生的正干扰和负干扰，有时不能为回收率发现。

（五）绘制质量控制图

质量控制图的作用：

1. 及时直观地反映出分析工作的稳定性和趋向性。

2．及时发现分析工作中异常现象和缓慢变异，如用标准偏差和极差控制图，可以估计例行检测过程的变动性。

3．能及时发现检测过程是否存在明显的系统偏差，并指出偏差的方向。

4．为评定实验室分析工作质量提供依据，是检验各实验室间的数据是否一致的有效方法之一。

选择均匀性，稳定性良好的样品或标准物质作为质控样进行分析，按所选质控图的要求积累数据，经过统计处理，求得各项统计量，绘出质控图。在制得质控图后，常规分析中把质控样与样品在同样条件下进行分析。如果质控样测定结果落在上、下警告限之内，表示分析质量正常，样品测定结果可信。

（六）比对试验

实验室应根据实际工作的需要制订内部比对试验计划，计划应尽可能覆盖所有常规项目和全体检测人员。应对比对实验的结果进行汇总、分析和评价，判断是否满足对检测有效性和结果准确性的质量控制要求，采取相应的改正措施。

比对试验的具体方式可以是：

1．使用标准物质或实物标样比对。

2．保留样品的重复试验　样品必须有良好的均匀性和稳定性，前后结果比较，可以判断技术操作和测定体系的稳定性。

3．不同人员用相同方法对同一样品的测试　通过对测定结果的评价，可以反映出不同人员的检测水平的差异。

4．不同方法对同一样品的测试　方法的比对实验是指在相同的环境条件下，同一个检验人员采用不同的检测方法对同一样品进行同一项目的实验，通过分析检测结果的一致性，评价检测方法对检测结果的影响。通过方法比对可以证明不同测试方法所得结果是否存在显著性差异，已选择合适的测试方法开展检测。

5．某样品不同特性结果的相关性分析　某些食品样品的特性结果之间可能存在一定的相关性，通过对相关项目检测结果的检查，也可发现检测结果是否准确。常用归百检查、比值检查法和相关回归推算法来判断结果是否异常。

（1）归百检查法：是在测试某些食品中的各种成分含量时，各种成分含量相加应近似等于100%，如果不近似等于100%，则认为这些测试结果中至少有一项存在显著的偏差。但含量和近似等于100%却不能说明所有测试结果都是正确的。

（2）比值检查法：某些食品的检测项目的检测结果理论比值可能是已知

的,检测结果的比值和理论比值有差异,则认为这些检测结果中至少有一个存在显著的偏差。如酱油中的氨基酸态氮和全氮,氨基酸态氮测出的数值一般是全氮值的一半如果相差太大,那么检测结果肯定有问题,应该进行复验。

（3）相关回归推算：利用同一物品的两个不同指标的相关分析,便可用一个指标核验出另一个指标的准确度。如甘蔗的感官甜度与蔗糖含量成正相关。

二、外部质量控制

外部质量控制是在实验室内部质量控制的基础上进行的,其目的也是发现和消除实验室检测结果存在的系统误差和影响因素,保证测试结果的可溯源性和可比性。

实验室应积极参加国内外实验室认可机构组织的能力验证活动和实验室主管机构组织的比对活动,参加国际间、国内同行间的实验室比对实验。

实验室外部评审、能力验证、上级主管部门的考核、比对实验等都是外部质量控制。通过这些外部质量控制的结果来评估本实验室的工作质量并采取相应有效的改进措施。

第四章　环境检测实验室质量控制

第一节　水质监测采样质量保证与质量控制

水是人类社会的宝贵资源，也是地球上分布最广的物质之一。海洋、河流、湖泊、地下水、冰川以及空气中水分共同构成地球的水圈（hydrosphere）。据估计，水圈中水总量约为 $1.4 \times 10^9 km^3$，其中海洋是水圈的主体，约占水的总体积的 97.37% 以上。陆地上的水（如河流、湖泊、池水及地下水等）和冰川、冰盖相对要少得多，仅占水总量的 3% 以下，其中有 $3/4$ 以固态固定在冰盖和冰川中，其余 $1/4$ 内又有一半为盐碱湖和内海，可供人类使用的淡水湖、河流和地下水共有 $8.5 \times 10^6 km^3$，仅占水总量的 0.6%。水资源可利用量小，仅是河流、湖泊等地面水和地下水的一部分。

水又是人类赖以生存的主要物质。据估计，每人每天饮水量约为 $2\sim4L$，而用于生活和工农业方面的总用水量更多。水作为一种资源，根据其用途，不仅有量的要求，还必须有质的要求。人类在生产与生活活动中，将大量的生活污水、工业废水、农业回流水及其他废弃物排入水体，造成江、河、湖、水库和地下水等水源的污染，引起水质恶化，从而影响人体健康。此外，地球上人口的分布和降水或水量的分布不成比例，使很多地区缺水。所以，人们在水环境方面所面临的主要问题是必须充分合理地保护、使用和改善水资源，使其不受或少受污染。水质监测正是以此为目的，以海洋、江、河、湖泊、水库、地下水等水体和工业废水、生活污水的排放口为对象而进行监督、检测，以检查水的质量是否符合国家规定的有关质量要求，为控制水污染、保护水资源提供依据。

水质监测质量保证是一个完整的系统，而水质监测采样质量控制则是该系统的首要部分。任何一项水质监测计划及其实施的关键是保证样品具有代表性和完整性。因而水质监测采样的质量控制是该系统的运作基础，是保证监测结果具有准确性、精密性和可比性的前提条件。

一、水质监测站位设计的质量控制

监测站位布设关系着监测工作的成败，优化布点是体现水质监测科学性的重要环节。在一定空间范围内布设的测点数量大,虽然能较好地反映环境质量状况,但却需要较高的经济代价。而且,各测点污染物的分布及其浓度水平是相关的。测点过于密集,所测数据必然出现重复。重复越多,则其代表性越差。合理地组合测点数(含站位数)、代表性(重复性)和监测费用,这个优化过程就是最佳测点数的选择过程。可确立如下的优化布点原则。

1. 尺度原则　优化布点是指在一定地域范围内的优化,不可能有适用于一切尺度(市级尺度、省级尺度、国家级尺度乃至全球级尺度)的测点数。随着空间范围的增大,测点数必然会相应增多。

2. 信息量原则　从理论上讲,应尽可能用最少的测点数获取最大代表性的数据。在实际工作中应做到以有限的测点数获取足够的环境质量信息。信息量应包括各种污染因子的污染现状、所描述区域内污染物的污染特征及其分布规律、区域内的污染水平(包括污染源的源强)及污染动态变化趋势等。

3. 经济性原则　各种尺度的优化布点都应进行代表性和经费分析,从中找出最佳点数,即使在人力和财力都有足够保证的条件下,也应注意经济效果,节省非必要的监测经费投资。

4. 不断优化的原则　随着自然环境和社会环境的变化,污染物的构成和分布规律都会发生变化,实际上没有永存不变的监测点。所以,应该根据污染情况的变化不断地优化最佳监测点。

5. 可控性原则　监测点是环境管理的控制点,是为环境管理服务的;不能为管理提供控制污染依据的测点就无需设置。为此,在优化布点时应有针对性地选择优化设计参数。常用的优化设计参数有污染物浓度值及其频数分布、污染物的超标率及其频数分布等。

代表性监测站位应能满足总体设计对反映环境质量状况的空间与时间方面的代表性要求。测定的样品应力求在采样的位置和时间上符合水体的真实情况。

污染物在湖泊中横向混合程度较好,而在垂直方向上则常会出现浓度梯度而需分层采样。在江河中,排入水体或流入支流的污染物分布是随时间的延长而分散的,其中污染物浓度取决于流速、湍流及河流下游的状况;同时,在垂直方向上的混合有时还会发生迟滞,当支流与河流之间存在温差时尤甚。为使断面上的采样点分布均匀,应在所监测河流的不同深度进行间隔采样。应避免在地面水的边界(如岸边或海岸线)上采样,因其对整个水体缺乏代表性。

可比性测点在启用后的各时段、频次间的监测数据应具有时空可比性,同时还需强调不同测点间监测数据的可比性。为此,要求在不同测点上应使各种条件尽可能达到统一化、规范化和标准化,其中包括采样方式、采样周期和频率、测定项目和方法、样品保存和运输等。

可行性选择测点时要考虑在点位上实际采样时的仪器设备、安全、交通运输等一系列物质条件的可能性,还应考虑点位与实验室的距离及实验室装备与投入的人力、物力是否能为其所接受。

(一)地面水监测站位设计

流过或汇集在地球表面上的水,如海洋、河流、运河、湖泊、水库、池塘、沟渠中的水,称为地面水(surface water),也叫地表水。地面水来源于降水、地表径流和地下水,其性质既取决于它的补给源,又受所处地理环境,包括地形、土壤、地质、植被、水文、气候等的影响;也受其所处的社会环境,包括城市、工矿区、工业、农业和生活污染源等的影响。为此,在监测站位设计前应先获取这些有关地理环境和社会环境的资料。

近年来,随着系统论、控制论、信息论在环境科学中的应用日益广泛,对地面水监测站位的布设也提出了优化控制与设计。地面水监测站位的优化控制与设计是按不同的范围(国家、省、市、地方或全球等)对原有监测点和待测点进行系统综合与分析,根据优化控制要求,在保证必要的代表性和完整性条件下,选择最佳最少的监测站位组成监测网络。通过对这些站位的水质监测,及时、准确地反映污染物的时、空分布总体状况,以最少的人力、物力,取得最大的效益。

调查研究和收集资料的内容包括:

水体的水文、气候、地质、地貌特征;

水体沿岸城市分布和工业布局、污染源分布、排污情况和城市给排水情况;

水体沿岸资源(包括森林、矿产、土壤、水资源)现状,特别是植被破坏和水土流失情况;

水体功能区划情况,各类用水功能区的分布,特别是饮用水源分布和重点水源保护区;

实地勘查现场的交通状况、河宽、水深、河床结构、河床比降、岸边标志等,对于湖泊,还需要了解生物、沉积物特点、间温层分布,容积、平均深度、等深线和水更新时间等;原有的水质监测资料、水文实测资料、水环境研究成果。如果缺少某些必要的资料,必须设置若干调查断面进行水质、水文实测。

各类水域的环境调查范围,可根据废水和污水排放量,参考表 4-1 所列地面水环境现状调查范围确定。

表 4-1　地面水环境现状调查范围

污水排放量 / m³·d⁻¹	河流 /km			湖泊	
	大河 (≥150m/s)	中河 (15～150m/s)	小河 (<15m/s)	调查半径 / km	调查面积 / km²
>50 000	15～30	20～40	30～50	4～7	25～30
50 000～20 000	10～20	15～30	25～40	2.5～4	10～25
20 000～10 000	5～10	10～20	15～30	1.5～2.5	3.5～10
10 000～5 000	2～5	5～10	10～25	1～1.5	2～3.5
<5 000	<3	<5	5～15	≤1	≤3

注：河流调查范围系指污染源排污口以下的河段长度；湖泊调查半径以排污口为圆心，调查面积为半圆形水域。

在取得上述调查研究资料以后，确定一些参数，如原有和现有水质监测数据统计结果：平均值、最高检出值和最低检出值等；社会经济参数：人口密度分布、工农业产值、污染物排放量、水体功能区划等；水文参数：径流量、流速、河床比降等；监测费用参数：采样费用、样品运输费用、分析系统费用等。

可以用定性的方法确定这些参数的制约关系，以确定站位。通常是将这些参数建立定量关系——约束方程。通过求解，得出最佳站位数、最佳监测费用的投入以及对水域主要功能区的最优控制等。

1. 湖泊、水库采样点位置的确定　垂线和垂线上的采样点设置要求与河流基本相同。有温度分层现象的湖、库应先做水温、溶解氧的探索性检测后再确定。设置在湖泊（水库）中的测点应尽可能覆盖由于排放污水所形成的污染面积，并能切实反映湖泊（水库）的水质和水文特点（如进水区、出水区、深水区、浅水区和岸边区等）。测点位置应以排污口为中心呈辐射线布设。（表 4-2）

表 4-2　湖泊（水库）每个测点的控制面积

湖泊（水库）规模	废水排放量 /m³·d⁻¹	每个测点平均控制面积 /km²
大，中型	<50 000	1～4
	>50 000	3～7
小型	<50 000	0.5～2
	>50 000	0.5～1.5

每个测点的采样点数与采样位置可根据水深确定,如表4-3所示。

表4-3　测点采样位置

监测点水深/m	分层采样位置
<5	表层(水面下0.5m)
5~10	表层、底层(湖底上0.5m)
10~15	表层、中层(水面下10m)、底层
>15	表层、斜温层上、下及底层

对水深大于15m的湖泊(水库),取样前应先测定斜温层。测定斜温层的方法为:自水面下0.5m起,每隔2米测一次水温,如发现某两点间水温变化较大,应在其间增测水温。

2.河口(感潮河流)采样点位置的确定　河口采样断面的设置原则基本同于河流。感潮河流的对照断面一般应设在潮流界以上。若感潮河段的上潮距离很长,远超过污染源影响范围,其对照封面也可设在潮流界内,如排污口上游100m处。感潮河流具有往复流的特点,污水在排污口上下摆动回荡,水质很不稳定且容易出现咸水与淡水引起的水质分层现象。因此,应根据其水文特点和监测的实际需要,沿河流纵向布设适量的采样断面。采样垂线和垂线上的采样点数也可适当加密。

设有潮闸的河口应在闸内外各设一个采样点,这种受人工控制的河口在排洪时可视其为河流,但在蓄水时又可视为水库。因此,对其采样位置可参考河流和水库的有关规定来确定。

每个采样断面和采样点的位置确定之后,其所在处均应有固定而明显的岸边天然标志。如没有合用的天然标志物,则应设置人工标志物,如竖石柱或打木桩等。标志物一旦设置就绪,要严防被移或被毁、被盗。每次采样都应严格以标志物为准,力求采集的样品能取自同一位置,以保证样品的代表性和再现性、可比性。

(二)地下水监测站位设计

储存在土壤和岩石空隙(孔隙、裂隙、溶隙)中的水统称为地下水(ground water)。地下水是水资源的重要组成部分,尤其是在我国缺水的北方地区,地下水在发展国民经济中的作用就更为显著。

地下水与地面水是互相补给、相互影响的。然而,地下水有其独特的形成、运动规律和物理化学特征。

地下水的形成主要取决于地质条件和自然地理条件。此外,人类活动对地下水也有一定的影响。地质条件对地下水形成的影响主要表现于岩石性质和结构方面。岩石和土壤空隙是地下水储存与运动的先决条件。自然地理条件中则以气候、水文及地貌的影响最为显著。由于地下水水文地质因素等的复杂性和特殊性，地下水监测站位的设计较为复杂。

地下水的物理、化学性质随时间和空间而变化。地下水的化学成分和理化特性在循环运动过程中受气候、岩性和生物作用的影响，受补给条件和水运动强弱的约束。地下水化学成分的形成过程，实际上是一个不断变化的过程。

地下水按埋藏条件不同可分为潜水、承压水和自流水三类，也有分为上层滞水、潜水和自流水三类的。按含水层性质的差别，又分为孔隙水、裂隙水、岩溶水三类。两种不同类型的组合，可得到几种复合型地下水。地下水监测站位的布设除考虑这些类型差异外，还应考虑如下特性：

（1）地下水流动缓慢，水质参数变化较慢。

（2）地下水埋藏深度不同，温度变化规律也不相同。近地表的地下水，其温度受气温的影响而发生周期性变化；较深的则因处于常温层中，温度比较稳定，水温变化通常不超过 0.1℃。水样一经取出，水温即有较大变化。这种变化能改变化学反应速度，从而改变原有的化学平衡，也改变了微生物的增殖速度。

（3）地下水吸收或放出二氧化碳可引起 pH 的变化，也将影响某些化合物的氧化还原作用。

（4）硫化氢等溶解性气体可在水表面损失。

了解地下水监测区内自然环境和社会环境等因素是站位布设的基础。为此，需先做布点前的调查研究和收集必要的资料。收集、汇总有关水文、地质方面的资料和以往的监测资料，作为地下水补给水源的江、河、湖、海的地理分布及其水文特征（水位、水深、流速、流量等），以及水利工程设施和地面水的利用情况、水质现状和污染物来源等；收集区域内基本气象资料，查清区域内各含水层和地质阶梯，地下水补给、径流和排泄方向，地下水质类型、地下水污染源类型及其分布情况，水质现状和地下水的开发利用情况；调查城市规划与发展、工业分布、资源开发和土地利用等情况；了解泉水的出露位置，泉的成因类型、补给来源、流量、水温、水质和利用情况；应对水位和水深进行实际测量。通过调查，确定主要污染源和污染物。

1. 站位的确定　与地面水优化布点设计相同，应用优化布点法确定地下水监测站位。监测点的密度一般每平方千米取 0.2～1 点。为确定某一重要污染源的范围，可适当加密监测点。对已有研究程度较高、监测资料较齐全的地区，其监测点数可酌情减少。站位分布力求均匀。

工业污染源对地下水有直接的影响。工业废水是地下水的直接污染源，不同行业的生产废水所含有害物质成分不同，对地下水的污染影响和对人体的危害也各不相同。表 4-4 所列为影响地下水的工业废水中有害有毒污染物及其来源。

表4-4　影响地下水的工业废水中主要有害有毒污染物及其来源

序号	污染物	主要废水来源
1	游离氯	造纸厂、织物漂白、化工厂
2	氨氮	煤气制造和炼焦、化工厂
3	氟化物	烟气的净化、化工厂、玻璃制造厂、铝厂、水泥厂
4	氰化物	煤气制造、丙烯腈合成、有机玻璃生产、照相业、电镀工业、金属清洗
5	硫化物	织物硫化染料生产、皮革制造、粘胶纤维制造、煤气制造、纸浆工业、石油炼制、化学工业
6	亚硫酸盐	纸浆工业
7	苯酚	煤气制造和炼焦、化工厂、炼油厂、染,料厂、合成树脂厂
8	醛类	化工厂、制药厂
9	酸	化工厂、矿山、铁、铜等金属酸洗、DDT 制造、酿酒、织物制造、电池制造
10	碱	化学纤维厂、制碱厂、纸浆厂
11	硝基化合物	化工厂、炸药生产厂
12	油	炼油厂、石油化工厂、纺织厂、轧钢厂
13	汞	化工厂、医药仪表厂、氯碱厂
14	铬	电镀工业、矿山、冶炼、合金制造厂、铬鞣皮革制造厂
15	镉	矿山、冶炼工业、电镀、化工厂
16	铅	矿山、电池制造、电池厂再生铅生产、油漆制造、有色金属冶炼厂
17	镍	矿山、电镀、有色金属冶炼厂
18	锌	矿山、电镀、粘胶纤维制造、铅锌冶炼
19	铜	电镀、化工厂、人造纤维制造、铜矿山、铜冶炼
20	砷	砷矿处理,制革、涂料、药品、玻璃、染料、农药制造
21	糖类	酿酒、葡萄糖及甜菜加工厂、食品加工厂
22	淀粉	食品制造、织物加工、淀粉制造
23	有机磷	农药制造
24	有机氯	农药制造、化工厂

生活污水中的有害污染物一般来自人体排泄和遗弃废物,其中影响较大的是有机毒物和大肠杆菌。

2.地下水背景值监测站位的确定　地下水背景值监测站位应设在污染区外围。如需查明点污染状况,可贯穿含水层的整个饱和层,在垂直于地下水水流方向的上方设置一个背景点(或对照点)。

3．给水管网监测站位的确定　给水管网中的采样点通常应设在下列位置：

（1）每一个给水厂在接入管网时的结点。

（2）污染物有可能进入管网的地方。

（3）有选择的用户自来水龙头。在选择龙头时应考虑到与给水厂的距离、需水程度、管网中不同部分所用的结构材料等因素。

许多地方的给水水源一般均为地下水，如为其他水源，也可参照此要点设置给水管网的监测站位。

为保证监测数据的连续性和完整性，并便于资料的利用，应考虑以下内容。

（1）设置的井位应有固定和明显的天然标志物。没有天然标志物的要设立人工标志物。然后按顺序编号。

（2）将编号的井位标在地区分布图上。根据确定的流向画出地下水流向图。

（3）对已确定的井位逐一建立基本情况卡。

（4）为保证定点采样的系统化，编号一经确定不得随意废弃或挪用。必须调整时，新站位应使用有区别的编号。

（三）废水和污水监测站位设计

工业生产中排出的废水包括工艺过程用水、机械设备用水、设备与场地洗涤水、烟气洗涤水等，统称工业废水（industrial waste water）。它是造成水体污染的主要原因。不同的工业产生不同性质的废水。同类工业如果所用生产工艺不同，其废水的性质也不相同。工业废水的性质复杂，水量变化也大。

人类生活过程中产生的污水，包括住宅、商业、机关、学校、医院及文娱体育场所排出的粪尿和洗浴、洗涤和卫生清洁等污水，统称生活污水（domestic sewage）。生活污水中含有大量有机物和细菌，其中也常含有病原菌、病毒和寄生虫卵。

工业废水和生活污水是流量和浓度都随时间变化的非稳态流体，采集的样品应能反映这种变化情况而具有代表性。

工业用水主要有生产用水和管理用水。生产用水包括工艺用水、冷却用水、空调用水等。管理用水包括地面及车间冲洗用水、洗浴用水和生活用水等。要查清工业用水量、工业用水中的循环用水量、废水排放量、设备蒸发量以及渗漏损失量。

工业废水有物理污染废水、化学污染废水、生物和生物化学污染废水三种主要类型，以及混合污染废水。

工业废水按行业分类，其中的主要污染物如表4-5所示。

表4-5　主要工业部门废水中的污染物

部门	工业	主要污染物
冶金工业	黑色冶金（选矿、烧结、炼焦、炼钢、轧钢）	悬浮物、酸度、酚、氰化物、油类、化学需氧物质、生化需氧物质、色度、硫化物、多环芳烃
	有色冶金（选矿、烧结、冶炼、电解、精炼）	悬浮物、铜、锌、铅、汞、银、砷、镉、氟化物、化学需氧物质、酸度
化学工业	基础化学工业（酸、碱、无机和有机原料）	汞、砷、铬、酚、氰、硫化物、苯、醛、醇类、油类、悬浮物、氟化物、酸、碱、化学需氧物质
	肥料工业（合成氨、氮肥、磷肥）	悬浮物、化学需氧物质、砷、酸、碱、氟化物、氨、总磷
	化学纤维工业	化学需氧物质、溶解性固体、总有机碳、生化需氧物质、酸、碱、悬浮物、锌、铜、二硫化碳
	合成橡胶工业	苯胺、烯类、总有机碳、化学需氧物质、生化需氧物质、油类、铜、锌、铬、酸、碱、多环芳烃
	塑料工业	化学需氧物质、汞、有机氯、砷、酸、碱、铅、多环芳烃
	农药、制药、油漆工业	有机氯、有机磷、氯苯、氯醛、次氯酸钠、酸度、化学需氧物质、生化需氧物质、悬浮物、油类、多环芳烃
轻工业	造纸工业	悬浮物、碱、生化需氧物质、化学需氧物质、氯、酚、硫化物、汞、木质素
	纺织印染工业	酸、碱、硫化物、悬浮物、化学需氧物质、生化需氧物质、总有机碳
	食品工业	化学需氧物质、生化需氧物质、悬浮物、酸、碱、大肠杆菌、总细菌
	皮革工业	酸、碱、铬、硫化物、生化需氧物质、化学需氧物质、总有机碳、悬浮物、硝酸盐
机械工业	电子工业	酸、铬、镉、锌、铜、汞、悬浮物
	农机、通用机械、机械加工	酸、碱、氰化物、铬、镉、铜、锌、镍、油类、悬浮物
石油化工	炼油、蒸馏、裂解	生化需氧物质、化学需氧物质、油类、酚、氰化物、苯、多环芳烃、醛、醇、悬浮物
建材工业	水泥、石棉、玻璃工业	悬浮物、酸、碱、酚、氰
采矿工业	采煤、有色金属矿和黑色金属矿开采	酸、碱、悬浮物、重金属、放射性物质

通过对生产工艺和原料、辅料、产品、副产品及用水、排水情况的调查，计算排放水量并确定需要监测的项目。

工业废水量随工业的类型和规模、管理水平、重复用水的程度和废水处理方法而变化。当已知每一种工业的性质时，就可按表4-6所列的排放系数估算废水量。

表4-6 主要工业行业的废水排放系数(单位:除特殊注明外均为 m³/t)

行业	产品	废水产生量	废水排放量	生产方式	备注
冶金工业	采矿(铁矿石)	0.3～1	0.3～1	坑下矿	
	采矿(铁矿石)	0～0.4	0～0.4	露天矿	
	选矿(铁精矿)	12～30	12～30	浮选 羟基化	原矿废水 6～14 收部分 n- 萘酚
		12～30	0～5	重磁选	原矿废水 6～14
	烧结(烧结矿)	1.2～3.0	0～3.0		
	炼铁(生铁)	6～21	0.2～3.0		煤气洗涤水
		4～7	0.2～6		冲渣水
	炼钢(粗钢)	3～9	0.12～9	转炉炼钢	煤气洗涤水
	连铸坯	5～10	0.5～3		
	轧钢(初轧坯)	10～20	1～4	初轧	
	轧钢(板材)	10～25	1.0～10		特厚板
		30～60	3～30	板材	中厚板
		15～35	1.5～16		热轧薄板
		30～40	3～20		冷轧薄板
	轧钢(管材)	50～70	5～30		管材
	线材	30～40	3～16		线材
	型材	15～25	1.5～10		大型
		20～40	2～20		中型
		15～30	1.5～12		小型
	酸洗材	2～7		板带材	98%硫酸洗液利用
		0.6～2		金属制品	
		6～8		板带材	35% 盐酸洗液利用
		1.5～2		金属制品	
	炼焦	1～40	1～40		

行业	产品	废水产生量	废水排放量	生产方式	备注
冶金工业	耐火材料	3～8	3～8		
	碳素	45～50	45～50		糊类产品
		120～200	60～120		石墨类产品
	锰铁	40～70	0～20	高炉锰铁	煤气洗涤水
		40～70	0～20		冲渣水
化学工业	聚氯乙烯	43～55	13～26	乙炔法	部分废水循环利用,废水中未包括 $30m^3/t$ 上清液及尾气洗涤水
	双乙烯酮	3	3	催化裂解法	未包括残夜中醋酸 $4L/t$
	硫酸	9～13	9～13	沸腾焙烧、一转一吸、水洗流程	废水未经中和处理
		30～45	30～45	沸腾焙烧、一转一吸、水洗流程	废水经中和处理包括冲渣水
		9～13	9～13	沸腾焙烧、二转二吸、水洗流程	未包括水力冲渣水 $20～30m^3/t$,酸碱中和
		20～30	20～30	沸腾焙烧、一转一吸、酸洗流程	粉尘净化水和冲渣水之和、废水中和处理,湿法排渣
	2,3-酸	28	28	羟基化	以 α-萘酸为原料,沉降回收部分 α-萘酸
	合成氨	200～300	20～50	以煤为原料生产碳酸氢铵(小型)	清污分流回收含氨废水,清水闭路循环
		180	50	以煤为原料生产合成氨(小型)	
		6.2～13	5.6～12.5	以天然气为原料(大型)	
		4～2	2～3	以重油为原料	有炭黑回收装置
		60～70	0	以焦炭为原料烤胶脱硫	闭路循环
	普通过磷酸钙	0.17～2.4	0.17～2.4	以磷矿石为原料	酸性废水中和处理
	钙镁磷肥	12～24	0		闭路循环
	黄磷	100	0	电炉法	闭路循环

续表

行业	产品	废水产生量	废水排放量	生产方式	备注
化学工业	磷酸铵（氮磷钾复合肥）	0.5～0.8	0	以磷矿和液氨为原料	正常生产无废水排放
	烧碱（苛性钠）	8～9	8～9	苛化法	
		81～311	81～311	隔膜法	
		11	11	离子膜法	
	纯碱	65	65	联碱法	
	纯碱	20～27	20～27	氨碱法	
	氯化铵	75	75	联碱法	
	氯丁橡胶	175～280	175～280	乙炔合成法	
	硝酸铵	30～40	30～40	真空结晶法	
		0.4～0.6	0.4～0.6	造粒法	
	尿素	0.5～1.0	0.5～1.0	合成法	
	乙酸酐	3～3.5	3～3.5		
	环氧乙烷	192～268	192～268	氯醇法	
	硝化棉	95～100	95～100	硝酸法	未处理
	保险粉	7～9		锌粉法	
	钛白粉	112～250	112～250	硫酸法	废水未包括 $7～10m^3/t$ 15%～20% 的废硫酸
	钛白粉（金红石型）	300	300	硫酸法	
纺织工业	毛粗纺织物染整	2 000～3 000	2 000～3 000	染整	单位：$m^3/10\ 000m$
	毛精纺织物染整	～3 000	～3 000	染整	单位：$m^3/10\ 000m$
	绒线染整	～300	～300	染整	单位：$m^3/10\ 000m$
	纯棉布染整	250～350	250～350	染整	单位：$m^3/10\ 000m$
	棉化纤混纺布染整	250～350	250～350	染整	单位：$m^3/10\ 000m$
	真丝绸染整	300～350	300～350	染整	单位：$m^3/10\ 000m$
	苎麻布染整	250～350	250～350	染整	单位：$m^3/10\ 000m$

续表

行业	产品	废水产生量	废水排放量	生产方式	备注
纺织工业	短纤维黄化纺丝后处理	250～300	250～300	黄化后处理	
	长丝黄化纺丝后处理	800～1 000	800～1 000	黄化后处理	
	纯腈丝袜	150～300	150～300	染整	单位：m^3/10 000 双
	纯棉为主的棉毛衫裤	～300	～300	染整	单位：m^3/10 000 件
	涤棉为主的卫生衫裤	～250	～250	染整	单位：m^3/10 000 件
	棉纱染整	150～200	150～200	染整	
	化纤纱染整	120～140	120～140	染整	
	毛巾染整	300～400	300～400	染整	
	床单染整	450～560	450～560	染整	
	锦纶生产	160～320	160～320	聚合脱泡纺丝	
	芝麻脱胶	570～620	570～620	化学脱胶	
	洗毛（国毛）	12～18	12～18		
	洗毛（澳毛）	12～18	12～18		
有色金属工业	氧化铝	16～20	5～7	烧结法	
		26～85	17～21	联合法	
	电铝	50～300	10～150	电解法	
	铜精矿	5～10	3～5	浮选	以原矿计
	电铜	100～150	30～100	火法冶炼	
	粗铜	200～1 000	50～600	火法冶炼	
	铅锌冶炼	130～1 000	50～500	火法冶炼	
	电锌	500～800	40～400	湿法冶炼	
	粗锌	250～350	120～180	由锌精矿火法炼锌	
	电镍	200～250	180～210		
	钨精矿	6～35	2～10	矿石到精矿	以原矿计
	钼精矿	2～5	1～2	矿石到精矿	以原矿计
	锑冶炼	300～450	70～100	火法冶炼	

续表

行业	产品	废水产生量	废水排放量	生产方式	备注
建材工业	平板玻璃	1～16	1～16		
	石棉	5～250	5～250		
	玻璃纤维	7～15	7～15	坩埚拉丝工艺	
		30～50	30～50	池窑拉丝工艺	
轻工业	屠宰工业	0.4～0.7	0.4～0.7	宰猪	单位：m³/头
		1.2～1.5	1.2～1.5	宰牛	单位：m³/头
		0.2～0.3	0.2～0.3	宰羊	单位：m³/头
	罐头	80～100	80～100	猪肉	
		5～6	5～6	水煮笋和水果	
	肉联厂	6～21	6～21		每吨活牲畜
	乳制品	45	45		
	味精	25～30	25～30	淀粉为原料	
	淀粉	10～20	10～20	玉米红薯为原料	
	酒精	15	15	以淀粉为原料	
		13	13	糖蜜为原料	
	啤酒	20～30	20～30	大麦为原料	
	酱油	10	10		
		250～350	250～350	碱法	木浆有碱回收
		400～500	400～500	碱法	木浆无碱回收
		300～600	300～600	碱法	草浆白纸无碱回收
	造纸	300～600	300～600	碱性	草浆黄纸无碱回收
		200～400	200～400	亚铵法	
		130～300	130～300	石灰法	
		300～400	300～400	低碱法	
		50～90	50～90	生打浆	

以上数据摘自国家环保局编的主要工业行业污染物排放系数。

居住区生活污水量随本地区气候条件、建筑物内部卫生设备情况、生活习惯和其他因素而变化，一般可按表4-7估算。

表4-7 生活污水量

序号	建筑物内部卫生设备情况	平均日污水量/L·人⁻¹				
		一分区	二分区	三分区	四分区	五分区
1	室内无给水排水卫生设备，用水取自给水龙头，污水由室外排水管道排出者	10～20	10～25	20～35	25～40	10～25
2	室内有给水排水卫生设备但无水冲式厕所者	20～40	30～45	40～65	40～70	25～40
3	室内有给水排水卫生设备但无淋浴设备者	55～90	60～95	65～100	65～100	55～90
4	室内有给水排水卫生设备并有淋浴设备者	90～125	100～140	110～150	120～160	100～140
5	室内有给水排水卫生设备并有淋浴和集中热水供应者	130～170	140～180	145～185	150～190	140～180

注：1. 表列数值已包括居住区内小型公共与公用建筑物的污水量。但属于全市性独立的公共与公用建筑的污水量未包括在内。

2. 个别地区的生活污水量，可按所在地区并考虑当地气候、居住区规模、生活习惯及其他因素，适当增减。

3. 全国生活污水量标准分区

第一分区：黑龙江与吉林全部，辽宁与内蒙古的大部分，河北、山西、陕西、甘肃、宁夏的偏北的一小部分。

第二分区：北京市，天津市，河北、山东、山西、甘肃、宁夏的大部分，辽宁南部，河南北部，青海偏东和江苏偏北的一小部分。

第三分区：上海市，浙江的全部，江西、安徽与江苏的大部分，福建北部，湖南与湖北的东部，河南南部。

第四分区：广东与台湾的全部，广西的大部分，福建与云南的南部。

第五分区：贵州的全部，四川与云南的大部分，湖南与湖北的西部，陕西与甘肃在秦岭以南的地区和广西偏北的一小部分。

第六分区：西藏与青海的大部分，四川的西部，新疆的高原地区。

第七分区：新疆的大部分，青海的柴达木盆地，内蒙古巴彦浩特以西的沙漠地带，甘肃的西北关外地区。

4. 第六、第七分区的生活污水量标准，可根据当地气候和人民生活习惯等具体情况，参照相似地区的生活污水量标准估算。

1. 工业废水采样点的确定

通常根据污染物种类和排放方式确定。

（1）含第一类污染物的废水，不分行业和废水排放方式，也不接受纳水的功能类别，一律在车间或车间处理设施的排出口设置采样点。第一类污染物指能在环境或动植物体内蓄积，对人体健康产生长远不良影响的物质，如总汞、烷基汞、镉、总铬、六价铬、砷、铅、镍、苯并[a]芘等。含第二类污染物的废水．应在排污单位的废水出口处设采样点。

（2）第二类污染物指其长远影响小于第一类污染物质者，如酸、碱、悬浮物、色素、生化需氧物、化学需氧物、挥发酚、氰化物、硫化物、氨氮、氟化物、磷酸盐、甲醛、苯胺类、硝基苯类、阴离子合成洗涤剂、铜、锌、锰等。

（3）有处理设施的工厂，应在处理设施的排出口处布点。为便于了解废水的处理效果，可在进水口和出水口同时布点采样。

（4）在排污渠道上，应于渠道较直、水量稳定、上游没有污水汇入处设采样点。在接纳废水入口后的排水管道或渠道中，采样点应布设在离废水（或支管）入口约20～30倍管径的下游处，以保证两股水流的充分混合。

（5）目前，对某些一、二类污染物的监测方法尚不成熟，在总排污口布点采样进行监测时，干扰物质将影响监测结果。在此情况下，应将采样点移至车间排污口，按污水排放量的比例折算成总排污口废水中的浓度。

（6）在排水管道或渠道中流动的废水，由于管壁的滞留作用，同一断面的不同部位流速和浓度都有可能互不相同。因此可在水面下1/4～1/2水深处取样，作为代表平均浓度的废水水样。采样点的布设应由地方环境监测站负责废水监测的工程师和工厂环保技术人员共同确定。

（7）采样点应设立明显的固定标志，标志一经确定即不能随意改变。因工艺变化或其他原因需要变更采样点时，应重新认定。

2. 综合排污口、排污渠采样点的确定

（1）在一个城市的主要排污口或总排污口处布点。

（2）在污水处理厂的污水进、出口处布点。

（3）在污水泵站的进水和安全溢流口处布点。

（4）在市政排污管线的入水体处布点。

二、监测频率和监测项目控制

（一）地面水监测频率和监测项目

水样的采集要有代表性，应能反映出时间和空间上的变化规律。为了掌握时间上的周期性变化，必须确定合理的监测频率。监测项目的选择也应做到能正确反映水体污染状况。

1. 监测频率的确定　地面水水环境是一个开放性系统，其物质交换、能量变化既存在时间和空间的周期性变化规律，也有突变性（水灾和污染）。因而，确定的监测频率应能有最大把握捕捉这种规律和突变性。

有两种确定方法。

（1）根据实际情况确定：目前，根据我国水质监测手段和力量，每年至少应在丰、枯、平水期各采样两次。北方有冰封期和南方有洪水期的省市要分别增加相应水期的采样，亦即一年内采样不应少于 6～8 次。对于一般地面水的常规监测，为了掌握水质的季节变化，最好每月采样一次。对某些重要控制断面，为能了解一日内和数日之间的水质变化，也可以在一日（24小时）内按一定时间间隔或三日内按不同等分时间进行采样监测。有自动采样器，则可进行连续自动采样和监测。沿海受潮汐影响的河流，应在退潮和涨潮时增加采样。城市主要受纳污水或废水的小河渠，每年至少应在丰、枯水期各采样一次。如遇特殊情况或发生污染事故，应随时增加采样次数。

（2）理论计算：用理论计算法确定监测频率，其结果常偏高。据此实施水质监测有困难。较好的方法是将理论计算与实际情况相结合以确定监测频率。有些环境学者认为，在采样经费和样品量都固定的情况下，适当增加采样频率比增设断面更有意义。

根据水体流量变化确定采样频率

$$f = \frac{t_\alpha^2 C_v^2}{E^2} \tag{式 4-1}$$

式中：

　　f——频率；

　　C_v——流量变异系数；

　　t_α——给定显著水平 α 下的 t 值；

　　E——规定的准确度，%。

也可根据所设置信水平下的精确度确定采样频率，此外，尚有根据去除周期性和趋势等确定性因素后的残余方差推算采样频率，以及用超标检出的统计量确定采样频率的方法等，在此不一一列举。

2. 监测项目的确定　选测项目过多可造成人力和物力的浪费，过少则不能反映水体污染状况。所以，必须合理地确定监测项目，使之能比较准确地反映水质污染状况。通常按以下原则确定监测项目。

（1）毒性大、稳定性高、易于在生物体中积累和有"三致"作用（即致癌作用、致畸作用、致突变作用）的污染物应优先监测。

（2）根据监测目的，选择那些国家和地方颁布的相应标准中所要求控制的污染物。

（3）有分析方法和相应手段进行分析的项目。

（4）监测中经常检出或超标的项目。

我国《环境监测技术规范》《环境质量报告书编写技术规定》中对地面水必测和选测项目的规定见表4-8。

表4-8　地面水监测项目

	必测项目	选测项目
河流	水温、pH、悬浮物、总硬度、电导率、溶解氧化学需氧量、五日生化需氧量、氨氮、亚硝酸盐氮、硝酸盐氮、挥发性酚、氰化物、砷、汞、六价铬、铅、镉、石油类等	硫化物、氟化物、氯化物、有机氯农药、有机磷农药、总铬、铜、锌、大肠菌群、总 α 放射性、总 β 放射性、铀、镭、钍等
饮用水源地	水温、pH、浑浊度、总硬度、溶解氧、化学需氧量、五日生化需氧量、氨氮、亚硝酸盐氮、硝酸盐氮、挥发性酚、氰化物、砷、汞、六价铬、铅、镉、氟化物、细菌总数、大肠菌群等	锰、铜、锌、阴离子洗涤剂、硒、石油类、有机氯农药、有机磷农药、硫酸盐、碳酸根等
湖泊水库	水温、pH、悬浮物、总硬度、溶解氧、透明度、总氮、总磷、化学需氧量、五日生化需氧量、挥发性酚、氰化物、砷、汞、六价铬、铅、镉等	钾、钠、藻类（优势种）、浮游藻、可溶性固体总量、铜、大肠菌群等
排污河（渠）	根据纳污情况而定	

（二）地下水监测频率和监测项目

1. 监测频率的确定　确定方法和地面水相同，根据实际情况确定，以理论计算为辅。

（1）根据实际情况确定：按我国目前的环境管理要求及技术和装备状况等各方面的条件，每年应按丰水期和枯水期分别采样。各地水期不同，应按当地情况确定采样月份。采样期确定后，不得随意变更。有条件的地方，按地区特点分四季采样。已建立长期观测点的地方，各观测点可按月采样。每一采样期至少采样一次。对有异常情况的井位应适当增加采样次数。作为饮用水的地下水采样点，每期应采样两次，间隔时间至少 10 天。

（2）理论计算：可参照推荐的地面水监测频率确定。

2. 监测项目的确定　主要根据地下水在本地区的天然污染，工业与生活污染状况和环境管理的需要确定。

（1）常规监测项目的确定：根据国家《环境质量报告书编写技术规定》，地下水必测项目有总硬度、氨氮、硝酸盐氮、亚硝酸盐氮、挥发性酚、氰化物、砷、汞、六价铬、镉、氟化物、细菌总数和大肠菌群，选测项目有 pH、总矿化度、高锰酸盐指数、钙、铁、锰、钾、钠、硫酸盐、碳酸氢盐和石油类等。

（2）特殊项目选测

1）生活饮用水：按国标《生活饮用水卫生标准》（GB 5749—2005）中规定的项目进行监测。此外，根据不同地区的特殊情况，还应选测特殊项目，如某些地方病流行地区应选测钼、碘和氟等。

2）工业用水：工业上用作冷却、冲洗和锅炉用水的地下水，可增加侵蚀性二氧化碳、氯化物、磷酸盐、硅酸盐、总可溶性固体等项目。

3）城郊、农村地下水：考虑施用农药和化肥的影响，可增加有机磷、有机氯和总有机氮等监测项目。

4）污染源和被污染地区的地下水：这些地区应根据污染物的种类和浓度，适当增减监测项目。如采样点位于重金属污染严重的地面水流域，监测项目应增加重金属；在受采矿和选矿尾水影响的地方，可按矿物成分和丰度来确定监测项目；处于北方盐碱区和沿海受潮汐影响的地区，可增加溴和碘等监测项目。

（三）废水和污水监测频率和监测项目

1. 监测频率的确定　为了获得具有代表性的废水样品，需要根据废水排出情况、废水性质（成分及浓度）和监测的要求确定采样频率和采样方法。

（1）车间排污口：连续稳定生产车间的排污口：应在一个生产周期内采集水样，根据监测需要可以采两种水样。一种水样是平均水样，在一个生产周期内（可以是 8 小时、12 小时或 24 小时）按等时间间隔采样数次，混合均匀后用于测定平均浓度。这种水样不适于测 pH。每次采样时，必须单独采样测 pH。也可以用连续自动采水器，取一个生产周期的水样进行分析。另一种水样是定时（或称瞬时）水样，就是每半小时或一小时取一个水样，找出污染物排放高峰，然后求采样周期内各水样测定结果的平均值，作为一个生产周期的平均值。采样频率为每月一次，每个周期为 24 小时。

连续不稳定生产车间的排污口：混合水样根据排污量大小，在一个生产周期内按比例采样，混合均匀后测定平均浓度。每月至少测一次。定时水样根据排放规律，在一个生产周期内每小时采样一次，找出废水量最大、污染物浓度最高、危害最强的排放高峰。每个水样应分别测定。每月至少测两次。

间断排污车间的排污口：对这类车间排污口要特别注意调查其排污规律和排污量，根据实际情况，在生产时进行采样。每个生产周期至少采样 8～10 次，每月监测一次。

无规律生产车间的排污口：对于无规律生产车间的排污口，必须摸清其生产情况和排污的具体时间,每个周期为 24 小时。根据排污的实际情况采样。一个生产周期内采样不少于 8~10 次。

对于连续不稳定生产车间的排污口、间断排污车间的排污口、无规律生产车间的排污口排放的废水,如果工厂筑有废水池(均衡池),则可在该池的排水口采样。采样频率为每月一次。

(2)工厂排污口:首先要安排一个周期的连续定时采样,对水样作单独分析,以便找出污染浓度高峰。以后每季度测一次废水排放量,每月测两次水质情况。

根据"谁污染谁监测"的原则,上述车间排污口和工厂排污口的废水均由工厂自行监测。环保监测部门可进行不定期的抽样监测,对重点污染源应进行必要的监督和检查。

(3)城市主要入江排污口:结合对江河水质的例行监测,按丰、枯、平水期每年测 3 次,每次进行一昼夜或 8 小时连续定时采样或用连续自动采水器采样,分析水样的平均浓度。

(4)确定采样频率和采样方法的注意事项:对于性质稳定的污染物,可将分别采集的样品混合后一次测定。对于不稳定的污染物,可在分别采样和分别测定后以平均值表示污染物浓度。测定 pH、溶解氧、硫化物、COD(chemical oxygen demand,化学需氧量)、BOD(biochemical oxygen demand,生化需氧量)、有机物、大肠菌群、余氯和可溶性气体等的废水样,只能单独采样,不能组成混合样品,并要尽快分析。废水中无机物、氟化物、氯化物、砷、农药和重金属等应每隔半小时采集一个样品(最长不能超过 1 小时),时间不能少于一个生产周期(最好是 24 小时或更长)。在 8 小时内(一个生产周期),每隔 2 小时采集一次的混合废水样往往缺乏代表性。

对于排污情况复杂、浓度变化很大的废水,采样时间间隔要适当短些,有时需要 5~10 分钟采一个废水样。废水中某些组分的分布很不均匀,如油和悬浮物,某些组分在分析中很易变化,如溶解氧和硫化物等。如果从全分析采样瓶中取出一份废水子样进行这些项目的分析,必将产生错误的结果。因此,这类监测项目的水样应单独采集,有的还应在现场作固定,分别进行分析。

2. 监测项目的确定 不同类型企业的产品不同,工艺路线不同,排放废水中的污染物也不同。废水监测项目应能反映不同类型点源排放的废水特征,开展废水特征因子监测。

确定监测项目的原则是:

(1)考虑排放废水的工厂、车间的行业性质和废水中污染物的类型。

(2)优先考虑国家和地方颁布的相应标准中要求控制的污染物。

（3）有相应分析方法的污染物。

（4）对超标的污染物需进行重点监测。

第二节 水样采集、保存和预处理技术

为了能够真实反映水体的质量，除了采用精密仪器和可靠的分析方法外，特别要注意水样的采集和保存。水样采集的方法、频数、部位、深度、时间等均须由水质分析目的来决定。由于情况不同，不可能规定一个统一的采样方法。总之，所采水样应具有代表性，能够真实地反映出水体的实际情况。所以，对水样的采集应具有代表性，能够真实地反映出水体的实际情况。

一、水样采集准备

（一）容器材质一般要求

采集水样的容器材质要求一般为化学稳定性强的物质，应不与水样中的组分发生反应。一般来说，材质稳定性按照由高到低顺序为聚四氟乙烯>聚乙烯>透明石英>铂>硼硅玻璃。

采样容器应由惰性物质制成，抗破裂、清洗方便、密封性和启开性均好。必须保护样品免受吸附、蒸发和外来物质的污染，所以需用能塞紧的容器，但不得使用橡皮塞或软木塞。

在一般情况下，采样容器可用硬质（硼硅）玻璃容器或高压聚乙烯容器（塑料容器）。特殊情况就要注意选择。在采样容器材质选择上应注意以下问题：

容器中的物质可能溶入水样，如塑料容器中的增塑剂，未聚合的单体及催化剂等可溶入水样；玻璃容器中的钠、硅、硼、钙、镁等可能溶入水样；无论塑料容器还是玻璃容器均可能含有多种金属杂质，但塑料容器一般含金属甚微，所以测定金属成分的水样一般选用塑料容器；测定有机物质的水样一般选用玻璃容器。

被测物质从水样转入容器，如玻璃容器可吸附金属离子，塑料容器可吸附有机物质。故测金属成分的水样一般选用塑料容器；测有机物质的水样一般选择玻璃容器。

被测物质与容器直接发生反应，如氟化物与玻璃容器能发生反应，故测氟化物的水样不能用玻璃容器。

（二）采样容器的洗涤

采样容器必须充分洗涤。对于具塞玻璃瓶，特别是在磨口部位常有溶出、

吸附的情形,要注意洗净。聚乙烯瓶易吸附油分、沉淀物及有机物,难以除掉,应特别注意。对于新玻璃瓶和聚乙烯瓶,用 2% 硝酸浸泡 24 小时,再用自来水纯水依次冲洗干净,晾干备用。

对于旧玻璃瓶,取下瓶塞,先用自来水冲洗瓶的内外,再用毛刷蘸肥皂或其他洗涤液刷洗,再依次用自来水、纯水冲洗干净,晾干备用。如需要使用重铬酸钾 - 硫酸洗液洗涤时,将少量洗液加入瓶内涮洗,使其充分接触瓶内壁,然后将洗液倒回原处,再用自来水和纯水依次冲洗干净,晾干备用。

盛过高浓度水样后,采样瓶一时不易洗净,如氟化物、汞等的水样,最好不连续使用同一采样容器。

采集水样前,应先用现场水样涮洗采样容器及瓶塞。

(三)容器的封口材料

一般容器有细口和广口之分。装贮水样要求用细口容器。

容器的封口塞材料要尽量与容器材质一致。塑料容器用塑料螺口盖,玻璃容器通常情况下用玻璃磨口塞。在特殊情况下需要用木塞或橡皮塞时,必须用稳定的金属箔包裹。有机物和某些细菌监测用的样品容器不能用橡皮塞。碱性的液体样品容器不能用玻璃塞。禁止使用纸团和不稳定金属做塞子。

二、采样方法、采样设备及采样的质量控制

(一)采样方法

1. 能够直接采样的可通过容器直接采样,如通过管网直接用容器接取水样。

2. 船只采样按本地预定采样时间及风浪大小选择适当吨位的船只。

3. 桥梁采样确定采样断面时应考虑交通方便,并应尽量利用现有的桥梁采样。在桥上采样安全、可靠、方便,不受天气和洪水的影响,适合于频繁采样,并能在横向和纵向准确控制采样点的位置。

4. 涉水采样较浅的小河和靠近岸边水浅的采样点可涉水采样,但要避免搅动沉积物而污染水样。涉水采样时,采样者应站在下游,向上游方向采集水样。

5. 索道采样在地形复杂、险要、地处偏僻的小河流,可架索道采样。

6. 其他采样方法 用直升机或其他手段采样,但应用较少。

(二)采样设备

目前各种不同类型的水质采样器分别为手工采样器、自动水质采样器和无电源自动水质采样器,常用的采样器有塑料水桶和直立式采水器等。各种采样器的具体使用方法可参阅产品说明书。

（三）采样过程质量保证措施

采样前应尽量在现场测定水样的物理化学特征参数，并同时测量各项水文参数。涉水采样时采样者应位于下游方向，逆流采样，并需避免搅动沉积物。

1. 用船只采样时，应将船泊定于采样点下游方向，要避免船体污染水样，还需注意避免船体搅起沉积物。用深水采样器或采集深层水时，也要避免搅起沉积物。采样人应在船舷前部，尽量使采样器远离船体，逆流采样。

2. 采样时，首先用样品荡洗采样器，再用采集的样品反复荡洗样品容器3～5次。

3. 水样采集后，在现场根据所测项目的要求添加保存剂。盖好盖塞，填写标签贴在容器壁上。记好采样记录，填好送样单。将样品妥善装箱准备运交实验室。

4. 容器必须有内外盖，装瓶时应使容器留有 1/10 顶空（测溶解氧和显影剂类物质者除外），保证样品不外溢。

5. 使用纸制标签并套入塑料袋内，严禁使用橡皮制品或粘贴橡皮膏等。

6. 按实验室常规质控要求，采集 20% 的平行双样，用作现场质控样。

7. 样品采集量与分析方法及水样的性质有关。一般地说，采集量应考虑实际分析用量和复试量（或备用量）。对污染物质浓度较高的水样可适当少取水样，因为超过一定浓度的水样在分析时要经过稀释方可测定。

8. 采样人员采集样品时应穿戴采样用的工作服和工作帽，不应使用化妆品，不应在采样时和在样品分装及密封现场吸烟；汽车应停放在采样断面下风向 50m 以外处。

9. 采样时，断面横向和垂向点位的数目、位置应完全准确，每次采样要尽量保持一致。

10. 采样人员及时做好现场采样记录，及时核对标签和检查保证措施的落实。

11. 水样送入实验室时，应及时做好样品交接工作。

三、采样中的质量控制样

采样过程中实施的各项质量控制已如前述，它是保证采集合乎质量要求样品的基本措施。在采样过程中的采样误差往往是最大而最重要的误差。为校验采样各环节所发生的问题，可在现场采样时加采质量控制样品，以判断采样误差的来源。下面介绍质量控制样品的采集和使用程序，供参考。

（一）密码质控样

在同一个采样点上采样时，同时采集双份平行样，按密码方式交付实验室进行分析。可按 10%～20% 的频率采集密码质控样。

这是最简单的采样质控方法，但它只能判断采样和分析中的精密性，却难以估量采样误差的大小，更无法分清误差的主要来源是发生在现场，抑或产生于实验室的分析过程之中。

（二）现场—实验室质控样

在同一个采样点上采样时，同时采集双份平行样，A 样和 B 样，并按照和采集样品相同的操作，将实验室所用纯水采入空的样品容器中，用作现场空白 C 样，现以 P 为加标、f 为现场，L 为实验室，说明现场采集和实验室分析质控样的内容。

1. 现场工作

（1）在现场采集两份平行样品，A 样和 B 样，并将其各分为两份子样，A_1、A_2 和 B_1、B_2 样。

（2）将 B_1 样分成两份，向一份中加入一定量浓度为 T 的标准水样（或标准溶液），制成 B_{1pf}，另一份带回实验室做相同处理，制成实验室加标样 B_{1pL}，并保留 B_2 样。

（3）将 C 样分为三份，按现场加标和实验室加标进行处理，分别制成 C_{Pf} 及 C_{PL}，并保留 C。

各样品的安排如下：

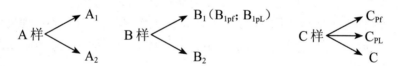

测定实验室的空白和标准水样（或标准溶液），所得结果应符合室内常规质量控制指标的要求，证明实验室测试处于受控状态。

T 为所用标准水样（或标准溶液）的真实值。

将上述各样品按符合规定的方式送交实验室进行处理和测定，以所得结果推断采样和分析过程中的误差来源。

2. 实验室工作

（1）测定实验室的空白和标准水样（或标准溶液），所得结果应符合室内常规质量控制指标的要求，证明实验室测试处于受控状态。

（2）测定 C_{Pf} 和 C_{PL}，如果 C_{Pf} 的回收率失控而 C_{PL} 的回收率合格，则系统误差产生于样品运交实验室之前。

（3）测定 B_2、B_{1pf} 和 B_{1pL}，如果 B_{1pf} 的回收率失控，而 B_{1pL} 的回收率受控，则可判断误差产生于分析测试之前。

（4）对 A_1、A_2 及 B_2 的测定结果做如下分析：

当 A_1 与 A_2 的结果之相对差值（R）大于其临界值时，即可证明实验室内分析的精密度不合要求。

当 $\overline{A}$ 与 B_2 的相对差值大于其临界值时，可证明现场工作未能提供具有代表性的样品。

四、样品保存、运输及其质量控制

（一）水样的保存方法

各种水质的水样，从采集到分析的过程中，由于物理的、化学的和生物的作用，会发生各种变化。微生物的新陈代谢活动和化学作用，能引起水样组分和浓度的变化。为尽可能地降低水样的物理、化学和生物的变化，必须在采样时针对水样的不同情况和待测物的特性实施保护措施，并力求缩短运输时间，尽快将水样送至实验室进行分析。当待测物浓度很低时，更要注意水样的保存。

适当的保护措施虽然能够降低水样变化的程度和减缓其变化速度，但并不能完全抑制其变化。有些项目特别容易发生变化，如水温、溶解氧、二氧化碳等必须在采样现场进行测定。有一部分项目可在采样现场对水样做简单的预处理，使之能够保存一段时间。水样允许保存的时间，与水样的性质、分析的项目、溶液的酸度、贮存容器的材质、比表面积以及存放的温度等多种因素有关。

适当的保存水样的方法，虽然能够降低其组分变化的程度或减缓变化的速度，但是，并不能完全抑制其变化。有些组分特别容易发生变化，必须在采样现场进行测定。有些项目可在采样现场采取一些简单的预处理措施，能够保存一段时间。水样允许保存的时间与水样的性质、分析的项目、溶液的酸度、储存的容器、存放温度等多种因素有关。因此，保持水样的要求只能是减缓生化作用，减缓化合物或配合物的水解及氧化还原作用，减少组分的挥发和吸附损失。

保存水样采取的措施一般遵循的原则为：选择适当材料的容器；控制水样的 pH 值；加入化学试剂抑制氧化还原反应和生化作用；冷藏或冷冻以降低细菌活性和化学反应速度。

1. 常用的水样保存方法有：

（1）冷藏或冷冻。

（2）加入保存剂。

（3）加入酸、碱，控制溶液的 pH，如测定金属离子时 pH 1~2；测定卤化物、硫化物、氰化物、酚，控制溶液为碱性；测定六价铬控制 pH 8；测定总铬 pH 1~2 为宜。

（4）加入氧化剂，如测定汞，加入硝酸－重铬酸钾溶液。

（5）加入还原剂，如测定硫化物，加入抗坏血酸。

保存期限的长短主要取决于待测物的浓度、化学组成和物理化学性质。一般说来，待测物浓度越高保存时间越长；清洁水样保存时间长；稳定性好的成分保存时间长，而不稳定的成分保存时间短，甚至不能保存必须立即分析或现场测定。

2. 水样的保存方法主要有：

（1）冷藏法：水样在 2～5℃保存（一般冰箱的冷藏室可满足此要求），能抑制微生物的活动，减缓物理作用和化学作用的速度。这种保存方法不会妨碍后续的分析测定。

（2）化学法

1）加杀生物剂法：在水样中加入杀生物剂可以阻止生物的作用。常用的试剂有氯化汞（$HgCl_2$），对于需要测汞的水样，可加苯或三氯甲烷。

2）加化学试剂法：为防止水样中某些金属元素在保存期间发生变化，可加入某些化学试剂，如加酸调节水样的 pH，使其中的金属元素呈稳定状态，一般可保存数周，但对汞的保存时间要短些，一般为一周。

（二）对保存剂的要求

对地面水和地下水，常用的保存剂，如酸应使用高纯品，碱或其他试剂使用分析纯试剂，最好用优级纯试剂。如保存剂内含杂质太多达不到要求，则应提纯。

1. 保存剂可以在实验室预先按所需量加在已洗净晾干的水样容器中，也可在采样后加入水样中。为避免保存剂在现场被沾污，最好在实验室将其预先加入容器内。但易变质的保存剂则不得预先加入。

2. 测定溶解氧的水样应在现场采集后立即按有关分析方法的要求加入 $MnSO_4$ 溶液和碱性碘化钾—叠氮化钠试剂。加试剂应使用尖细的移液管将试剂加到液面以下，小心盖上塞子，避免带入气泡。

3. 需要分析水样中可过滤（溶解态）的金属时，应于采样后在现场立即用 0.45μm 醋酸纤维膜过滤；需要分析水样中可用酸萃取的金属时，因其常被轻微地吸附在颗粒上，故采样后应在每升水样中加入 5ml 浓硝酸；需要分析水样中各种存在形态的金属（包括无机结合和有机结合态、络合态、可溶态和不溶态等）时，采样后既不加硝酸也不要过滤；测定水中悬浮颗粒物中的金属时，应保留过滤水样用的滤膜，将滤膜上的残渣连同滤膜一并消化，并同时做滤膜的空白实验，以便获取空白校正值。

（三）水样的管理

1. 样品采集后，正确的样品保管能保证使待测组分的变化降到最低，并能避免装运和分析样品的差错。

2．所有采样和分析程序的全过程中，从采集的时间起直到数据报出，保持样品的完整性很重要。正确的链式保管方法能使样品的获得和保管得以自采集开始直到最后处置都有据可查。

3．水样采集后，应在现场即时填写样品登记表，并认真做好采样记录。

4．现场记录应详尽明确，包含必需的信息，使非现场人员无须询问便可详知现场采样的各方面情况。

5．采样记录应使用水不溶性墨水书写，字迹整齐清楚，不随意涂改。严寒季节墨水不易流出时，可用硬质铅笔书写。

6．现场质控样应详记其采集情况，并记下现场平行样的份数和容量，现场空白样和现场加标样的处置情况。

7．水样采集完成后应在容器口加贴密封带，密封带应能保证不损毁它便无法打开容器。

8．样品的标签必须防水并且能牢固地粘贴在每个容器的外面，或放在每个样品容器内（这取决于样品的种类），以防止样品搞错。标签上的内容要有样品编号、保存技术、采集日期和时间、采集地点和采集人的签名。

9．水样运抵实验室后，收样人员应对照标签和送样单一一核对检查验收，然后在送样单上签名。

10．样品能迅速分析的项目应立即分析，否则应分类按保存方法归类存放，需冷藏的则放入冰箱内。

恰当的样品管理能保证在采集、装运和分析样品时，使待测组分变化最小，并防止产生错误。

（四）水样运输的质量控制

样品采集后，除部分水质样品需在现场进行某些项目的测定外，大部分都要运回实验室进行分析。在运输过程中，必须保证样品的完整和清洁。

1．样品装运前必须逐件与样品登记表、样品标签和采样记录进行核对，核对无误后分类装箱。

2．塑料容器要拧紧内外盖，贴好密封带。

3．玻璃瓶要塞紧磨口塞，然后用细绳将瓶塞与瓶颈拴紧，或用封口胶、石蜡封口，需测油脂的水样不能用石蜡封口。

4．为防止样品在运输过程中因震动、碰撞而导致损失或沾污，最好将样品装箱运送。装运箱和盖都需用泡沫塑料或瓦楞纸板作衬里和隔板。样品按顺序装入箱内。加箱盖前要垫好塑料膜，再在上面放泡沫塑料或干净的纸条，使箱盖能适度地压住样品瓶。

5．需冷藏的样品，应配备专用隔热容器，放入致冷剂，将样品置于其中保存。

6．细菌和溶解氧监测用的样品要用泡沫塑料等软物填充包装箱，以免振动和曝气，并要求冷藏运输。

7．冬季应采取保温措施，以免冻裂样品瓶。

8．应在液体样品的装运容器侧面贴上"此端向上"的标签，以保证运输中容器的直立；"易碎——玻璃"的标签除并列粘贴外，还应在箱顶上粘贴，以保证样品的完整并避免过度摇动。

9．样品运输时必须有专人押运。样品交实验室时，送样人和收样人都必须在样品登记表上签名，以示负责。送样单和采样记录应妥善保存。

第三节　水质检测实验室质量控制

实验室检测过程涉及人员、设备、耗材、环境、方法等环节，每个环节的规范是保障实验室检测质量的基础，形成质量控制的基本要素。其中仪器设备的配备和使用是质量保证的重要内容。下面将水质检测实验室常用的仪器进行介绍。

分析仪器的质量控制

（一）一般注意事项

分析仪器是实验室中为分析结果提供原始测量数据的设备。为了保证分析结果的可靠，需要对分析仪器进行正确的维护保养，以保证仪器的优良性能，同时要正确操作，以保证结果的准确可靠。

1．验收

（1）开箱清点

1）开箱前的准备：在定购的仪器到货之前，应充分作好技术上和实验室的准备。验收人员应对仪器性能有充分了解，并仔细阅读有关资料。安放仪器的实验室应符合仪器要求的技术条件。这些条件一般包括实验室的温度、湿度、电源的负荷及电压的稳定情况，仪器运转所需要的附属设施，如实验台、钢瓶、冷却水、通风或空调设备，以及调试仪器所需的试剂等。

2）开箱：仪器到货时，应放置在合适的地点并仔细检查包装箱外部，确认仪器在运输过程中没有破损。如果包装箱有明显破损如摔破、摔散或撞坏等，应在有关部门作出见证后，通知厂家，然后再行开箱。

3）清点：开箱后应根据订货合同、装箱清单以及仪器应带的标准附件，逐一清点包装箱内的物品，检查装箱清单与物品是否相符，物品是否与订货合同一致。

（2）安装调试

1）准备工作：在安装和调试仪器之前，调试人员应认真阅读仪器说明书的有关章节，并对照仪器说明书中有关仪器安装、运转的要求条件，对实验室进行检查。按照仪器调试步骤，准备所需的试剂和用具。

如果是进口仪器，要按规定的索赔期限在索赔期内完成验收工作。

2）安装和调试：应严格按照仪器说明书进行安装和调试，并按说明书提供的方法或其他适当的方法检验仪器的各项指标是否符合要求。如确认仪器有质量问题，应与生产厂家联系。进口仪器要在索赔期内通过商检部门向国外厂商提出索赔。

3）验收报告：验收报告应包括：仪器及附件清点情况；调试验收的原始记录及结果；出现的问题及解决的方法；其他必要的事项。

2. 操作使用　操作人员在使用仪器之前应仔细阅读操作说明书，并对仪器各部分有一定程度的熟悉。还应知道哪些操作可能损伤仪器，在使用中应绝对避免，要遵照仪器说明书进行操作。

仪器用后要做记录。记录内容应包括使用仪器的条件、使用时间、所分析样品及化合物的种类、有无异常现象发生等。

3. 仪器的维护和管理

（1）定期维护：在仪器使用期间，应按照验收时达到的指标（至少包括检出限及重复性）定期进行检验。按照说明书的要求进行维护。每次检测应有记录。

（2）仪器技术档案：仪器到货即应建立仪器技术档案，内容应包括：订货合同；使用和维修说明书（原本归档，平时使用复制本）；验收报告；使用情况及累计使用时间记录；定期检验记录；仪器故障及检修记录；仪器的易损或消耗性部件的更换记录等。

（二）主要仪器使用的质量控制

1. 天平和砝码　天平和砝码是监测实验室中必备的质量计量基准。监测分析工作者必须熟悉天平和砝码的正确使用与维护。称量的准确度对分析结果的正确性有极大的影响。

（1）天平的外观要求：天平的外形应光洁整齐，无粗糙裂纹和明显的疵点。天平水平脚应保证天平放置平稳，螺丝和螺母的松紧配合适度，旋动自如，便于调整水平。天平外罩严密，前门和两侧边门启闭轻便灵活。制动器运作平稳，不使任何部件产生震动。开启天平时不得发生横梁动、带针、耳折（包括吊耳倾侧和脱耳）以及秤盘持续摇晃等现象。关闭天平时不跳针，托盘举升高度适当，吊（包括吊耳倾侧和脱耳）以及秤盘持续摇晃等现象。关闭天平时不跳针，托盘举升高度适当，吊耳和秤盘弓梁不倾侧。天平各刀的刀刃不得有崩缺、毛刺、凹凸不平齐的缺陷。各刀刃与刀承间均应保持一定宽度的间隙。中刀间隙必须大于两个边刀的间隙，以便开启天平时使两侧边刀先承重，保护中间刀刃。刀刃应垂直紧固在杠杆上。三个刀刃相互平行，刃口平直，两端面与刃口成 70°～80° 夹角，光洁度不低于 6 级，刀刃和刀承的接触部位不小于刀承全长的 2/3。微分标牌的刻线应均匀清晰，指针和分度线重合部分不应超过分度线的宽度。天平指针的摆动应能超过标牌两侧末端分度线并有限位装置。指针应深入最短分度线的 3/5～4/5，与微分标牌相距不得大于 1.5mm。微分标牌的读数光源应在刀和刀承接触前接通。调零杆应运动灵活，且不得有自动位移现象。具有机械加减砝码装置的天平，不得有挂码不落槽、擦靠和挂码架晃动的现象。新购或修理后的阻尼天平开启后，指针摆动不得超过 4 次（两个周期）即应静止；无阻尼天平空载和全载的摆动衰减比均不得小于 0.8。

（2）天平的使用和维护

1）用前准备：检查天平的水平状态，用底脚螺丝调节水平。检查全套砝码是否都在零位，各部件是否处于正确位置。打开天平罩两个侧门 5～10 分钟，使天平的温、湿度与外部平衡，避免由此引起的示值变动。关好侧门。调节天平零点，并多次启闭天平，使各零部件的落位正常，以减少天平的变动。

2）天平室要求：天平室要干燥、通风，光线明亮柔和，无直射阳光。天平室附近不得有震动源。天平附近不得有热源。天平室内应避免明显气流（如穿堂风、电风扇的气流等）、有害气体和灰尘进入，并应保持室温相对稳定。若室内放有分度值为 0.001mg 级的天平，则室温应在 20℃±1℃，相对湿度应为 65%±5%。天平台要求平、稳，可砌筑减震式混凝土台。台基应深入地下，台身应离开墙壁。台面要有足够的工作面积以便于操作和记录，并可铺衬橡胶垫减震。一般台高约 800mm，台宽以 600mm 左右为宜。对 0.01mg 级的分析天平要采取相应的防震措施，使振幅<5μm。

3）天平的保养：天平内需保持干燥，适时更换干燥剂。严禁使用有腐蚀性的干燥剂。保持天平室和天平罩内清洁。天平罩内的纤尘可用软毛刷刷拭，刀和刀承可用绸布蘸少许无水乙醇或乙醚擦拭。反射镜面宜用镜头纸或麂皮轻拭。其他零部件用绸布或麂皮擦拭均可：操作时注意避免零件碰伤，保护好刀刃。天平应有专人负责日常的维护与保养。应设立天平和砝码的管理档案，详细记录检定、维修和保养以及使用情况。天平长期不用或搬动时，必须将秤盘、吊耳、横梁、灯罩、变压器和开关旋钮等零件小心取下放入专用包装箱内妥善保管。

天平在安装、修理和移动位置后，均应进行计量性能检定。检定应由计量部门进行。使用中的天平应按使用的频繁情况进行定期检定和期间核查。在使用中如发现示值变动超过规定，即应进行调修和检定。新安装和修理后的天平需待其各部件应力消除后再进行检定。

（3）砝码：使用砝码前应先检视砝码的存放情况有无异常，砝码表面是否光洁。砝码和天平应配套使用，不得随意调换或将几组砝码混用。取用砝码必须用镊子夹取，不得直接用手拿取。所用镊子应有骨质或塑料护尖。夹取片码时要夹其卷角或折边部分。质量较大的砝码可用柔软洁净的麂皮或绸布垫衬并戴汗布手套拿取。取放砝码应轻拿轻放，不使其互相碰撞。使用砝码时不得直对其呼气。防止砝码被酸、碱、油脂等沾污。砝码应及时收存，并按原位放好。称量时应按工作需要选择相应等级的砝码，并确定是否使用修正值。使用砝码修正值时，必须准确识别同组内相同名义质量的不同砝码。砝码必须按使用的频繁程度定期送计量部门进行检定。检定周期一般不得超过一年。

2. pH 计

（1）使用的注意事项与日常维护：仪器应保持干燥、防尘、定期通电维护。使用时检查电压是否稳定在 220V，不应有电压波动，否则要加电子稳压器。仪器接地（特别是电磁搅拌器）必须良好，并注意不要接到自来水管、暖气管上。"测量"键在正常位置有保护仪器的作用，因此不要随便按下。在清洗电极、更换电极、更换测量溶液时，应将"测量"键复原。电极引线要使用屏蔽线，内绝缘应良好，切勿受潮或沾污。电极的杆状插头，插座应保持干净，必要时可用无水乙醇擦洗。玻璃电极球泡很薄，切勿与硬物相碰触。安装时甘汞电极头部应略低于玻璃电极球泡部。使用电极时，应检查内电极与球泡之间以及内电极和陶瓷芯之间是否有气泡。如有，则必须除去。

（2）测量时的注意事项：正式测量前应检查仪器、电极、标准缓冲液是否正常。通常做法是：根据待测样品的 pH 范围，在其附近选用两种标准缓冲溶液。用第一种溶液定位后，再对第二种溶液测试，观察其读数，仪器响应值与第二种溶液的 pH 之差不得大于 0.1pH 单位。如超过此差值，且经使用第三种标准缓冲液检验亦存在上述问题，则应对电极和标准缓冲液质量进行检查，以探明原因。此时，通常为电极发生故障，可考虑作适当处理或更换新的电极。

更换标准缓冲液或样品时，应以水充分淋洗电极，用滤纸吸去电极上的水滴，再用待测溶液淋洗，以消除相互影响。这一点对缓冲能力较弱的溶液尤为重要。

测量 pH 时，溶液应适度搅拌，以使溶液均匀和达到电化学平衡，读取数据时则应静置片刻以使读数稳定。

3. 离子选择性电极

（1）仪器与电极的正确使用：为防止感应信号损坏仪器，主机和配合使用的稳压电源都必须有良好的接地。有的仪器输入阻抗受气候条件的影响，较为明显。温度高时，由于降低了绝缘电阻，致使输入阻抗减小。这是某些仪器在我国南方梅雨季节不能正常使用的主要原因。电极电阻也受温度和使用时间的影响，如液膜电极的内阻常随温度的升高而显著降低；或随使用时间的增长，膜中活性物质逐渐溶蚀，内阻变大。在测量过程中，必须严格遵循校零、校准、粗测、选择量程、细测的步骤进行。电极插头或插座应清洁、干燥，切勿受潮、沾污。如发现阻抗降低，可用蘸过乙醇的棉球将这些部位擦干净。在测量中，除注意输入线屏蔽外，还应避开干扰源。一般仪器多采用从稀到浓的标准溶液来补偿电斜率。

离子选择性电极有固膜、液膜和气膜三种类型，各种电极使用时的注意事项与保存方法如下：

1）使用各种离子选择性电极前，必须详细阅读说明书，以便了解各种电极的性能、检出限、斜率、适用的 pH 范围、响应时间和选择性系数以及电极的装配、浸泡、维护和保存等。

2）电极膜受到破坏、短路或固态膜、液膜与电极杆粘接不牢往往使电极失效。膜表面污染也会使电极响应电位漂移，甚至失效。尤其是卤素电极（如氟电极）和含有重金属硫化物固态膜电极，常出现这类情况。可用细的金相砂布抛光处理，以清除污染物使恢复正常。

3）如发现液膜电极被污染，可更换膜套。气敏电极可更换膜片，玻璃电极可用稀 HNO_3 浸泡。

4）使用氟电极、玻璃电极等固态膜电极时，应按说明书将其浸泡在含有相应待测离子的溶液中活化，以便形成一定的双电层，产生膜电位。使用后应及时清洗洁净。

5）液膜电极不应浸泡在水中，否则会造成膜成分溶解而失效。用毕及时清洗洁净，防止沾污。

6）Cl^- 离子电极用前应在 $10^{-5}mol/L$ 的 NaCl 溶液中活化 1 小时，再用去离子水反复冲洗至空白电位值达到 +260mV 左右。用毕应冲洗干净，以滤纸吸干，避光保存。

7）CN^- 电极用前浸泡在 $10^{-3}mol/L$ 的 NaCN 溶液中活化 1 小时，再冲洗至空白电位值达 +80mV 左右。电极不能长时间浸于高浓度 CN^- 溶液中，以免敏感膜失效。切勿与 H_2S、HCl 等气体接触。用毕立即用纯水冲洗至空白电位，以滤纸吸干，于避光干燥处保存。

8）在使用过程中，响应电位有序改变的原因之一是由于电极内充液浓度的变化所致。响应电位随内充液浓度的变化将有相应的位移。内充液恢复到原来的浓度，响应电位也能相应复原。

9）电极屏蔽不良，受外磁场的影响，响应电位难以稳定。使用的电极插头与测试仪器不配套时，需特别注意电极屏蔽线的接地。

（2）测量误差来源与消除方法：测量误差主要来源于测量仪器、电极和溶液三方面。还要注意测量条件的选择。

1）仪器：仪器的精密度至少要达到 0.1mV；仪器的输入阻抗应与使用的电极匹配；量程要足够宽；仪器的接地和屏蔽都应良好。

2）离子选择性电极和参比电极：指示电极的电极膜损坏、被污染或者膜与电极杆粘接处脱落是由于未按说明书使用、维护和保存，指示电极对某种离子有选择性响应，但不是特效的。共存物质的存在常干扰电极的响应。可根据选择性系数和共存离子的浓度作出估计。干扰严重时，测定前要在试液中加入掩蔽剂或进行适当的前处理。参比电极如维护不善，内充液干涸，或稀释后重装，或使用不当而产生极化，其性能均需较长时间才能恢复正常。应注意随时补充内充液。不用时，应按说明书的要求进行保管，不得长期浸于水中，以免内充液被稀释。对于饱和甘汞电极，在液接处不应有大粒 KCl 结晶，以免电阻增大或阻塞，造成电路不通。

新购的参比电极或放置时间较长的参比电极，使用前应与性能良好的同类电极比较。电位相差超过 3mV 则不宜使用。

3）溶液：环境监测需要了解环境样品中待测物的含量，而由离子选择性电极响应得出的是离子活度。因此，测定时要加入一定的离子强度调节剂以控制样品溶液和标准溶液的离子强度使之恒定，方可测得浓度。离子强度调节剂多选用惰性电介质和能掩蔽干扰离子的掩蔽剂以及 pH 缓冲液。一般离子强度调节剂的浓度为 10^{-1}mol/L，样品溶液与标准溶液的离子强度应一致或相近，否则易引入测定误差。溶液的酸度对离子选择性电极的响应有一定影响。电极适用的 pH 范围与其类型和待测物的浓度密切相关。样品溶液和标准溶液的 pH 可借缓冲溶液保持一致。一般离子强度调节剂中含有 pH 缓冲液，不然应预先调节 pH。试样中存在干扰成分时，测定前必须根据具体情况作适当的预处理，也可使用抗干扰性能较好的电极，或改变测定方法，如校准曲线法、标准加入法、零点电位法和格式作图法等。用直接法测定时，对含有络合剂的样品，电极只能显示未被络合的游离离子含量，使测定结果产生负误差。对这类样品应注意消除其中络合剂的干扰影响。

4）测量条件：温度变化小仅影响电极的响应斜率和标准电位，还可能影响电极的其他性能，测定温度应保持恒定。恒温温度应比室温高 1～2℃。同时还应控制搅拌速度以隔绝来自搅拌器的热传导，并需注意样品溶液前处理导致的试样温度变化，应使样品溶液和标准溶液的测定温度相同。尤其在进行大批样品测定时，应经常用标准溶液检查电极斜率和标准电位的变化。

搅拌可加速离子的扩散，保证电极表面的溶液与其本体一致。由于搅拌速度的不同可造成噪声水平和液接电位的改变，因此应根据烧杯大小、样品体积、电极浸入深度及搅拌棒的形状等选择适宜的搅拌速度，以避免因搅拌不良而引起的误差。搅拌中应注意除去可能出现的气泡。这些气泡会附着在电极表面而导致测量误差。

盐桥溶液的液压和指示电极（特别是液膜电极）表面的压力受电极在溶液中浸入深度的影响，即所谓"压力效应"。电极在溶液中的位置也影响搅拌时溶液在电极表面的流动情况。

总之，为取得正确可靠的测定结果，应严格控制各种测量条件，使之尽量保持一致。

4. 电导仪

（1）影响因素：电导仪是一种电化学测量仪器，用于测量电解质溶液的电导率。在水质监测中，电导率的测定常用于检查蒸馏水或去离子水的纯度、指示某些沉淀反应与中和反应的终点、快速检验水样中所含离子化物质的数量等。

溶液温度对电导率的影响很大。电解质溶液温度每升高 1℃，其电导率约增加 2%。温度对超纯水电导率的影响更甚。因而，测定溶液的电导率时，应严格控制溶液的温度，以 25℃时的电导率为测定结果。若待测溶液的温度不是 25℃，则需对测定的电导率值作出温度校正。

对电导仪的电气部分要注意防潮和防尘，电极引线受潮时，应注意擦干，以保证测量的准确性。应避免震动冲击，以防线路接触不良或短路。保持接地良好以免引起不良后果。

电极表面应保持洁净，不得有油污。用前要注意检查铂黑镀层，不得有破损或脱落，否则，应重镀铂黑。

（2）注意事项：要选用电导池常数适当的电导池，以保证测量的准确性。选择的原则是使选定的电导池所测得的电阻在 500～1 000Ω（电导为 2 000～1 000μs）范围内。

水样电导率较小时，应选用池常数为 0.1 的电导池；对高电导率溶液（如海水等），则以选用池常数为 10 的电导池为宜；测量数个水样电导率时，可选用池常数为 1～2 的电导池。

测量数个水样时，每测定一个水样后都要充分冲洗电导池；水样电导率相差较大时更应注意彻底冲洗。

测量电导率时，电极表面不得有气泡。

5. 测汞仪 常用的测汞仪分两大类，即冷原子荧光测汞仪和冷原子吸收测汞仪。

（1）冷原子荧光测汞仪

1）影响因素：仪器应放置在不存在汞蒸气污染、无震动、无灰尘和腐蚀性气体的实验室内。实验室应通风良好。最好安置在邻近窗口，以便将汞废气排出室外，但要避免阳光直射。应保持室内温度在 5～35℃，相对湿度≤80%。应保持室内温度在 5～35℃，相对湿度≤80%。接专用地线。用氩气或氮气作载气和屏蔽气，其纯度要求在 99.9% 以上。气体钢瓶应放在室外或仪器的隔离间，附近无热源，温度保持在 40℃ 以下。同时附近不应放置油脂、汽油、有机溶剂等易燃品，并通风良好。钢瓶距仪器最好在 5 米以内。气体管路最好使用尼龙管或硅橡胶管。

由于测定条件直接影响仪器的灵敏度、稳定性和仪器寿命，所以测定条件需认真选定。

光电倍增管的负高压直接影响仪器的灵敏度和稳定性，其灵敏度随负高压的增加而增加，但太高会增加暗电流和噪声，基线随之漂移，严重影响其稳定性；过低则会使灵敏度下降，测定下限变差。因此，要根据样品中汞含量的高低，在 300～550V 之间选定。

荧光猝灭程度与猝灭剂的种类有密切关系，不同的载气和屏蔽气对汞原子的荧光强度有很大影响，如仪器灵敏度用氩作载气和屏蔽气比用氮可高出数倍。所以，选定气源种类要根据样品中含汞量的高低和气源供应情况而定，并应尽可能使用氩气。为保证汞原子在激发区有足够的密度和停留时间，载气流量要适当，过大或过小都会使荧光强度值下降。载气流量最好经实验确定。

在原子荧光分析法中，只有原子浓度相当低时，原子的荧光强度才与其密度呈线性关系。因此，仪器只适用于痕量汞的分析。又由于测高浓度汞时荧光池易被汞蒸气污染，从而影响仪器恢复本底值，所以样品浓度一般以 0～2μg/L 为宜。

荧光强度随反应液总体积的增加而迅速下降。通常分析含 0.1～1.0μg/L 的水样，控制总体积为 5ml。

氯化亚锡浓度在 3%～16% 之间时，荧光强度基本不变。为防止中性氧化物消耗还原剂，可加入适量 10%SnCl$_2$。

试样加入还原剂后，振荡反应 30～60 秒，峰值即可保持稳定不变。一般以振荡反应40秒为宜。

振荡反应瓶用力不宜太大,以不泛出气泡为宜。为了防止水分进入荧光池内影响测定,可在反应瓶出气口和荧光池入口之间连接一个玻璃泡汽水分离器。

本法的测量线性范围较大,一般可测至3个数量级。因此,测定不同浓度范围的水样,只需改变光电倍增管的工作电压就可实现。

由于仪器灵敏度高、外界条件影响较大,故每批样品测定都应同时绘制标准曲线。绘制标准曲线和测定样品应使用相同的注射器,以减少系统误差。

2)日常维护及注意事项:仪器长期使用后,特别是测定高浓度汞样品后,荧光池容易累积汞污染,影响仪器回零。因此,要及时清洗荧光池。清洗时,先关机,打开荧光池盖板,用热吹风机吹洗荧光池内部,使污染的汞被迅速消除。测定试样时,应严格按照汞浓度从低到高的顺序进行。测定较高浓度样品之后,最好加入多量SnCl$_2$还原液于汞发生器中,重复2次,以便消除残余的汞。

还原剂和排出废液都具有较强的酸性,因此勿使碰触仪器各部位,以防腐蚀仪器或造成漏电。

仪器稳定性差常由荧光池进了水汽或被污染、屏蔽气流量太低、外电压不稳定、电路接地不良、负高压不稳定、光电管插座不干净或锈蚀、放大器性能不稳等原因造成。测定灵敏度明显降低时应考虑原子嘴位置不适当、汞灯位置变化(应调整光路)、负高压过低、气体流量过高或过低、放大器出现故障等原因。

载气流量一经调好,即应在测定过程中保持恒定,以防灵敏度、稳定性受到影响。由于气路分支在调节流量时互相影响,因此调节流量计时,要与气体钢瓶压力表上的流量计配合,反复调节。

(2)冷原子吸收测汞仪

1)影响因素:主要包括干燥效果、载气流速、温度、反应瓶容积和气液比等因素。

干燥效果的影响:若干燥管中的干燥剂失效,会使反应瓶中产生的汞蒸气和水汽一起进入吸收池。水汽对汞的253.7nm谱线有吸收作用,将使测量结果偏高。若因此导致吸收池积存水汽或水珠,将会导致严重的测量错误。

载气流速的影响:采用抽气或吹气法鼓泡进样时,载气流速太大,会稀释进入吸收池内的汞蒸气浓度,流速太小,又会减缓气化速度,都能使灵敏度降低。流速应保持恒定。

温度的影响:温度会影响汞蒸气从溶液中挥发,因此在不同温度下绘制的校准曲线斜率也不同。室温低于10℃不利于汞挥发，校准曲线斜率小，灵敏度偏低。测定样品时，消化液的浓酸被稀释时大量放热，能使样液温度升高，导致测定结果偏高。因此，除不宜在低于15℃的室温下测定外，还须注意使标准溶液与待测样品溶液的温度基本保持一致。

反应瓶容积和气液比的影响：应根据样品用量选择合适的反应瓶（如50ml、100ml等），还要选择灵敏度最佳的气液比。实验表明，气液比越大，灵敏度越高。

吹气管与反应瓶：吹气管末端以莲蓬形即带小孔的玻璃球最好，并且与反应瓶底部的距离越近越好（0.5～1.0cm）。圆底反应瓶比平底的好，而以倒锥形为最佳。在测量中更换反应瓶时须确保持上述条件一致，否则将引起测量误差。

2）日常维护及注意事项：冷原子吸收测汞仪应放置在洁净，无汞污染的实验室；室内最好有排风装置，温度不宜低于10℃，台面应稳定、牢固。外供电系统电压稳定度超过允许范围时，应接交流稳压器，以确保测量的准确性与精度。即使仪器闲置不用，也应每周通电半小时，以防止电路受潮。每次测量前须将仪器预热，至零点漂移小于0.5mV后方可开始测定。

仪器U形管中的硅胶应及时更换，使其经常保持蓝色。干燥管内的干燥剂（无水高氯酸镁、氯化钙或分子筛等）也要保持有效。注意汞吸收管不得有水汽积存。如果汞灯强度下降或损坏，应及时更换新灯。换装时切勿用手直接触摸灯管，以防因沾污而影响紫外线发射强度。

测定时，应按汞浓度从低到高的顺序进行。测定高浓度试样后一定要认真清洗汞发生器，以消除对低浓度样品的影响。测量用的溶液及废液都含有较高浓度的酸、注意不要溅到仪器其他部位，以防腐蚀损伤仪器部件。

3）常见的误差来源与消除方法：样品中共存成分引起的误差：不饱和芳香族有机物、CO_2、SO_2、Cl_2、NO_x 和水汽等，都吸收253.7nm谱线，使测量结果偏高；试液中若存在 Br^-、I^- 以及其他络合剂，能与 Hg^{2+} 络合，将使结果偏低。可通过试样的消解处理除去这类干扰。

样品处理引起的误差：在消解过程中若使用 HNO_3，分解后生成 NO_x 影响测定。消除 NO_x 干扰的方法有：加水或 $1mol/L H_2SO_4$ 煮沸除去；加 $KMnO_4$ 氧化；加入尿素分解 NO_x；放置过夜等。过量 $KMnO_4$ 和 MnO_2 吸附汞，可在测定前加入盐酸羟胺，还原除去过剩的 $KMnO_4$ 和 MnO_2。用盐酸羟胺还原时会产生氯气而吸收253.7nm谱线，须静置数分钟使氯气逸失，以消除其对汞测定的干扰。若用硫酸羟胺还原，则不会产生氯气。

汞的吸附误差：汞容易被吸附在仪器及导气管的内壁，连接导管宜用塑料管而不能用橡皮管。所使用的容器应充分洗涤，尤其反应瓶内壁及吹气管末端的莲蓬头上常沾有少量的白色 $Sn(OH)_2$ 沉淀,它极易吸附汞,连续测定时会使测定值越来越低,导致负误差。一般每测定十个试样应该用热的稀 HNO_3 冲洗,并于每测定十个试样后用一个标准溶液检查测量结果的重现性。

干燥不彻底引起的误差:干燥管中以填充高氯酸镁效果最佳,如果干燥剂填充量不足或者使用时间长而没有及时更换,将给测定结果带来正误差。除及时更换干燥剂外,还可在吸收池上方安装一个 60W 的小球形灯泡,用以防止吸收池内壁湿气的凝聚。点亮灯泡可使池内空气温度比环境温度大约高出 10℃。

试剂不纯引起的误差:所用试剂如高锰酸钾、盐酸羟胺、蒸馏水等往往会有痕量汞,不同厂家或不同批号产品中汞含量差别也较大,导致空白偏高,甚至引入测量误差。因此,除了选择优质试剂外,常需对试剂做必要的预处理,如通入净化空气或氮气,或者用巯基棉纤维除汞,双硫腙萃取除汞等。

6. 紫外－可见分光光度计　紫外－可见分光光度计是由光源、单色器、样品室和光测量部分组成,可根据使用的波长范围、光路的构造、单色器的结构、扫描的机构分为不同的类型。分光光度法测定的基本原理是测定样品溶液或加一定试剂显色的样品溶液的吸光度。

(1)仪器的使用及维护注意事项:为使分光光度计经常处于良好的工作状态,应注意下列各项准备工作。

1)光源强度调节:及时调整光源使光路中有最大的光强度。调整分粗调和细调。调整过程中,手指不得触摸反射镜。一旦触摸,必须在灯泡通电前用无水乙醇和乙醚的混合液清洗,否则手印经光热烤过就很难去掉。若用手触摸了灯泡,也应进行清洗。

2)仪器的灵敏度检查:灵敏度是仪器和测量的重要指标,检查方法为:配制 0.001% 重铬酸钾溶液,用 1cm 比色皿装入蒸馏水作参比,于 440nm 处测得的吸光度应大于 0.010。若示值小于 0.010 可适当增加灵敏度的挡数,如仍不能达到该值,应检查或更换光电管。

3)最佳吸光度范围的选择:各种浓度下的测定误差不同,因此选择最适宜的测定浓度可减少测定误差。理论上可知,当透光率是 36.8% 时,测定误差最小。此时的吸光度为 0.434,所以,测定中一般将溶液的吸光度调到 0.4 左右,当试样吸光度大于 0.7 时,应稀释样品。

(2)偏离朗伯－比尔定律的原因:当以试剂空白为参比调节仪器零点时,比色皿窗材料的吸收、内外窗面的散射以及溶剂的吸收等都被抵消,所得吸光度值完全由显色溶液中待测离子浓度所决定。此时吸光度值与试液浓度一般呈线性关系。吸光度值与测定浓度不成直线关系,发生向下弯曲(负偏离)

或向上弯曲（正偏离）的现象而偏离朗伯－比尔定律。

偏离朗伯－比尔定律的主要因素如下：

1）非单色光的影响：紫外和可见分光光度计使用连续光源和分光器分光，不可能得到真正的理想单色光。为保证在测量中能得到充分的光强，仪器必须保持一定的狭缝宽度。由狭缝射出后投射到被测物质上的光，是一个有限宽度的谱带－光谱通带。随光谱通带宽度的增大，吸收光谱的分辨率降低，并偏离朗伯－比尔定律。

2）非吸收光的影响：当来自出射狭缝的光的光谱通带宽度大于吸收光谱谱带时，投射在被测物质上的光就含有非吸收光。这不仅能使灵敏度降低，且能使校准曲线向横坐标轴弯曲而偏离朗伯－比尔定律。

3）非平行光的影响：当入射光与比色皿的光学面不相垂直时，通过被测物质的实际光程就大于比色皿的厚度。这种情况所造成的影响很小，一般可忽略不计。

4）散射的影响：当被测物质不均匀，其中含有微小颗粒物，如悬浮物或胶态粒子等散射质点时，入射光通过该物质就会使部分光被散射而损失，因而减小了透射光的强度，增大了实际吸光度，导致偏离朗伯－比尔定律。

5）荧光的影响：某些物质跟收光后能重新辐射出波长和入射光波长相近的荧光而导致朗伯－比尔定律失效。

6）化学反应的影响：在被测溶液中待测组分发生解离、缔合、光化等作用，或与溶剂相互作用都将使待测组分的吸收曲线发生明显的改变，如吸收峰的形状、位置、强度以及精密结构都会发生变化，从而导致偏离朗伯－比尔定律。

7）溶剂的影响：溶剂对吸收光谱的影响颇为重要。辐射能引起某些化合物的分解而导致偏离朗伯－比尔定律。

8）比色皿的沾污：比色皿表面不清洁是造成误差的常见原因之一。每当测定有色溶液后，一定要充分洗涤。可用相应的溶剂涮洗，或用 $1+3HNO_3$ 浸泡。注意浸泡时间不宜过长，以防比色皿脱胶损坏。

9）控制仪器的温升：如果仪器连续使用超过 3 小时，光源产生的热量经扩散或传导至仪器的其他部位，会给测量带来误差；如果比色皿室的温度上升，容易在比色皿内壁生成微小气泡，导致错误的测量结果。因此，仪器每用 3 小时左右最好关机休息 30 分钟。

10）控制实验条件：仪器使用人员对不同测定方法中的各种显色体系应有充分了解，对溶液的 pH、显色剂的用量与质量、显色温度与时间以及显色后有色物质的稳定性等实验条件必须严格控制。此外，环境条件也对精密测量产生影响。因此，在一般情况下每次测定试样时应重新制作校准曲线。每个人之间也会有操作上的系统误差,不能使用他人的校准曲线处理数据。

7. 分子荧光光度计　与紫外－可见吸收光谱法相类似,用于测量荧光的仪器种类很多,例如光电荧光计(与光电比色计相当),和各种类型的荧光分光光度计,但它们的构造原理则是相同的。一般采用两个单色器,一是激发单色器,其作用是获得单色性较好的激发光以激发样品的荧光;一是发射单色器,共作用在于取出某一波长的荧光,以减少干扰。这两个单色器可以采用滤色片(如光电荧光计),或采用干涉滤色片为激发单色器,而用棱镜为发射单色器的色散元件,但现代商品荧光分光光度计多采用两个光栅单色器。利用这类仪器可以方便地得到荧光激发光谱和荧光发射光谱。前者是指发射单色器的波长固定不变,而激发单色器进行波长扫描所得到的某波长的荧光强度随激发光波长变化的曲线,后者是指激发单色器波长固定时,发射单色器进行波长扫描所得到的荧光强度随荧光波长变化的曲线。一般所说的荧光光谱实际上仅指荧光发射光谱。荧光激发光谱主要用于选择激发光波长、多数场合经校正后的激发光谱与其吸收光谱很相似。

由于荧光强度与吸光度直接相关联,那些影响吸光度的因素如溶液的酸度、试剂浓度等同样影响荧光强度。

荧光强度与透射光相比小得多,因此在吸收法测量吸光度时,荧光的影响常常可以忽略;但是荧光测量时必须严格消除透射光的影响,采用垂直测量方法(即在与入射光及透射光相垂直的方向测量荧光,即可消除这种影响。散射光(包括丁铎尔胶粒散射、瑞利散射和喇曼散射)对荧光强度的影响亦较严重,均使荧光强度加大(产生正误差),一般必须设法加以减小和消除。这是荧光分析经常遇到的一个难题。激发光波长与荧光波长相近时,这种影响更为严重。胶粒散射和瑞利散射的波长与激发光一样,喇曼散射光的波长多数比激发光长些。一般只要采用有效带宽较小的荧光分光光度计和选用适当的荧光波长,即可避免散射光和喇曼光的影响。

荧光法定性和定量分析方法与紫外－可见吸收光谱法相似,定性分析一般是由实验得到样品的荧光激发光谱和荧光发射光谱,然后与标准荧光光谱图相比较以检出样品成分,这种比较比单靠吸收光谱更可靠;在进行定量时,一般以激发光谱最大峰值波长为激发光波长,以发射光谱最大峰值波长为发射波长。荧光法同样亦可用于混合物的同时测定,应用有机试剂同样可以大大提高荧光法的检出能力和扩大其应用范围,但是同一种有机试剂与不同金属离子形成的络合物的荧光峰值常常很接近,会给多元素同时测定带来更大的困难。

8. 原子吸收分光光度计

(1) 原子吸收光谱分析是 20 世纪 50 年代提出、60 年代得到迅速发展的一种较新型的仪器分析方法,由于这种方法具有许多独特的优点,它一出现就受到光谱学家和分析化学工作者的广泛注意,并已成为原子光谱研究和物质成分分析的重要的有威望的常规方法之一。其主要优点如下:

1)谱线简单,由谱线重叠引起的光谱干扰较小。

2)吸收强度受原子化器温度变化的影响比发射强度小,因而一般具有较高的精密度和准确度。对火焰原子吸收法而言,其百分相对标准偏差可达1%以下(与ICP发射法相当)。

3)多数元素的检出能力与发射法相当或更好,而对于那些易电离、易挥发元素或难电离易挥发元素(如Zn和Cd等)的测定尤为有利,其检出限可达10^{-9}mg/L以下(用石墨炉原子化器时)。

4)分析速度快、设备费用较低、操作较简单及受操作人员熟练程度的影响小。

因此,原子吸收光谱分析法,其发展和普及之快是其他仪器分析方法所无法相比的。但是原子吸收法仍有许多不足之处。例如一般一次只能测定一个元素,因而多元素同时或顺序测定的能力不如发射法;其次,由于原子化温度较低对于易形成稳定化合物的元素(如B、La、Sm、Hf、Nb、U、P等)的测定,不仅化学干扰较严重及检出能力较差(甚至无法检出),而且因分子吸收引起的光谱干扰亦较严重。

在分析化学中,吸收分析对我们并不陌生。目前成为日常化学分析最重要的手段之一的吸光光度法,就是一种利用吸收原理进行分析的方法,所不同的只是原子吸收法要测量的是气态原子的吸收,而吸光光度法测量的是溶液中分子的吸收。

为实现原子吸收光谱分析,与原子发射法相似,必须把分析物转变为气态原子(但不要激发),这一过程称原子化,系借助于原子化器来实现;与吸光光度法一样,必须有一个辐射源(光源)以发射可供气态原子吸收的辐射,但这种光源必须是调制的(即光源脉冲频率与交流放大器同步,以消除原子化器的发射干扰)线光源(以测量峰值吸收);与发射光谱法及吸光光度法一样,必须要有分光系统和检测系统,以使分析线和非分析线的辐射分开并测量吸收信号的强弱。

在原子吸收光谱法中,原子化器的作用与发射光谱法中光源的蒸发、原子化作用相当,即把样品中的分析物蒸发并转变为气态原子,其转变效率称原子化效率。因为分析物的蒸发和原子化是原子吸收光谱分析的关键,因此原子化器性能对分析结果影响极大。一个好的原子化器,除了必须具有足够的原子化效率外,还必须具有良好的稳定性、低的干扰水平等。常用的原子化器有火焰、石墨炉及其他非火焰原子化器(如钽舟、钨舟、钨丝电热原子化器,氢化物发生法等化学发生吸收管原子化器等,石墨炉也是一种非火焰电热原子化器),火焰和石墨炉应用较为广泛。

(2)火焰原子吸收分光光度计:火焰原子化器一般由雾化器、雾室和燃烧器组成。样品溶液经雾化器以气溶胶形式入雾室,而与燃气及助燃气均匀混合,然后吹进燃烧器。在雾室中因气体扩散膨胀而使压力降低,部分雾滴可能挥发、聚结或附着器壁后凝成大的液滴作为废液而排出,被吹进燃烧器的只是那些较细的雾滴。这种气溶胶在雾室中预先与燃气及助燃气相混合的燃烧器系统,称预混合型燃烧器,它通常产生近似层流火焰。

火焰的原子化能力取决于温度及火焰气体产物或半分解产物与分析物反应以形成气态原子的能力。火焰温度的高低除了与其观测高度有关外,主要取决于火焰气体的性质。改变助燃气与燃气的摩尔比(助燃比),亦可能改变火焰的形状及性质。最适宜的比例一般必须通过实验来确定。如果助气与燃气按照它们之间的化学反应提供,即所谓化学计量火焰(或称中性火焰),一般温度较高,适于多数元素的原子化,而助燃比小于化学计量的火焰,则称为富燃火焰,其特点是含有较丰富的半分解产物而具有较强的还原性能,因而有时可用于某些易形成稳定单氧化物的元素(如 Al、Cr、Mo 等)的原子化,但温度较低;助燃比大于化学计量的火焰,称贫燃火焰,其温度较低,半分解产物亦很少,还原性能差,适于易离解易电离元素的原子化。

1)背景校正:背景吸收是指原子吸收测定中所存在多种作用(如火焰吸收、分子吸收、光散射等)的综合效应。背景吸收导致测定结果偏高,即使采用标准加入法也并不能消除这一干扰。对于是否需要进行背景校正,则可根据下列原则进行判断并作出决定。

①基体成分复杂的试样宜用背景校正。

②背景吸收通常产生在紫外区,当使用 200~280nm 谱线测定时,就要注意背景吸收效应。如果仪器没有校正背景设备,可在靠近所用谱线附近的非吸收波长处测定背景吸收,再从总的吸收中扣除,亦可重新选用其他波长进行测定。例如 Pb 在 217.0nm 处测得的吸收值应扣除其在 220.0nm 处测得的背景吸收值;或者重新使用 283.3nm 谱线,而不用 217.0nm 谱线进行测定。

③在 280nm 附近应特别注意火焰的吸收作用,可适当调节燃气和助燃气流量,尤其在测定有机萃取液时更应注意。

④使用高温火焰有利于控制分子吸收。

2)仪器的常见故障与排除:测定空白偏高不下时,燃烧系统将受到腐蚀,应喷入 3%HCl 或 3%HNO₃ 充分冲洗后再用水洗净。灵敏度明显降低,除测定条件选择不当外,还应考虑燃烧器有偏转,缝隙不与光束平行,光束没有全部通过火焰以及测定试样盐含量是否过高,导致雾化器堵塞现象等原因。如果灵敏度逐渐下降,可能是光路系统有沾污,应清洗外光路的元件。能量档无指示,除整机电源部分出现故障外,还可能是选择的波长不对,或单色器波长指示有偏差,或光电倍增管损坏,或增益调节有故障。

若出现大的故障,应由专门人员修理。

(3)石墨炉原子吸收分光光度计:石墨炉有多种装置形式,但其基本原理都是利用大电流(常高达数百安培)通过高阻值的石墨器皿(多为管子)时所产生的高温,使置于其中的少量溶液或固体样品蒸发和原子化。样品通常以溶液形式(1~100μl)导入石墨管中(有时亦可以固态导人只需数毫克),在惰性气体气氛(常用 Ar 气或 N$_2$ 气)中分几个升温程序进行加热,以使其原子化。这个程序一般包括干燥、灰化(或分解)、原子化及高温净化(除残)四步。

1)干燥:主要是除去溶剂,即在溶剂沸点温度下加热使溶剂完全挥发。对于水溶液,干燥温度为100℃,每微升溶液的干燥时间约需 1.5 秒。

2)灰化(分解):主要是使分析物盐类分解并赶走阴离子、破坏有机物及除去易挥发的基体或其他干扰元素。这一步骤相当于化学预处理。最适的灰化温度及时间随样品及元素性质而异,以分析元素不挥发损失为限度。一般灰化温度在 100~1 800℃之间,灰化时间一般为 0.5~5 分钟。

3)高温原子化:是使以各种形(式盐类或氧化物等)存在的分析物挥发并离解为中性原子。原子化温度一般在 1 800~3 000℃之间,原子化时间为 5~10 秒。对多数元素,无论以何种化合物形式挥发,这个温度和时间都是足够的。因为样品量极少,具有很低的分压,其挥发和原子化一般可以在低于化合物沸点下进行;但对于那些易与石墨形成稳定碳化物的元素,即使在 3 000℃亦难原子化。

4)高温除残:其作用是除去石墨管中的残留分析物,以减少和避免记忆效应。

灰化和原子化温度一般必须通过实验来确定。石墨炉的原子化能力,除与温度有关外,还与高温时碳的还原作用有关,后者特别有利于那些易形成稳定单氧化物元素的原子化。

石墨炉的主要优点是具有较高并且可调的温度(最高可达 3 400℃,相当于金属钨的熔点)、气态分析物原子平均停留时间比在火焰中长 100~1 000倍,且样品耗量少,其绝对检出限一般可达 10^{-6}~10^{-11}g,尤适于难挥发难原子化元素和微量样品的分析(但不适于易形成稳定碳化物的元素的分析)。其次,由于灰化步骤相当于化学预分离和富集操作,因而在某些场合具有较好的抗干扰能力。石墨炉原子化法的主要缺点是分析结果的精密度比火焰法差。其百分相对标准偏差达 5%~10%,有时记忆效应较严重(特别是石墨管经多次使用后，其管壁可能变成多孔海绵状，以致样品渗入孔内而使记忆效应加剧），以及由杂散光引起的背景干扰比较严重，一般都要校正背景。

影响测定主要因素为：

①环境因素：重复测定的精度下降常与试样受实验室环境污染有关。因此，必须始终保持实验室和周围环境的清洁。清扫仪器间最好使用吸尘器，地板只能用潮（半干）拖把擦拭。直接吹入实验室的气流会破坏仪器附近尤其是光源处的热平衡，从而导致原子化器周围的尘埃污染试样。此外，直接气流和行人能搅起仪器附近的灰尘也会引起测定误差；因此，必须使仪器避开直接气流，使实验室与通道及试样前处理室分开。炉体内壁会被石墨管中产生的金属蒸气、分子蒸气和烟雾等热解物以及逸散出的石墨粉末所污染，尤其前一个试样在炉体中凝聚后，将造成对后续试样中待测元素的污染而引起测定误差，炉体内部应定期清理。

②常用器皿：分析使用的器皿不清洁会给测定结果带来较大误差，有关常用器皿的选择与洗涤非常重要，新的玻璃器皿需用热的 $1+1$ HNO$_3$ 或 HCl 溶液浸泡。石墨炉进样器的管嘴（聚乙烯或聚丙烯制品）含有痕量镉、铅、锌等，此外钠、钾、钙、铁、镁等也会粘在套管表面，因此，应将这些套管放入硝酸（$1+1$）中浸泡数日，分析前用蒸馏水洗涤干净。

③水与试剂：石墨炉原子吸收分析用水一般为二次蒸馏水，最好用石英蒸馏器蒸出。试剂也含有杂质，刚开瓶的新试剂与使用较长时间的旧试剂所含杂质却不同。因此，提倡使用新试剂，对多个实验室共用的试剂更应注意。虽然完全去掉试剂中的杂质是不可能的，但应注意保持杂质含量恒定，并控制其浓度范围。因此，应使用同一蒸馏器制备的蒸馏水及同一批试剂并储存在相同容器中。必须避免在同批试样前处理中使用不同批次的蒸馏水和试剂。

④重复测定：与火焰法相比，石墨炉法重复测定值的变化更大。通常，一个试液测定两次，测定值之差在 5% 之内时，它们的平均值可用作测定值。如偏差超过 5%，再进行第三次测定，可取两次相近测定值的均值作测定结果。

⑤进样：通常用精密微量进样器将标准溶液注入石墨管，但取样和注入技术不佳往往使测定结果的误差比预想的更大。每次进样时，尽量保持进样器呈垂直状态，并始终在一定高度上把溶液注入石墨管底部的固定区域。注入位置的变动将加大测定误差，尤其是高黏性溶液，它会黏附在石墨管进样孔处，同时有机溶剂萃取的试样会在石墨管底部扩散。自动进样器能减少进样误差。

⑥石墨管和石墨锥：每支石墨管的电阻都不相同，其实际温度与设定温

度之间也存在着差异。这种差异对较高温度的灰化和原子化阶段虽无严重影响，但对低温的干燥阶段的影响却是很值得注意的。测定中若发现变异系数增大，应立即检查石墨管的性能是否下降。中等温度下，一只管可使用 40～50 次。若更换石墨管后状况仍未改善，则应考虑是否换石墨锥。更换石墨锥要注意安装到位，以免接触不良而烧毁。无论更换石墨管还是石墨锥之后，均应先空烧，达到允许空白值后再开始测样。

⑦升温程序的设置：暴沸可能会使试样飞溅出石墨管。试样冒泡会引起试样扩散，使灵敏度和精确度下降，尤其是直接分析高浓度和高黏度有机萃取相时，影响更加明显。勿使试样迅速干燥，应适当增加干燥的时间，使其慢慢干燥，防止溶液在加热中散失。

⑧干扰或背景：如果测定样品时经常出现异常值，可能存在基体干扰、化学干扰，或者背景吸收严重，超过了仪器的背景校正能力。可采用基体改进剂，使用较高的灰化温度，在原子化前除去基体成分，或者将试样做适当的前处理，除去干扰成分。

⑨气体的种类与流量：常用 N_2 或 Ar 做净化气体。测定 Al、Ba、Ti、V、Ga 等元素时不能使用 N_2 气，因为这些元素能与之生成氮化物而导致测定失败。气体流量大，有利于消除记忆效应和干扰，使用小的流量或者在原子化阶段停气，可提高测定灵敏度。

⑩记忆效应：石墨炉法的记忆效应比较严重，除使用比原子化温度高出 100～200℃的空烧程序外，还应尽量加大净化气体的流量。测定高浓度的标准或试样后，应空烧到空白值，以消除记忆效应。

9．气相色谱仪

（1）色谱仪使用的注意事项：新购入的或经检修后的仪器应对色谱柱烘箱控温精度、程序升温重复性、基线噪声、漂移、灵敏度或检出限、线性范围、载气流量精度、定量重复性、衰减器误差等项目进行检定。

仪器开机时依次接通载气和电源。先升高检测器温度，再升高柱温。整个运转过程中前者始终应较后者高出 20℃以上。这样可避免柱流出物在检测器中凝集。

使用 FID 时，关机前应先关闭 H_2 和空气，再关闭各部分电源，然后关总电源，最后关载气。使用 TCD 时，则在关闭电源后让载气继续流通一段时间，使 TCD 充分冷却。

FID 灵敏度高，对全部有机物响应较强，而对空气和水不产生响应，特别适于环境中有机污染物的分析。GC-FID 运转时除载气 N_2 外，还要用 H_2 和空气点燃火焰。此时，正确选择这三种气体的流速可使检测信号不受或少受气体流量变化的影响。一般用经验方法来选定最佳流速比，以获得较高的灵敏度。为了便于火焰的点燃,点火时先加大 H_2 流量,同时减少其他两种气体流量。火焰燃起之后,再恢复到正常流量。

TCD 是通用型检测器,灵敏度较低,适用于 ppm 级的污染物测定。其工作条件的选择如下。

1）热丝的电流:在测量线路中增加流经热丝的电流可以迅速提高测定的灵敏度,但电流过大会使热丝温度迅速升高,噪声增大,基线不稳,热丝寿命缩短甚至被烧断。通常,热丝电流选择在能达到所需灵敏度即可。用 H_2 作载气时常用 200mA 左右的电流;以 N_2 作载气时,热丝电流则以 100～120mA 为宜。

2）载气的热传导性:载气和被测组分的热传导系数差别越大,输出信号也越大,因此多使用 H_2 或 He 作载气。N_2 价廉易得,危险性小,故也常使用。

3）温度影响:热导池内热丝与池壁的温度差可直接影响灵敏度和稳定性,检测室要有良好的控温精度。柱温的波动也会引起载气流速和黏度的变化,导致池内气体流速的波动。关机时切断载气之前必须先关断热丝电流,并降低检测器温度至 80℃ 以下,以避免热丝氧化。

ECD 是目前灵敏度最高的检测器,适用于测定痕量含卤素或硝基的有机化合物、多环芳烃、金属有机化合物等。其缺点是线性范围窄,响应易受操作条件的影响,重现性稍差。使用时注意为减小对 ECD 的污染,延长使用寿命,样品及溶剂均应进行纯化或用纯净品。不能注入过量的电负性化合物,如 CCl_4 饱和蒸气,否则仪器在数小时内都难以恢复正常。ECD 放射源的排气管口应通至室外。ECD 使用期间,推荐不间断维持一定流量的载气,以避免空气进入检测系统。

FPD 是一种只对 S、P 化合物具有高选择性和灵敏性的检测器,又叫"硫磷检测器",使用时应注意点火困难时,可增加 H_2 流量、减少空气流量。使用国产仪器,盖帽后易灭火时,可在点火之后适当减小 H_2 流量后再盖帽。如仪器噪声太大,可适当减小放大器的灵敏度,或增加记录仪的量程。先做试验性进样,待有信号后适当调节 H_2 流量,再正式进样测定,以期获得最好的信噪比。该检测器获得最好信噪比时的 H_2 流量范围较大,而空气流量范围较小,操作时要特别注意。

（2）异常色谱图的分析:气相色谱分析中常出现各种不合要求或不够理想的异常色谱图。应对这种异常图进行分析,找出产生异常的原因及时改正。下面将对常见的异常现象做出实例分析,供读者参考。

1）无峰:导致色谱图无峰的原因:可考虑接错记录仪的连接线;记录仪或检测器的输出衰减倍数过大;FID 检测器火焰熄灭;进样器的气化程度太低,样品未能汽化;柱温过低使样品冷凝在色谱柱中;进样口橡皮垫漏气;色谱柱入口接头处漏气或堵塞；进样用的注射器有泄漏或不甚通畅，样品难以注入进样管。

2）拖尾峰：拖尾峰形成的主要原因有：进样器温度过高；进样器不洁净或被高沸点物质及橡皮垫残渣沾污；进样技术不良；柱温太低；色谱柱选用不当，试样与固定相有作用；同时流出两个峰。

3）大拖尾峰：存在下列因素时可导致出现大拖尾峰：柱温太低；样品被沾污，特别易被容器的橡胶塞沾污。

4）前延峰：发生前延峰的常见原因是：进样量太大使色谱柱超载；前次样品在色谱柱中凝聚，未能及时出尽；进样技术欠佳；载气流速过低；试样与固定相载体有反应。

5）重叠峰：色谱峰未分开而形成重叠峰，究其原因有：柱温过高；柱长不足；柱的固定相流失过多使载体裸露；固定相选择不当；载气流速过高。

6）圆头峰：圆头峰的出现与下述各因素有关：进样量太大，超出检测器的线性范围（使用 ECD 检测器时更明显）；检测器被污染；记录仪灵敏度太低；载气有大漏的征兆。

7）平顶峰：造成平顶峰的重要原因是：FID 检测器所用静电计的输入已饱和；记录仪的滑线电阻或机械部分有故障；超出记录仪的测量范围；进样量太大；检测器的灵敏度与衰减倍数选择不当。

8）怪峰：在色谱图中出现多余的峰时可考虑以下原因：进样间隔时间小，前次进样的物质随同流出；载气不纯，在程序升温期间其中的水分或杂质于柱温低时凝集；液体样品中的空气峰；试样将色谱柱上吸附的物质解吸而流出；试样在进样口或色谱柱上发生分解；样品中某些组分引起的干扰；玻璃器皿及注射器引入的沾污；样品与色谱柱填充物的固定液或载体相互发生作用；载气不纯；进样器橡皮垫上的沾污物质流出。

9）主峰后的负尖峰：在色谱图的主峰后有时出现负的尖峰，发生这种现象的主要原因是：ECD 检测器被沾污；ECD 检测器超载。

10）主峰前的负尖峰：样品注入色谱仪后，在主峰尚未流出之前即出现小的负尖峰。产生这种异常图的主要原因：载气大量泄漏的征兆；检测器被沾污；进样技术不当，引入过多空气。

11）保留值正常而灵敏度很低：造成这种现象的原因有：衰减过大；TCD、FPD 检测器灵敏度低；进样量太小或进样过程中样品有损失；进样器橡皮垫漏气；载气泄漏。

12）保留值增加时灵敏度降低：出现随着保留值的增加而灵敏度减低的情况时，可考虑下述诸因素：载气流速太低；进样口橡皮垫漏气；进样口后的部位有泄漏；柱温下降。

13）保留值重复性差：保留值重复性不好，查其原因为：进样技术不佳；载气流速调节不好；柱温控制不良，未达到平衡；程序升温过程中载气流速变化较大；程序升温的精度控制不好，重复性差；色谱柱性能改变；如固定相流失、固定液涂渍不良、载体表面有裸露部分；载体与管壁材料的变化，如吸附性能改变。

14）连续进样时灵敏度重复性差：在连续进样的条件下，峰面积忽大忽小，测定精度不高，分析其原因如下：进样技术差；载气泄漏或流速不稳定；同批样品的处理效果不尽相同；检测器沾污，此时 FID 检测器的噪声增大，或 ECD 检测器的零电流波动；FID 检测器收集极的电压太低；ECD 检测器正极的对地电压过低；注射器有泄漏；进样量超过检测器线性范围形成检测器过载（此时会出现圆头峰）。

15）基线和记录笔不回零：基线呈阶梯状不能回零，色谱峰呈平顶状，记录笔用手拨动仍不能回零。发生这种现象的原因如下：记录仪灵敏度调节不当；仪器或记录仪接地不良；有交流信号输入；TCD 检测器受样品中存在的卤素、氧、硫等的腐蚀。

16）程序升温时基线上升：在程序升温过程中造成基线上升的原因有：温度逐渐升高时色谱柱的固定相流失加大；色谱柱有沾污。

17）程序升温时基线漂移：在程序升温情况下基线出现不规则的移动，其原因如下：色谱柱的固定相有流失；色谱柱老化不足；色谱柱被沾污；载气流速未在最佳条件下平衡。

18）等温时基线不规则漂移：在等温条件下基线发生不规则漂移常由下述诸因素引起：仪器安置的地点不适当，如附近有热源或温度变化较大的设备，或在检测器的出口处遇有明显的气流影响；载气不稳或有泄漏；色谱柱固定相流失，当使用高灵敏检测器时尤甚；色谱柱或连接管道被高沸点物质沾污；仪器接地不良；TCD 检测器池内不洁净，此时如降低检测器的温度，基线漂移将减小；TCD 检测器的热敏元件老化、损坏；TCD 检测器电桥或线路有故障；TCD 检测器的氢气与空气比例不稳定。

19）基线的周期性毛刺：基线不平滑，出现周期性毛刺时应注意下列诸因素：载气管路中存留凝聚物并起泡；FID 检测器以电解氢发生器提供氢气时，管路中有积水并鼓泡；电源电压不稳。

20）基线不能调满程：基线不能从记录仪的一端调至另一端常由下述各因素所致：记录仪的零点调节不当；TCD 检测器的热敏元件不匹配，或电桥有断路；FID 检测器或 ECD 检测器不清洁；ECD 检测器基流补偿电压偏低。

21）基线噪声：能引起基线噪声的主要原因有：仪器接地及导线接触不

好；记录仪滑线电阻有积垢导致工作不正常；色谱柱的固定相流失，或其他杂物进入载气；氢气发生器管道中有积水；进样口或橡皮垫不洁净；检测器或其输出电缆绝缘不好；TCD 检测器不干净，或热敏元件损坏；其电桥或电源部分有故障；FID 检测器的氢气或空气被沾污，或其中有水凝结，火焰附近有漏气。

（三）常用器皿的质量控制

玻璃的化学性质稳定，抗腐蚀能力强，易于洗涤，因此，水质监测实验室最基本的仪器多用玻璃制作。玻璃器皿分为容器类（如试剂瓶、洗瓶、烧杯、烧瓶、试管、比色管等）、量器类（如滴定管、分度吸管等）和其他常用玻璃仪器（如冷凝管、干燥器、漏斗、酒精灯等）。

水质分析实验室进行有机化学分离、萃取、浓缩和半微量制备等操作时，常选用带有标准磨口接头的烧瓶、冷凝管、分馏柱、提取器、接受瓶等组成各种所需的蒸馏设备、萃取系统、液相柱层析仪、样品浓缩系统等装置。这类组合仪器具有密封性好、被处理物料不受沾污、减少挥发损失、使用方便等优点，并具有很好的精确性。

1. 玻璃仪器的洗涤　实验室中常用肥皂、洗涤剂、洗衣粉、去污粉、洗液和有机溶剂等清洗玻璃仪器。肥皂、洗涤剂等用于清洗形状简单、能用刷子直接刷洗的玻璃仪器，如烧杯、试剂瓶、锥形瓶等；洗液主要用于清洗不易或不应直接刷洗的玻璃仪器，如吸管、容量瓶、比色管、凯氏定氮仪等。此外，也可用洗液洗涤长久不用的玻璃仪器以及刷子刷不下的污垢，利用它与污物起化学反应，氧化破坏有机物而除去污垢。

玻璃仪器洗涤通常洗涤玻璃仪器之前，应先用肥皂洗净双手。一般玻璃仪器经自来水冲涮去灰尘后，用毛刷蘸热肥皂液（洗涤剂等）仔细刷净内外表面，尤其应注意容器的磨砂部分和器口边缘处，边用水冲边刷洗至无肥皂液，再用自来水冲洗 3～5 次，用蒸馏水充分荡洗 3 次。洗净的清洁玻璃仪器壁上应能被水均匀润湿（不挂水珠）。玻璃仪器经蒸馏水冲净后，残留的水分用指示剂检查应为中性。洗涤中应按少量多次的原则用水冲洗，每次充分振荡后倾倒干净。凡能使用刷子刷洗的玻璃仪器，都应尽量用刷子蘸肥皂液洗刷。

不便刷洗的玻璃仪器可根据污垢的性质选择不同的洗涤液浸泡或共煮，再按常法用水冲净。有些玻璃仪器，主要是成套的组合仪器，除按上述要求洗涤之外，使用前还要安装起来用水蒸汽洗涤一定的时间。例如凯氏微量定氮仪每次使用前应将整个装置连同接收瓶用热蒸汽处理 5 分钟，以便去除装置中的空气和前次实验所遗留的沾污物，从而减少实验误差。

在某些实验中对玻璃仪器有特殊的清洁要求，如分光光度计的比色皿用于测定有机物之后，应以有机溶剂洗涤，必要时可用硝酸清洗，但要避免用重铬酸钾洗液洗涤，以免铬酸盐损伤玻璃。比色皿经酸浸后，先用水冲净再用乙醇或丙酮洗涤、干燥。参比池应作同样的处理。对洗好的比色皿进行几次吸光度或透光度检查，读数均应相等。对测定微量金属用的玻璃仪器，应以1+1硝酸洗涤，或用10%硝酸浸泡8小时以上。对用于测磷酸盐的玻璃仪器，不得使用含磷的洗涤剂。对测氨和凯氏总氮的玻璃仪器，应以无氨水洗涤。测定水中微量有机物如有机氯杀虫剂时，玻璃仪器需用铬酸洗液或RBS洗剂浸泡15分钟以上，再依次用水、蒸馏水洗净。用于有机物分析的采样瓶，应用铬酸洗液或RBS洗液、自来水、去离子水依次洗净，最后以重蒸的丙酮、乙烷或氯仿洗涤数次。瓶盖也用同样方法处理。做增塑剂类分析测定用的玻璃仪器，经过刷洗并用自来水冲净以后，还应使用热水、丙酮、己烷等浸泡和冲刷，然后再用蒸馏水冲净。用以萃取环境样品中增塑剂的索氏脂肪提取器，应先用己烷和乙醚分别回流提取3～4小时方可使用。

2. 玻璃仪器的干燥　每次实验都应使用清洁干燥的玻璃仪器，所以，玻璃仪器用后应立即洗净并干燥。常用的干燥方式有控干、烘干、吹干、烤干。称量瓶等用于精确称量的玻璃仪器则应在干燥器中冷却保存，不得用烘干法干燥。一些不宜高温烘烤的玻璃仪器如移液管、滴定管、比重瓶等也可用电吹风法进行干燥。如果玻璃仪器带水量大，可先用丙酮、乙醇涮洗一下，必要时再用乙醚涮洗便可快速吹干。

3. 玻璃仪器的保存　将干净的玻璃仪器倒置于专用柜内，柜的隔板上衬垫清洁滤纸，关紧柜门防止落尘。不可在玻璃仪器上覆盖纱布。要根据各种不同玻璃仪器的特点、用途、实验要求等进行分别保管。例如：移液管可置于有盖的搪瓷盘、盒中，垫以清洁滤纸；滴定管可倒置于滴定架上，或盛满蒸馏水，上口加套指形管或小烧杯。使用中的滴定管（内盛试液）在操作暂停期间也应加套以防沾污；清洁的比色皿、比色管、离心管要收在专用盒内，或倒置在铺垫滤纸的专用架上；具有磨口塞的清洁玻璃仪器如量瓶、称量瓶、碘量瓶、试剂瓶等要衬纸加塞保存；凡有配套塞、盖的玻璃仪器，如比重瓶、称量瓶、量瓶、分液漏斗、比色管、滴定管等都必须保持原装配套，不得拆散使用和存放；专用的组合式仪器如凯氏微量定氮仪、K-D蒸发浓缩器、旋转蒸发浓缩器等洗净后应加罩防尘。

（四）常用化学试剂的质量控制

1. 影响试剂变质的因素

（1）空气：空气中的氧、二氧化碳、水分、纤维和尘埃都可能使某些试剂变质。化学试剂必须密封贮于容器内，开启取用后立即盖严，必要时应加蜡封。

（2）温度：试剂变质的速度与温度高低有密切的关系。必须根据试剂的性质选择保存的环境温度。

（3）光：日光中的紫外线能使某些试剂变质。一般要求避光的试剂，可装在棕色瓶内，属于必须避光的，在棕色瓶外还要包一层黑纸。

（4）杂质：试剂的纯度对其变质情况的影响不容忽视，贮存和取用这类试剂时应特别注意防止杂质污染。

（5）贮存期：不稳定的试剂在长期贮存中能发生歧化、聚合、分解或沉淀变化。这类试剂最好分次少量采购贮存。使用前如怀疑其有可能变质，应经检验合格后再用。

对变质试剂可通过提纯或精制以提高质量。否则即应废弃不用。

2．实验室用水要求

（1）实验室用水的一般要求：分析实验室用水的原水应为饮用水或适当纯度的水。用仪器分析法，对高纯物质的痕量元素分析时，为了提高分析力法的准确度和灵敏度，减低实验空白，对水的纯净度有较高要求。如 ICP 发射光谱分析、原子吸收光谱分析和化学光谱分析，测定钠、钾、钙、镁、铁、硼、硅等元素，要求使用的水必须有足够的纯净度。天然水中存在很多杂质，如 Na^+、K^+、Ca^{2+}、Mg^{2+}、Fe^{3+} 等阳离子，CO_3^{2-}、SO_4^{2-}、Cl^- 等阴离子和某些有机物质以及泥沙、细雨、微生物等，不能直接用于仪器分析，必须根据各种的要求将水纯化后，才能使用。

理论纯水是很难达到的，经过处理净化后的纯水中仍含有微量杂质，主要分为四类：一是无机物，主要有 Ca^{2+}、Mg^{2+}、K^+、Fe^{3+}、Mn^{2+}、Fe^{2+}、Al^{3+}、HCO_3^-、CO_3^{2-}、SO_4^{2-}、Cl^-、OH^-、NO_3^-、$HSiO_3^-$、PO_4^{3-} 等离子；二是有机物，主要有腐殖酸、烷基苯磷酸、油、有机碳、有机铁、有机碱、碱氢化合物等；三是微生物，主要有细菌、藻类、浮游生物等；四是溶解气体，主要有 N_2、O_2、CO、CO_2、H_2S、CH_4 等。纯水中的这些杂质对分析技术并不都是有害的，不同的分析方法、分析对象、分析质量对纯水的要求均不相同。

分析实验室用水共分三个级别：一级水、二级水和三级水。

1）一级水：一级水用于有严格要求的分析试验，包括对颗粒有要求的试验。如高效液相色谱分析用水。一级水不含有溶解杂质或胶态质有机物，用于制备标准水样或超痕量分析。

一级水可用二级水经过石英设备蒸馏或离子交换混合床处理后，再经 $0.2\mu m$ 微孔滤膜过滤来制取。

2）二级水：二级水用于无机痕量分析等试验，如原子吸收光谱分析用水。二级水可用多次蒸馏或离子交换等方法制取。含有微量的无机、有机或胶态杂质，用于微量分析。

3）三级水：三级水用于一般化学分析试验。三级水可用蒸馏或离子交换等方法制取。

（2）特殊要求的实验用水：在水质分析中一些项目的测定要根据测定的要求选择一些特殊的实验用水，这些用水必须通过制备获得。仪器分析对水的要求取决于分析方法和分析对象，不同的分析方法和分析对象对水的要求亦不完全相同。高效液相色谱对水的要求比较严格，为了减少空白值，必须使用国家标准规定的一级水。库仑滴定要求使用不含氧气的水，点位滴定测定弱酸时要求使用无二氧化碳的水，对于一些特殊样品分析应使用特殊要求的水，如测定痕量铅应使用无铅水，测定痕量砷应当使用无砷水，等等。

1）不含氯的水：加入亚硫酸钠等还原剂将自来水中的余氯还原为氯离子，用附有缓冲球的全玻璃蒸馏器（以下各项中的蒸馏均同此）进行蒸馏制取。

检验水中不含氯，可取实验用水 10ml 于试管中，加入 2~3 滴（1＋1）硝酸、2~3 滴 0.1mol/L 硝酸银溶液，混匀，不得有白色混浊出现。

2）不含氨的水：制备不含氨的水可通过以下步骤制备：

①向水中加入硫酸至 pH<2，使水中各种形态的氨或胺最终都转变成不挥发的盐类，收集馏出液即得（注意：避免实验室内空气中含有氨而重新污染，应在无氨气的实验室进行蒸馏）。

②向蒸馏制得的纯水中加入数毫升再生好的阳离子交换树脂振摇数分钟，即可除氨，或者通过交换树脂柱也能除氨。

3）不含二氧化碳的水：制备不含二氧化碳的水，常用的有以下方法：

①煮沸法：将蒸馏水或去离子水煮沸至少 10 分钟（水多时），或使水量蒸发 10% 以上（水少时），加盖放冷即可。

②曝气法：将惰性气体（如高纯氮）通入蒸馏水或去离子水至饱和即可。

制得的无二氧化碳水应贮存在一个附有碱石灰管的橡皮塞盖严的瓶中。

4）不含酚的水：制备不含酚的水，常用的有以下方法：

①加碱蒸馏法：加入氢氧化钠至水的 pH>11（可同时加入少量高锰酸钾溶液使水呈紫红色），使水中酚生成不挥发的酚钠后进行蒸馏制得；②活性炭吸附法：将粒状活性炭加热至 150~170℃烘烤 2 小时以上进行活化，放入干燥器内冷却至室温后，装入预先盛有少量水（避免炭粒间存留气泡）的层析柱中，使蒸馏水或去离子水缓慢通过柱床，按柱容量大小调节其流速，一般以每分钟不超过 100ml 为宜。开始流出的水（略多于装柱时预先加入的水量）须再次返回柱中，然后正式收集。此柱所能净化的水量，一般约为所用炭粒表观容积的 1 000 倍。

5）不含砷的水：通常使用的普通蒸馏水或去离子水基本不含砷，对所用蒸馏器、树脂管和贮水容器要求不得使用软质玻璃（钠钙玻璃）制品。

进行痕量砷测定时，则应使用石英蒸馏器或聚乙烯树脂管及贮水容器来制备和盛贮不含砷的蒸馏水。

6）不含铅（重金属）的水：用氢型强酸性阳离子交换树脂制备不含铅（重金属）的水，贮水容器应作无铅预处理方可使用（将贮水容器用 6mol/L 的硝酸浸洗后用无铅水充分洗净）。

7）不含有机物的水：将碱性高锰酸钾溶液加入水中再蒸馏，在蒸馏的过程中应始终保持水中高锰酸钾的紫红色不得消退，否则应及时补加高锰酸钾。

8）不含氧气的水：曝气法将惰性气体或纯氮气通入蒸馏水或去离子水至饱和，即得除去氧气的水。

3．试液的使用和保存

（1）吸取试液的吸管应预先洗净、控干。多次或连续使用时，每次用后应妥善存放，避免污染，不允许裸露平放在桌面或插在试液瓶内。

（2）同时取用相同容器盛放的几种试液，特别是当两人以上在同一实验台操作时，应注意防止盖错瓶塞，造成交叉污染。

（3）试液瓶内液面以上的内壁，常有水汽凝成的成片水珠，用前应振摇混匀水以保证试液的浓度准确。

（4）每次取用试液后应随即盖好瓶塞，不能为省事而使试液瓶口在整个分析操作过程中长时间敞开。

（5）已经污染、变质或失效的试液应随即处理，以免与新配试液混淆而被误用。

（6）试液在使用或保存过程中，试液瓶附近不许放置加热设备，以防试液温升变质或引起浓度变化。

（7）贮有试液的容器应放在试液橱内或无阳光直射的试液架上。试液架应安装玻璃拉门，以免灰尘积聚在瓶口上而导致倒取试液时引进污染。必要时可在瓶口罩上烧杯防尘。

4．标准溶液的管理　标准溶液是相对分析方法中赖以比较的物质基础，其质量的优劣直接关系着监测结果的精密度，准确度和可比性的正确实现。因而，在监测分析工作中，各实验室一向对它十分重视。下面介绍标准溶液在保存和使用中的要求和注意事项。

（1）各种标准溶液必须按其化学性质进行配制和保存。对于在稀溶液中不稳定的物质，应先配制浓度较高的贮备标准溶液，使用前再按分析方法的要求稀释成工作标准溶液（标准使用溶液）。

（2）配制好的标准溶液应使用能密塞的硬质玻璃瓶或塑料瓶贮存，不得长期保存在量瓶中。

（3）工作标准溶液应在每次实验时现行稀释，一次性使用不宜保留。

（4）贮备标准溶液（水溶液）应在低温保存，用前充分摇匀，适量倾出于干燥洁净的容器中，置室温下平衡温度后使用。剩余部分应即弃去，不得倒回原瓶。

（5）用有机溶剂配制的贮备标准溶液不宜长期大量存放在冰箱内，以免相互污染或发生危险。

（6）对光敏感的物质，其贮备标准溶液应装贮在棕色容器内，密塞后保存于阴凉避光处。

（7）标准溶液的容器标签上必须准确标注配制日期、浓度和配制人姓名。

（8）一般的标准溶液不宜长期保存。随时检查发现有变质或可疑情况（如瓶口破损，瓶塞松动，标签模糊、涂改或损毁，溶液量有不明原因的增加或减少等异常现象）时，应即废弃不用。

（9）高浓度剧毒或有毒物质的贮备标准溶液应按有毒试剂的使用和管理规定执行，妥善保管，不得随意放置。

5. 废液的管理 在分析过程中产生的废液中常有腐蚀性、剧毒性以及致癌性物质存在，这类废液直接排放于下水管道中将会污染环境，有害人身安全和健康。因而，尽管实验过程中所产生的废液量不多，也必须对其进行有效的处理后再行排放。

（1）废液的贮存：用于回收的废液应分别用洁净的容器盛装，禁止混合贮存，以免发生剧烈化学反应而造成事故。废液应用密闭容器贮存，防止挥发性气体逸出而污染实验环境。贮存废液的容器必须贴上明显的标签，标明种类、贮存时间等。废液也应避光、远离热源，以免加速废液的化学反应。贮存时间不宜过长。剧毒、易燃、易爆药品的废液，其贮存应按照相应的规定执行。

（2）废液的回收利用

1）有机溶剂的回收：实验用过的有机溶剂有些可以回收。回收有机溶剂通常先在分液漏斗中洗涤，将洗涤后的有机溶剂进行蒸馏或分馏处理加以精制、纯化。整个回收过程应在通风柜中进行。回收所得有机溶剂纯度较高，可供实验室重复使用。

2）废液的处理：含酚、氰、汞、铬、砷的废液必须经处理合格后才能排放。高浓度的酚可用乙酸丁酯萃取、重蒸馏回收。低浓度的含酚废液可加入次氯酸钠或漂白粉使酚氧化。氰化物废液可加入氢氧化钠调 pH 至 10 以上，再加入高锰酸钾（3%）使氰化物氧化分解。如果含量较高，可用碱氯法处理。先以碱调 pH 至 10 以上，加入次氯酸钠使氰化物氧化分解。含汞盐的废液可先调节 pH 至 8~10，加入过量硫化钠使生成硫化汞，再加入硫酸亚铁，生成的硫化铁能吸附悬浮于水中的硫化汞微粒进行共沉淀。清液可排放弃去，残渣经焙烧可回收汞。铬酸洗液如失效变绿，可浓缩冷却后加高锰酸钾粉末氧化，用砂芯漏斗滤去二氧化锰沉淀后再用。失效的废洗液可用废铁屑还原残留的六价铬为三价铬，再用废碱液或石灰中和使生成低毒的氢氧化铬沉淀。含砷废液中加入氧化钙，调节并控制 pH 为 8，生成砷酸钙和亚砷酸钙。也可将废液调 pH 至 10 以上，加入硫化钠，与砷反应生成难溶、低毒的硫化物沉淀。废液中的铅、镉等重金属离子可用消石灰将废液调 pH 至 8~10，生成金属氢氧化物沉淀除去。废酸、废碱可用中和法处理。

（五）水质检测实验室质量控制

环境监测常需使用各种测试方法去完成。由于被测量的数值形式通常不能以有限位数表示，又由于认识能力的不足和科学技术水平的限制，测量值及其真值并不完全一致，表现在数值上的这种差异即为误差（error）。任何测量结果都具有误差，误差存在于一切测量的全过程中。误差按其产生的原因和性质可分为系统误差、随机误差和过失误差。

1．准确度（accuracy）　准确度常用于度量一个特定分析程序所获得的分析结果（单次测定值或重复测定值的均值）与假定的或公认的真值之间的符合程度。一个分析方法或分析系统的准确度是反映该方法或该测量系统存在的系统误差和随机误差的综合指标，它决定着这个分析结果的可靠性。准确度用绝对误差或相对误差表示。可用测量标准物质或以标准物质做回收率测定的办法评价分析方法和测量系统的准确度。

2．精密度（precision）　精密度是使用特定的分析程序在受控条件下重复分析均一样品所得测定值之间的一致程度。它反映了分析方法或测量系统存在的随机误差的大小。测试结果的随机误差越小，测试的精密度越高。精密度通常用极差、平均偏差和相对平均偏差、标准偏差和相对标准偏差表示。分析结果的精密度与样品中待测物质的浓度水平有关。因此，必要时应取两个或两个以上不同浓度水平的样品进行分析方法精密度的检查。

3．灵敏度（sensitivity）　灵敏度是指某方法对单位浓度或单位量待测物质变化所致的响应量变化程度。它可以用仪器的响应量或其他指示量与对应的待测物质的浓度或量之比来描述。如分光光度法常以校准曲线的斜率度量灵敏度。一个方法的灵敏度可因实验条件的变化而改变。在一定的实验条件下，灵敏度具有相对的稳定性。

4．空白实验（空白测定）　空白实验指除用水代替样品外，其他所加试剂和操作步骤均与样品测定完全相同的操作过程。空白实验应与样品测定同时进行。由于影响空白值的各种因素大小经常变化，为了解这些因素的综合影响，在分析样品的同时，每次均应作空白实验。空白实验所得的结果称为空白实验值。

5. 检出限（limit of detection 或 minimum detectability）　检出限为某特定分析方法在给定的置信度内可从样品中检出待测物质的最小浓度或最小量。所谓"检出"是指定性检出，即判定样品中存有浓度高于空白的待测物质。

6. 测定限（limit of determination）　测定限为定量范围的两端，分别为测定下限与测定上限。测定下限反映出分析方法能准确地定量测定低浓度水平待测物质的极限可能性。在没有（或消除了）系统误差的前提下，它受精密度要求的限制（精密度通常以相对标准偏差表示）。分析方法的精密度要求越高，测定下限高于检出限越多。在限定误差能满足预定要求的前提下，用特定方法能够准确地定量测定待测物质的最大浓度或量，称为该方法的测定上限。

7. 最佳测定范围（optimum concentration range 或 optimum determination range）　最佳测定范围亦称有效测定范围，指在限定误差能满足预定要求的前提下，特定方法的测定下限至测定上限之间的浓度范围。在此范围内能够准确地定量测定待测物质的浓度或量。最佳测定范围应小于方法的适用范围。对测量结果的精密度（通常以相对标准偏差表示）要求越高，相应的最佳测定范围越小。分析方法特性关系如图4-1所示。

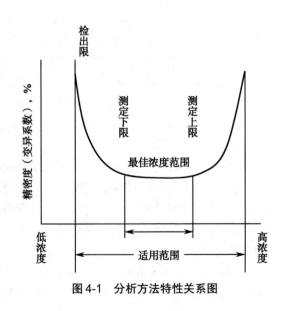

图 4-1　分析方法特性关系图

第四节　实验室质量控制方法

一、概述

环境实验室质量控制是环境监测质量保证的重要组成部分。当将按计划规定采集的具有代表性的有效样品传输到实验室进行分析测试时,为取得满足质量要求的监测结果,必须在分析过程中实施各项控制测试质量的技术方法和管理规定。由这些控制技术和管理规定组成的程序,就是实验室质量控制程序。

实验室质量控制包括实验室内质量控制和实验室间质量控制。

1. 实验室内质量控制　实验室内质量控制又称内部质量控制。它表现为分析工作者对分析质量进行自我控制及内部质控人员对其实施质量控制技术管理的过程。这个过程的完成,可以选用合适的标准样品,也可以使用标准溶液或质量控制样品,按照一定的质量控制程序进行分析工作,以控制测试误差,便于及时发现偶然发生的异常现象,针对问题查找原因,并作出相应的校正和改进。

2. 实验室间质量控制　实验室间质量控制也叫外部质量控制。它指由外部有工作经验和技术水平的第三方或技术组织,如上级监测部门,对各实验室及其分析工作者进行定期或不定期的分析质量考查的过程。这项工作常用密码标准样品对各实验室以考核的方式进行,从而确定它们报出可接受的分析结果的能力,检查实验室间数据的可比性。

理想的实验室质量控制的功效,是建立在完善的实验室基础工作之上的。

二、实验室内质量控制

(一)实验室内质量控制的目的和意义

实施实验室内质量控制的目的在于控制监测分析人员的实验误差,使之达到容许限的范围,以保证测试结果的精密度和准确度能在给定的置信水平下,有把握达到规定的质量要求。这是分析工作者在测试样品时,为能提供满足质量要求的基础数据,对分析测试进行的自我控制,或接受质量控制人员规定的质量控制程序的过程。

实验室内质量控制功效的正确体现,首先注重分析人员的业务素质和技术水平,然后,强调实验室的基础条件和所用方法的正确与否,最后才是合理的实施质量控制技术。这三方面的关系必须摆正,否则,质量控制技术再好,也扭转不了人为因素的决定性失误。

（二）实验室内质量控制程序

实验室内质量控制的实施，应在质量控制人员和室的技术负责人指导下进行。在确定了监测项目之后，即应选定适宜的方法，并对方法进行相应的基础训练，同时还应配合实施相应的质量控制技术。

1. 方法选定　分析项目确定之后，首先应该对所用方法做出正确的选择。

方法是分析测试的核心。每个分析方法各有其特性和适用范围，不适宜的方法所致的影响是严重的。应优先选用已经验证的统一分析方法。使用统一分析方法之外的其他方法时，必须先做等效实验。

2. 基本实验　选定了分析方法，必须反复多次进行实验操作，以便于透彻地了解其特性，正确掌握实验条件。为此，应该进行一系列的基本实验。

基本实验包括空白实验值测定、检出限的估算和校准曲线的绘制及检验，进行密码样分析以及绘制质量控制图。

对于接触新测试项目（或对该项目改用新方法）的任何一个分析工作者，都要求他首先完成上述的基本实验。当实验结果的检出限、精密度和准确度等指标达到了方法规定的要求，并在接受质量控制人员安排的质控样和实际样品分析时，给出合格的测试结果之后，才能取得测报该项目的资格。这个过程，实际上就是通过了"合格实验员"的实际测试的考核，取得测报资格的过程。

（1）空白实验值的测定：一个分析方法的空白实验值之大小和它的分散程度，都直接影响着这个方法的检出限和实验的精密度。空白实验值在一定程度上反映着实验室的基本状况和分析人员的技术水平。例如，纯水的质量、试剂的纯度、试液配制的质量、玻璃仪器的洁净度、精密仪器的灵敏度及精密度、仪器的使用和操作，以及实验室内的洁净状况，分析人员的操作水平和经验等，都可以集中反映在空白实验值上。对于环境样品而言，常常需要对浓度水平很低的待测组分进行监测，分析的浓度水平多系痕量范畴。由于样品的分析测定值低，常和空白实验值处于同一数量级。因而，空白实验值的大小及其分散程度最终将直接影响样品的测试结果。对于浓度水平低的样品测试值，引入的影响就更大，有时甚至可使低浓度样品的结果成为负值。所以，应该重视空白实验值的质量，务必使之能达到最理想的水平。结果应该相应地低，重复性应能控制在一定范围内。

估算方法检出限时，根据需要常用每天平行双份共测五天（也有使用20个或更多个数据的）的方式进行空白实验值测定。将所得结果，按照方法规定的公式估算检出限，其结果不得高于方法中的规定。否则，应查找原因进行纠正，直至符合要求为止。

对于空白实验值的控制,要求平行双份的测定结果之间的相对差值 R 不得大于 50%。

值得提醒注意的是:在任何情况下,无论是空白实验值测定还是样品分析,绝不能人为挑选数据或凑数据。所谓凑数据是指在读取了第一个数据之后再读取第二个数据时,有意识地使之向第一个数据靠近。挑数据或凑数据的后果是不言而喻的。

基于空白实验值的重要影响,除在分析过程中应重视上述各种实验条件给予的影响,并进行针对性的控制之外,还可以对空白实验值尽力作出准确的估计并加以校正。例如:将实验用纯水浓缩后进行测定,再计算其中待测物的含量;同时分析两份空白,将其中的一份按双倍量加入试剂进行测定,此二者之差即表示所用试剂中的杂质含量。再将此值自空白实验值中扣除,即可得出纯水的杂质含量;当用分光光度法进行测定时,如不使用工作曲线,则应对标准曲线和样品分别测定其空白实验值,并做出计量进行校正;对分光光度法,在可能的条件下,可以将已显色的样品空白先测定吸光度后,再进行退色处理,测出样品空白值;用导数光谱分析法消除浊度和色度对样品结果的影响。这些方法虽不能完全适用于所有的测定项目,但可以根据实际情况选择使用,以尽量控制空白实验值对样品测定结果所产生的影响。

(2)检出限的估算:检出限是指所用方法在给定的可靠程度内,可以从零浓度样品中测到待测物质的最小浓度或最小量。它是一个定性指标。所谓零浓度样品,是指具有与样品组成完全相同而不含待测物质的样品。这种样品在客观上无法获得,通常用纯水代替。

检出限的估算方法根据工作的要求按选择使用。当所得结果等于或略低于方法规定的数值时,仍用规定值;若所得结果明显偏低并经多次测定,证实其稳定性良好,可改用此实测值,但应在报告中注明;如果所得结果大于方法规定的数值,表示空白实验值不合要求,应找出原因并改正之,直至估算的方法检出限等于或略小于规定值,方可进行正式实验。

为降低检出限,应设法提高测试的灵敏度,降低空白实验值,减小其变化。

(3)校准曲线的绘制与检验:现行的分析方法中较多使用光度法。这类方法是以校准曲线作为比较依据的相对分析方法。使用这类方法分析样品时,应绘制校准曲线以估算样品中待测组分的含量。

校准曲线包括标准曲线和工作曲线。工作曲线通常是用与样品的分析步骤完全相同的方式分析标准溶液所得的数据绘制的。标准曲线则是在分析标准溶液时同样品分析相比,所用的分析步骤常有所省略的条件下进行的,例如，省略样品前处理。

1）校准曲线的绘制：通常一条校准曲线至少应包括标准系列 5 个浓度点的信号值。用扣除空白信号值的数据为纵坐标，浓度为横坐标，在坐标纸上制点，即为散点图。通过各点绘出一条与各点距离最小的直线，即可得出校准曲线图。

绘制校准曲线时，应对标准溶液做与样品完全相同的全程序处理，即应绘制工作曲线。即使如此，由于标准系列中未考虑样品的基体效应，所得结果仍难免有失偏颇。

绘制散点图时，纵坐标与横坐标上所取的分度应相适应，并尽量使校准曲线的几何斜率接近1，以使二者的读数精度相当，读数的误差相近。

对经过验证的分析方法绘制校准曲线时，当所得散点图的点阵不能满足直线的直观检查要求（点阵不齐）时，应查找原因（试剂、量器、操作、沾污和损失等），并做出必要的纠正。

只有在得到满足要求的散点图之后，才能进行线性回归处理。必须避免在尚未具体了解实验点阵是否合理时，就盲目进行回归处理的作法，以免在回归方程中引入较大的误差。

校准曲线只能在其线性范围内使用。在使用中不得在高浓度端任意外推，也不能向低浓度端随意顺延。经过实验反复验证，认定低浓度端至空白的一段内，确实符合朗伯比尔定律，不存在弯曲时，则应将空白视为特定的零浓度值，使其参与回归计算，所得校准曲线的线性范围由零到测定上限。

校准曲线的使用效果依赖于各种因素，如实验条件的改变、环境状况的变化、试液的重新配制以及量器更换、仪器稳定性等。因此，应在每次分析样品的同时，同步绘制校准曲线，工作确有困难时，至少应在分析样品的同时，测定两个适当浓度（高、低浓度）及空白各两份，分别取均值，减去空白均值后，与原校准曲线的相同浓度点进行核校，相对差值应在 5%～10% 的范围内。否则，应重新绘制校准曲线。

校准曲线不得长期使用，更不得互相借用。

对校准曲线进行回归处理后，应即计算其剩余标准偏差和相关系数。

2）校准曲线的检验

校准曲线的质量指标：校准曲线，不仅其散点图中的点阵应呈直线形态，其回归方程应能满足质量指标各参数的要求。

曲线的质量指标包括截距（a）、回归系数（b）和剩余标准偏差（S_E）及参考指标相关系数（r）。

①截距（a）：截距是表示校准曲线误差性质的质量参数，其数学表达式为：

$$a = \frac{\sum_{i=1}^{n} x^2 \sum_{i=1}^{n} y - \sum_{i=1}^{n} x \sum_{i=1}^{n} xy}{n \sum_{i=1}^{n} x^2 - (\sum_{i=1}^{n} x)^2} \qquad \text{(式 4-2)}$$

$$= \overline{y} - b\overline{x}$$

一条校准曲线当以扣除空白信号值的各点数据绘制曲线并进行回归时，即使其相关系数大于 0.999，也常有曲线不通过原点的情形。校准曲线和纵轴的交点与原点的距离即为校准曲线的截距。校准曲线回归方程的 a 值尽管有时很小，但很少等于零。当所用方法经过验证，确定其反应符合朗伯 - 比尔定律，在实验中又没有使之产生偏离这一定律的条件时，也常常仍然表现出截距的存在。产生这种现象的原因，是由于实验过程中全程序波动反映在各浓度点上并不完全相同，就如空白实验的平行结果常有一定的波动一样，因而使校准曲线受到影响产生截距。此外，形成截距的原因，还包括在回归运算过程中尾数舍入所致的影响。对于这样的截距，可用统计检验的方法证实空白实验值的性质。当检验结果判断 a 值与零不存在显著差异时，表示截距的形成是由偶然因素引起，a 值为随机误差。

②回归系数（b）：回归系数是校准曲线的斜率、方法的灵敏度，其数学表达式为：

$$b = \frac{n \sum_{i=1}^{n} xy - \sum_{i=1}^{n} x \sum_{i=1}^{n} y}{n \sum_{i=1}^{n} x^2 - (\sum_{i=1}^{n} x)^2} \qquad \text{(式 4-3)}$$

校准曲线的斜率反映着自变量（浓度）的单位变化引起因变量（信号值）改变的大小。所以，它是方法的灵敏度，是校准曲线的重要质量指标。这个指标由方法的特性所决定，并受操作条件和仪器灵敏度等因素的影响。

③剩余标准偏差（S_E）：剩余标准偏差反映着回归直线的精密度，其数学表达式为：

$$s_E = \sqrt{\frac{1}{n-2} \sum_{i=1}^{n} (y - \overline{y})} \qquad \text{(式 4-4)}$$

或
$$s_E = \sqrt{\frac{1}{n-2}(s_{yy} - b s_{xy})} = \sqrt{\frac{1}{n-2}(1 - \gamma^2) s_{yy}} \qquad \text{(式 4-5)}$$

式中：

$$S_{yy} = \sum_{i=1}^{n} (y - \overline{y})^2 \qquad \text{(式 4-6)}$$

$$S_{xy} = \sum_{i=1}^{n} (x - \overline{x})(y - \overline{y}) \qquad \text{(式 4-7)}$$

剩余标准偏差表示了实验点围绕回归直线的离散程度。这种离散程度是由除 x 对 y 的线性影响之外的一切其他因素(包括 x 对 y 的非线性影响和实验误差)引起的。因而剩余标准偏差是回归直线的精密度质量指标。

回归直线的精密度不是它的准确度,其准确度为给定的任一个 x 值,由所确定的回归方程求出的相应 y 值与真值之间的差距。

④相关系数(r):相关系数的数学表达式为:

$$\gamma = \frac{\sum\limits_{i=1}^{n}(x-\overline{x})(y-\overline{y})}{\sqrt{\sum\limits_{i=1}^{n}(x-\overline{x})^2\sum\limits_{i=1}^{n}(y-\overline{y})^2}} \qquad \text{(式 4-8)}$$

相关系数是校准曲线的自变量与因变量之间线性相关关系密切程度的质量指标,表明曲线回归方程的拟合是否具有实际意义。在分析化学的实际应用中,应切实注意那种实际实验表示为轻度 S 形曲线的相关系数(例如硫酸盐的铬酸钡比色法校准曲线),有时也能给出线性相关密切的结果,因而导致盲目回归所引起的工作失败。

(三)常规监测质量控制技术及其特性

1. 常规监测质量控制技术 实验室质量控制的根本着眼点是控制分析误差,对于室内(个人)在于控制分析过程中各种因素所导致的测试结果的波动和异常;对于室间(组间、人与人之间)则着重控制分析结果的系统误差,也就是检验其结果的准确性。

目前,在我国各部门、各实验室还没有统一的质量控制标准程序,通常使用的质量控制技术有平行样分析、加标回收率分析、密码样和密码加标样分析、标准物质(或质控样)对比分析、室内互检、室间外检、方法比较分析和实验允许差以及质量控制图等。这些控制技术各有其特点和适用范围。

(1)平行样分析:平行样分析是指将同一样品的两份或多份子样在完全相同的条件下进行同步分析。一般是做双份平行。对于某些要求严格的测试,例如标定标准溶液、检校仪器等,也有同时做 3~5 份平行测定的。平行样分析反映的是分析结果的精密度,可以检查同批测试结果的稳定情况。

在日常工作中,可按照样品的复杂程度、所用方法和仪器的精度以及分析操作的技术水平等因素安排平行样的数量。条件允许时,应全部做平行双样分析。否则,至少应按同批测试的样品数,随机抽取 10%~20% 的样品进行平行双样测定。一批样品的数量较少时,应增加平行样的测定率,保证每批样品测试中至少测定一份样品的平行双样。

使用经过验证的分析方法进行平行样测定时,其结果的精密度应符合方法给定的室内标准差(或相对标准差)的要求,或按照方法的允许差进行判断。无论用哪种指标衡量,凡不符合要求时,即应找出原因之所在,并重新分析原样品。

(2)加标回收率分析:在测定样品的同时,于同一样品的子样中加入一定量的标准物质进行测定,将其测定结果扣除样品的测定值,以计算回收率。

进行加标回收率测定时,应注意以下各项内容:

1)加标物质的形态应该和待测物的形态相同。

2)加标样品和样品中所含待测物浓度应控制在精密度相等的范围内,一般情况下规定:①加标量应尽量与样品中待测物含量相等或相近,并应注意对样品容积的影响;②当样品中待测物含量接近方法检出限时,加标量应控制在校准曲线的低浓度范围;③在任何情况下加标量均不得大于待测物含量的 3 倍;④加标后的测定值不应超出方法的测定上限的 90%;⑤当样品中待测物浓度高于校准曲线的中间浓度时,加标量应控制在待测物浓度的半量。

3)由于加标样与样品的分析条件完全相同,其中干扰物质和不正确操作等因素所致的效果相等。当以其测定结果的减差计算回收率时,常不能确切反映样品测定结果的实际差错。

加标回收率的测定率可以和平行样的测定率相同。一般多按随机抽取 10%~20% 的样品量做加标回收率分析 t 所得结果可按方法规定的水平进行判断,或在质量控制图中检验。二者都无依据时,可按 95%~105% 的域限做判断。超出此域限的,再按测定结果的标准差、自由度、给定的置信限和加标量计算可接受限 P,计算公式如下:

$$P_{下限} = 0.95 - \frac{t(n', P)\, s_p}{D} \qquad (式4-9)$$

$$P_{上限} = 1.05 + \frac{t(n', P)\, s_p}{D} \qquad (式4-10)$$

式中:

$t(n', P)$——自由度为 n',概率为 P 的 t 值;

S_P——加标回收量的标准差;

D——加标量或预期回收量。

加标回收率的测定可以反映测试结果的准确度。当按照平行加标进行回收率测定时,所得结果既可以反映测试结果的准确度,也可以判断其精密度。

以上两项质量控制技术都是由分析者本人安排实施的,是自控方式的质量控制技术。

（3）密码样和密码加标样分析：这种质量控制技术适于设有质量控制的专设机构或专职人员的单位使用。由于设有专职人员，就可以将一定数量的已知样品（标准样或质控样）和常规样品同时安排给分析人员进行测定。这些已知样品对分析者本人都是未知样（密码样），测试结果经专职人员核对无误，即表示数据的质量是可以接受的。

密码加标样由专职人员在随机抽取的常规样品中加入适量标准物质（或标准溶液），与样品同时交付分析人员进行分析，测定结果由专职人员计算加标回收率，以控制分析测试的质量品同时交付分析人员进行分析，测定结果由专职人员计算加标回收率，以控制分析测试的质量——测试结果的精密度和准确度。

这是一种他控方式的质量控制技术。测定率可以和平行样及平行加标回收率的相同。

（4）标准物质（或质控样）对比分析：标准物质（或质控样）在分析工作中的重要性正日益受到重视，分析工作者常用以检验和判断各种有关问题。

标准物质（或质控样）被用于实验室内（个人）质量控制时，常将其与样品做同步测寇，将所得结果与保证值（或理论值）相比，以评价其准确度，从而推断是否存在系统误差，或出现异常情况。一般认为，在同步工作的情况下，工作质量是相同的。当然，在有过失误差、主观倾向性或异常干扰因素未被消除时，是不便于这样认识的。

由于标准物质（或质控样）的品种、规格所限，选用的标准物质（或质控样）的基体和浓度水平常常难以与样品中待测物浓度的未知性以及同批样品的多样性等相匹配，所以使用标准物质（或质控样）对比分析以控制工作质量时，也存在着明显的局限性。

（5）人员比对分析：实验室人员比对试验是评价检测人员检测水平最常用、最直观的方法之一。实验室人员比对试验是指在相同的仪器设备、试验项目、环境和设施下，由不同的操作人员来进行的试验。由于实验室人员比对试验易于操作，通常作为一种技术层面的监管。用客观的数据作为识别和缩小检测人员检测结果的差异，可以发现实验室在检验工作中存在偏差的原因，并制定相应的改进方法和纠正措施，可以消除试验室的系统误差，提高实验室检测能力，以确保实验室工作的可信度和有效性。

实验室检测样品很多，但并不一定能够满足比对试验要求。实验室比对需选择样品相对稳定的对象进行，以扣除检测对象不稳定性造成的影响。

实验室比对需编制比对试验计划。确定比对试验的时间、人员安排、检验依据和评价方法。比对试验的仪器设备在计量检定/校准有效期内，并经过运行检查合格。参加比对试验的人员为持证上岗人员，具备从事该项目的试验基本技能。实验室环境和设施符合检测要求。

实验室人员比对的实施应有两个以上人员对样品进行对比检测的分析。人员比对的结果符合性判断需先进行 F 检验，在置信度为 95% 的情况下 $F_{0.05,3,3} = 9.28$，经判定 F 需小于 $F_{0.05,3,3}$ 为合格，然后进行 T 检验，在置信度为 95% 的情况下 $T_{0.05,6} = 2.45$，经判定 T 需小于 $T_{0.05,6}$ 为合格，两种检验都合格后，方可认为合格。当结果超出要求，出现不满意时，应查找原因，予以改进。

当某个测试项目参加人员有变动时，或作为新参加工作人员的岗前培训，实验室应及时安排人员间比对实验，根据比对结果做出评审。互检要在同一实验室内的不同分析人员之间进行，可以是自控，也可以是他控方式的质量控制技术。由于分析人员不同，实验条件也不完全相同，因而可以避免仪器、试剂以及习惯性操作等因素带来的影响。当不同人员分别测定的结果相一致时，即可认为工作质量是可以接受的。否则，应各自查找原因，并重新分析原样品。

（6）仪器比对分析：仪器比对是使用同一型号的不同仪器对同一样品进行对比检测。为取得检测结果的一致性和可比性，杜绝相同的样品、相同的检测方法、相同的人员在不同的检测设备上测定结果不同而进行比对分析，查找存在的问题，是实验室内部质量控制有效措施之一。通常，当对测试结果的准确性或可靠性有怀疑时，实验室要及时安排并充分利用现有条件进行仪器间比对和不同方法间的比对。确保检测结果的可信性。

仪器比对结果的评价与人员比对类似。

（7）留样再测分析：由同一操作人员对保留样品进行对比检测，用来判断样品在不同的检测时间内，样品保存条件下的稳定性。一般用于判断样品留样保存是否满足标准要求。留样再测结果与最初测定结果进行比较分析，对结果进行综合判断。通常采用精密度进行判断。

（8）室间外检：外检是将同一个样品的不同子样分别交付不同的实验室进行分析。因为不同实验室的各种条件都不尽相同，而且所用方法也不强求一致，所以，当其测定结果相符时，即可判断测试结果是可以接受的。如若相互之间的结果不符，则应各自查找原因，并重新分析原样品。

室内互检和室间外检这两种质量控制技术主要是以他控方式进行。由于需要同一样品的多份子样，当样品分装、保存和传输等条件不便实施时，这种技术的应用将受到限制。

（9）方法比较分析：方法比较分析是对同一样品分别使用具有可比性的不同方法进行测定，并将测试结果进行比较。由于不同方法对样品的反应不同、所用试剂、仪器也多有差别，如果不同方法所得结果一致，则表示分析工作的质量可靠，结果正确。但是，正由于不同方法所需手段、试剂等条件相异，手续相对繁烦琐，一般常规监测中不便使用，多用于重大的仲裁性监测或对标准物质进行定值等工作中。通常在采用新方法时，也采用方法比对进行验证新方法的可行性。

以上介绍的几种质量控制技术，虽然从表面上看来形式各异，实际上它们都只能各自对同批样品测试结果的质量进行孤立的估计评价。

（10）质量控制图：现代质量管理的重要特点之一就是精确化。而首先在质量管理学中引用高等数学为手段的当推休哈特（Shewhart）的质量控制图（quality control chart）。在全面质量管理学科中对产品质量管理的一个基本观点就是统计观点。对于产品质量，首先要承认它具有变异性。对于分析测试，则应承认数据误差的必然存在，并导致分析结果的变异。其次则是认识这种质量变异的统计规律性。归纳起来说，就是使用辩证的观点，把数据质量看成是受各种因素影响，并遵从一定的统计规律而不停地变化着。这种观点，就是质量管理学科的统计观点，它和那种孤立、分割地判断数据质量的观点是不同的。

为了能直观地描绘数据质量的变化情况，以便及时发现分析误差的异常变化或变化趋势，从而采取必要措施加以纠正，使用质量控制图是很有实际意义的。

1）质量控制图的理论基础：质量控制图的理论基础就是数理统计中的统计检验理论。在一般情况下，分析误差遵从正态分布。在统计检验中，通常取显著性水平为 0.10、0.05、和 0.01。在质量控制图中则取为 $\pm 3\sigma$，其实际的显著性水平 α 仅为 0.002 7，即 0.27%，而可接受域则为 99.73%（图 4-2、表 4-9）。

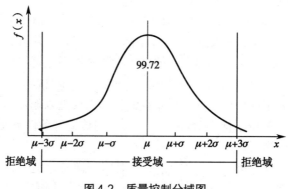

图 4-2 质量控制分域图

表4-9　不同系数K下的P与α值表

K	P（−K≤μ≤K）	α=1−P
1.0	0.682 7	0.317 3
2.0	0.954 5	0.045 5
3.0	0.997 3	0.002 7
4.0	0.999 9	0.000 1

由此可知，在对样品进行有限次测定的条件下，其测定值落入拒绝域的概率只有0.27%，实际上这是不可能发生的。如若发生，即可判断为有异常。这就是小概率事件实际上不发生的原理。

休哈特质量控制图就是上述统计检验的图上操作法，其图形则来自于正态分布曲线图。当将正态分布图按顺时针方向旋转90°，再上下翻转180°时，即成为如图4-3的质量控制基本图形。

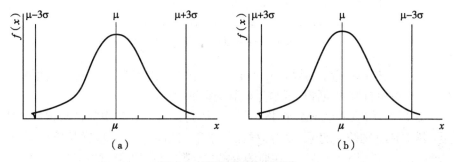

图4-3　质量控制基本图形

该图以统计量参数值为纵坐标，测定顺序为横坐标，测定结果的预期值为中心线，±3σ为控制域限，限内表示测定结果的可接受域，±2σ表示测定结果超过此范围即应引起注意的警告域限，±2则为检查测定结果质量的辅助指标的所在区间。

常用的休哈特质量控制图根据数据性质和分布类型各有不同的图。对于监测分析的连续性数据遵从正态分布的条件，常用的休哈特质量控制图有单值质控图（x图）、均值－极差质控图（$\bar{x}$-R图）、回收率质控图（P图）和空白值质控图（x_b图）等。$\bar{x}$图的统计量为：$\bar{x}\pm3s$；$\bar{x}$-R图的统计量为$\bar{x}\pm A_2R$；P图的统计量为$\bar{P}\pm3s_p$；x_b图的统计量为$\bar{x}_b\pm3s_b$。在这四种常用的质量控制图中，以其统计量的性质而言，实际上只有单值质量控制图如x图、x_b图和P图，与均值质量控制图如$\bar{x}$-R图两类。

2）质量控制图的绘制：质量控制图基本图形的组成如图4-4。图的中心线表示预期值；上、下警告限之间的区域为目标值；上、下控制限之间的区域为实测值的可接受范围；在中心线两侧与上、下警告限之间各一半处有上、下辅助线。

　　建立质量控制图首先要分析质量控制样品，按所选质控图的要求积累数据。然后计算各项统计量值，绘出原始图。当按照质控图的质量指标检查，证明原始图的质量符合要求时，即表明分析工作的质量是处于稳定的受控状况，此时即可用它对常规分析的结果进行质量判断。

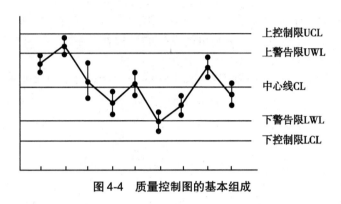

上控制限UCL

上警告限UWL

中心线CL

下警告限LWL

下控制限LCL

图4-4　质量控制图的基本组成

　　①质量控制样品：用以建立质量控制图的质量控制样品，可以选用标准物质，也可用自制的质控样或质量可靠的标准溶液。

　　选用的质量控制样品，严格地说，应该是组成成分与实际样品相似或相近，其中待测物浓度力求与实际样品的水平相当。由于环境样品成分复杂，待测物浓度范围多变，而且，在监测分析中，常常在同批测试时就有不同来源的样品，要选到能同时满足各个样品组成的质量控制样品是不现实的。另外，即使是常用的加标回收率测定，因测定率仅为 10%～20%，所以同样不可满足各个样品的实际要求。实践证明，使用有代表性基体组成的质量控制样品，即可满足一般的常规工作要求。在此情况下，比选用不带基体的标准物质或自制的标准溶液的效果更为理想。

　　质量控制样品的待测物含量很低时，其浓度极不稳定，可先配制较高浓度的溶液，临用时再按所用方法的要求进行稀释。

　　分析质量控制样品所用的方法及操作步骤，必须与样品的分析完全一致。

　　②积累数据：为建立质量控制图积累数据，必须在一定的间隔时间内完成，不得以一次测定多个数据的方式完成。质量控制图是用以连续地反映分析工作质量的。因而，积累的数据应尽可能多地覆盖不同条件下的数据变化情况。一般可以每天测定一次，按照所选质量控制图的要求积累一定数量的数据。

为建立单值质控图，可每天测一个数据，在一段时间内累积 100 个数据。空白值质控图和回收率质控图与此相同。对于获取数据困难较大或代价过高的项目，其累积的数据以 20～40 个为宜。如需建立均值－极差质控图，即应按这种质控图的要求，每天测定一次平行样，于一定间隔时间内，例如 20 天或更多，积累至少 20 对数据。

③计算统计量值：当按要求完成数据积累时，即可根据相应质量控制图的需要，用下列各公式计算各项统计量的参数值。

$$\overline{X_i} = \frac{\sum X_{ij}}{n} \qquad\text{（式 4-11）}$$

$$\overline{X} = \frac{\sum \overline{X_i}}{n} \qquad\text{（式 4-12）}$$

$$\overline{R} = \frac{\sum R_i}{n} \qquad\text{（式 4-13）}$$

其中，标准偏差 s 的值不得大于所用分析方法中规定的相应浓度水平的值。

④绘制质量控制图：先在方格坐标纸的纵轴上按算出的统计量值的范围标好整分度，再将各统计量值准确地标注在相应的位置。按此位置绘出与横轴平行的中心线，上、下控制线，上、下警告线和上、下辅助线。在横坐标上绘一条基线，按均匀的等分度标出测定顺序。这条基线与下控制线之间应留有一定的空间。最后，按测定顺序将相对应的各统计量值在图上植点，用直线连接各点，即成所需的质量控制原始图。

质量控制图绘成后，应标注有关内容，如测定项目、质量控制样品的浓度、分析方法、实验的起讫日期、温度范围、分析人员和绘制日期等。

⑤质量控制图的质量判断：对已建立的质量控制原始图，可按照如下准则判断其质量是否有异常。这些准则也可在日常使用质量控制图时用以判断工作中测定结果的质量是否异常。

a. 图中各点的分布应在控制域内中心线两侧随机排列。落在上、下辅助线范围内的点数按正态分布概率衡量应为 68.3%。由于绘制质量控制图的数据量有限，因而，落在此范围内的点数不得小于 50%。

b. 落在上、下控制线上或线外的点，表示为失控数据，应予剔除。剔除后，需补充新数据，重新计算统计量值并绘图。如此反复进行直至落在控制域限内的点数符合要求为止。

c. 各点连续出现在中心线一侧谓之"连"构成"连"的点数为"长"。当连长等于或大于 7 时，表示工作中已出现系统误差，属失控状态。由于在 20 个点中已有 1/3 以上的数据失控，这张图不适用。

"连"出现于 1~7 点时,剔除这 7 个点后,应继续补充 7 个点,再计算统计量值、绘图。若"连"出现于中部,即 6~12、7~13、8~14、9~15 或 10~16 等处时,剔除这些点后,应至少补测 10 个以上的数据,以说明工作的连续稳定受控。如果"连"发生于后部,也应和出现在中部的情况同样处理。

d. 相邻三个点中两个点频频接近控制限时,表示工作质量异常,此时应即中止实验,查明原因,并补充不少于 5 个数据,再重新计算、绘图。

e. 连续 7 点递升或递降呈明显倾向时,判断工作质量异常。此时接连长 7 的情况处理。

3)质量控制图实例

①单值质控图($\overline{x}$ 图):单值质控图是反映单个测定值的波动情况以控制其质量状况的质量控制图,由样品单个测定值的平均值($\overline{x}$)及其标准偏差(s)组成(图 4-5)。

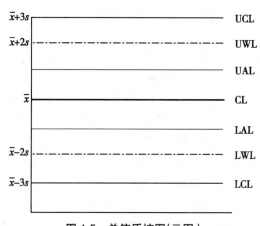

图 4-5 单值质控图($\overline{x}$ 图)

中心线:以样品单个测定值的平均值($\overline{x}$)估计 μ。

上、下控制限:以单个测定值的均值及其标准偏差的 3 倍为限,即 $\overline{x} \pm 3s$。

上、下警告限:以单个测定值的均值及其标准偏差的 2 倍为限,即 $\overline{x} \pm 2s$。

上、下辅助限:以单个测定值的均值及其标准偏差的 1 倍为限,分别位于中心线与上、下警告限之间的一半处,即 $\overline{x} \pm s$。

单值质控图也可用于单个空白实验值的质量控制。空白实验的质控样除包括实验用水、试剂和试液外,还应包括采样时所用的样品保存剂,如硝酸或磷酸、硫酸铜等。当工作需要对空白实验值进行平行双份或三份测定时,则应使用均值-极差质控图,而不宜用单值质控图。

空白实验值质控图中没有下控制限和下警告限。因为空白实验值越小越好。但在图内仍应保留低于中心线的空间位置。当测定的空白实验值逐渐稳步下降而低于中心线时，表明实验水平有所提高，即可酌情逐次以较小的空白实验值取代原有的空白实验值，重新计算各统计量和绘图。

例用二乙氨基二硫代甲酸银法测定砷，其单个空白实验值见表4-10。据此绘制的空白实验值质控图见图4-6。

表4-10　SDDC 法测砷的空白实验值 /mg·L^{-1}

No.	x_b	No.	x_b	No.	x_b	No.	x_b
1	0.006	6	0.010	11	0.015	16	0.005
2	0.006	7	0.010	12	0.015	17	0.005
3	0.010	8	0.010	13	0.012	18	0.012
4	0.015	9	0.013	14	0.014	19	0.012
5	0.011	10	0.015	15	0.010	20	0.005

计算，统计量（单位: mg/L）:

平均值 $\bar{x}_b = 0.011$

标准偏差 $s_b = 0.004$

上控制限 $\bar{x}_b + 3s_b = 0.023$

上警告限 $\bar{x}_b + 2s_b = 0.019$

上辅助限 $\bar{x}_b + 2s_b = 0.019$

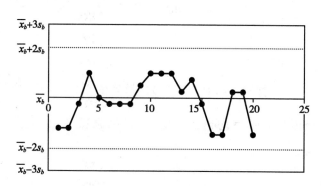

图4-6　空白实验值质控图（实例）

②均值－极差质控图（$\bar{x}$-R 图）: $\bar{x}$-R 图由均值（$\bar{x}$）质控图和极差（R）质控图两部分组成，如图4-7。$\bar{x}$图部分控制分析结果的准确度和批间精密度，R 图部分控制分析结果的批内精密度。$\bar{x}$-R 图的组成和图形实例分别介绍如下。

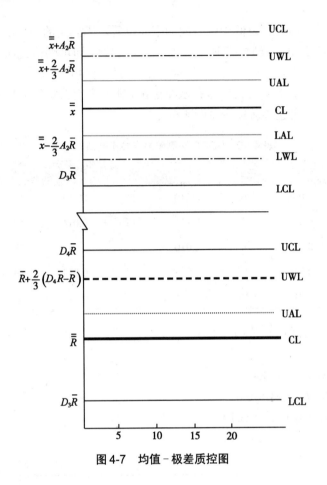

图 4-7　均值－极差质控图

均值质控图部分

中心线：以各平行测定结果均值($\bar{x}$)的总均值($\bar{\bar{x}}$)估计 μ。$\bar{\bar{x}} = \sum\limits_{i=1}^{n} \bar{x}/n$

上、下控制限：以总均值加、减 A_2 倍的极差均值为限，即 $\bar{\bar{x}} \pm A_2\bar{R}$。

$|R_i| = x_i - x_i',\ \bar{R} = \sum\limits_{i=1}^{n} R_i/n$

上、下警告限：以总均值加、减 A_2 倍的极差均值为限，即 $\bar{\bar{x}} \pm \dfrac{2}{3}A_2\bar{R}$

上、下辅助限：以总均值加、减 $\dfrac{1}{3}A_2$ 倍的极差均值为限，即 $\bar{\bar{x}} \pm \dfrac{1}{3}A_2\bar{R}$

均值质控图部分的控制因子 A_2，可于表 4-11 中查得。

表 4-11　质控图系数表(每次测定 n 个平行样)

系数	2	3	4	5	6	7	8
A2	1.88	1.02	0.73	0.58	0.48	0.42	0.37
D3	0	0	0	0	0	−0.076	0.136
D4	3.27	2.58	2.88	2.12	2.00	1.92	1.86

极差质控图部分

中心线:以各平行测定结果之间的极差求得的平均值,极差均值,为中心线,即 $\overline{R}$。

上控制限:以极差均值的 D_4 倍为限,即 $D_4\overline{R}$。

上警告限:以极差均值的 $\dfrac{1+2D_4}{3}$ 倍为限,即 $\left(\dfrac{1+2D_4}{3}\right)\overline{R}$,或 $\overline{R}+\dfrac{2}{3}(D_4\overline{R}-\overline{R})$。

上辅助限:以极差均值的 $\dfrac{2+D_4}{3}$ 倍为限,即 $\left(\dfrac{2+D_4}{3}\right)\overline{R}$,或 $\overline{R}+\dfrac{1}{3}(D_4\overline{R}-\overline{R})$。

下控制限:以极差均值的 D_3 倍为限,即 $D_3\overline{R}$。

极差质控图部分的控制因子 D_3、D_4,可于表 4-11 中查得。

分析测定结果的极差越小越好。当样品的平行测定份数在 6 以内时,极差的控制因子 D_3 都是零,此时的下控制限即为零,说明平行测定份数较少时,其极差下限无需控制。

使用 $\overline{x}$-R 图时,只要两部分图中有任一点超出控制限(不包括 R 图的下控制限),都表示分析工作的"失控"。所以,这种图的灵敏度远比单值图为好。

4) 公用质量控制图:质量控制图是以高等数学的概率论及统计检验为理论基础而建立的一种既便于直观地判断分析质量,又能全面、连续地反映分析测试结果的波动状况的图形。但是,它的建立需要积累一定量的数据,并根据这些数据进行统计量的计算,然后方能绘制成图,其程序繁复,致使应用受到一定的限制。

公用质量控制图是可以在同一个监测项目上,既便于个人使用,又便于集体公用的质量控制图。所以,它既可用以自控,又能作为他控方式使用。公用质量控制图就是休哈特质量控制图以固定的公认质量指标做控制范围的公用图形。因此,同样可以有一系列的图,如单值质控制图、均值 - 极差质控图、回收率质控图等。由于在常规监测工作中,样品的分析常是单值测定,现以单值质控图为例,其公用质量控制图的基本图形如图 4-8 所示。

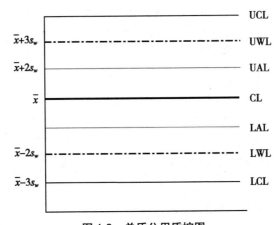

图 4-8　单质公用质控图

注：图中 S_W 为实验室内标准偏差

　　质量控制图可以用标准物质，也可以用质控样或标准溶液作为样品，其浓度可以选择某个项目常规样品的代表性浓度，由专职质控人员（或监测人员本人）制备质控样在分析中使用很是方便。这种质控样可以用模拟的简单基体溶液制备，也可以临用时以此模拟的基体溶液稀释标准溶液作为质控样，其浓度可在保证分析为等精度的条件下略有微小变化，因而是基本恒定的。

　　质控人员（或监测分析人员）针对所测项目预先按照监测方法的浓度范围，选定一个具有代表性的浓度值制备质控样，以其浓度为中心线（$\bar{x}$），质量控制范围则按所用方法性能指标中室内精密度指标 S_W 的 3 倍值做控制限，2 倍值为警告限，1 倍值为辅助限，见图 4-9。

　　在公用质量控制图中，因其以方法规定的精密度为控制范围，就无需考虑个人的分析精密度。这样，既不需要积累数据，也不必盲目追求过高的精密度，只要工作中能掌握分析方法，精密度达到方法规定的要求就可以了。所以，用同一张图便可同时反映测定相同项目的不同检测人员的检测数据。甚至还可以用实验室间精密度指标（S_B）作为控制范围，而将公用质量控制图用于室间质量控制。

　　在日常的常规检测中，质控人员（或检测者本人）可将某项目的质控样以密码方式（或自控方式）安排检测，即在测定样品的同时，以质控样对比实验的办法进行判定，所得结果报给质控人员，在公用质量控制图上制点（或自行制点）检查测定结果的质量。质控人员对所报数据，可以按人分别用不同颜色（或符号）做标志，将逐次结果按顺序制入图中的点阵后分别用同色笔连接即可（图 4-9）。

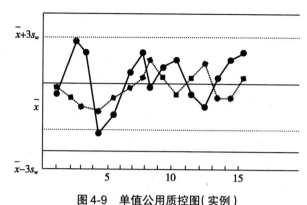

图 4-9　单值公用质控图（实例）

注：图中●、■表示不同分析者或不同实验室的测试结果

当按照公用质量控制图的条件将个人测定该项目质控样的结果逐次制入图中时，就得到一张便于按人判断分析质量的简便直观图形，见图 4-9。按照个人测定结果在图中的分布状况，就可以直接反映其工作的受控状态和工作质量。用休哈特质量控制图的判断指标检查，当各测点能随机分布在中心线两侧，且在上、下控制限范围之内时，表示工作稳定受控；如测点位置出现异常，即可指示工作的失控，或预报失控趋势以及工作质量下降等情况。此时，专职质控人员或检测者本人，均可及时检查原因改进工作。

公用质量控制图可以直接张贴在实验室内，也可由质控人员和检测者本人各自分别保管一份，既便于每个检测人员在日常工作中及时了解自己的工作质量，又便于保密。

公用质量控制图可以在工作中起到其他质控方法难以达到的作用。总括起来，有下述几个方面：①这是一种自控或他控均可使用的公用质量控制图技术，无需事先积累数据和计算统计量即可直接绘图，既可用于实验室内，也可用于实验室间，简便易行；②由于公用的精密度一致，控制指标相同，故检测结果的质量评价标准得以统一；③每批样品测定时，只需做质控样分析，减小了工作量；④能全面、连续地反映工作质量状况，而非仅凭一次质控结果对测定数据的质量进行孤立的点估计；⑤能简便直观地展示检测结果的质量状况，并能预报工作质量的变化趋势；⑥检测分析人员只需掌握分析方法，测试精密度达到方法的规定即可，不追求过高的精密度；⑦在公用质量控制图中，每人有自己的标志（颜色或符号），既能明确指示工作质量状况又便于保密；⑧能作为工作质量的技术档案存查；⑨作为技术档案还可以反映专职质控人员的工作。

5）多样质量控制图——通用选控图：为适应环境样品浓度多变的情况，避免分析人员对单一浓度质控样的测定产生主观成见而出现习惯性误差，可使用多样质量控制图。当对浓度高低不同但相近的质控样进行分别测定时，因其标准偏差近似，可被视为常数，在此情况下，可使用各浓度质控样分别测定的结果与其平均浓度之间的差值绘制多样质量控制图。

选控图和通用选控图的出现，进一步补充和发展了多样质量控制图。

休哈特质量控制图是以样品浓度为基础，直接反映测定值在一定精度范围内的波动状况。

①选控图：选控图的思路不全同于休哈特质量控制图，选控图着眼于所控指标相对于其均值的变化（例如误差），这种相对变化也有规律，并符合于某种典型分布，例如正态分布。当实测值的相对变化偏离了典型分布时，即说明有欲控的系统因素在起作用。至于非控的系统因素，由于选控图仅着眼于相对变化而不受它的影响，所以不予反映。

选控图适用于选控的目的。当将分析质量中的精密度与准确度因素分解为欲控因素和非控因素时，选控图可以只对欲控因素报警，对非控因素不予反映。选控图的既定前提与多样质量控制图相同，都是在等精度的条件下使用，所绘图形反映的是欲控因素的波动情况，当不符合等精度的先决条件时，不宜使用。

②通用选控图：通用选控图进一步解决了不等精度实验的质量控制图形问题。当实验为不等精度时，可将浓度的变化视为非控因素，实测均值与真值的差值视为欲控因素，以消除浓度差异的影响。在有限次测定中，可用总均值代替真值，以 $\overline{x_i - x_j}$ 作为欲控因素，即可消除浓度差异的影响。又因精度不等，方差随待测物浓度的变化而改变，所以，在图中各浓度的控制限也各不相同。为能在一张图上同时反映各浓度测定的质量状况，可以用一个共同的控制限来解决。

由于通用选控图是以覆盖方法全浓度的系列样品测定结果建立的，所以它可以极为方便地使用于方法的浓度范围之内。因而，它不仅能简单直观而灵敏地反映测定结果的质量，并且能与方法的浓度范围完全适应。

2. 常规监测质量控制技术的特性比较　前述的几种质量控制技术，各自具有一定的特点和局限性，都存在着这样或那样的问题，而其中共有的关键问题，则在于样品的基体和待测物浓度的未知性无法解决。所以，无论使用哪种质量控制技术，都面临着对这两项内容的盲目性。又因为每批样品中都有可能包括不同来源、不同类型的样品需要同时安排测定，因而更增加了选用质量控制技术的困难和复杂程度。标准水样一般不含基体组分，而质控样的基体成分，也难以覆盖同批测定的各种类型样品的不同基体组成。即使使用加标回收率测定，也因其测定率仅为 10%～20%，只能解决某个或某几个样品的基体效应的困扰，而且加标量也带有一定的盲目性。加标量的盲目性，对那些已经了解其一般变化规律的常规样品而言固然小些，而对其他未知样品，特别是对污染源废水的待测物浓度及其复杂多变的基体组成无法掌握而表现了极大的盲目性。同样的繁难问题也对质量控制图给予相同的影响。针对这种情况，在不考虑共有的影响时，不妨对上述各种质量控制技术进行剖析和比较（表4-12）。

表4-12　质量控制技术特性比较

序号	质控技术	质控方式	技术特性	技术局限性
1	平行样测定	自控	反映批内测定结果的精密度	不能反映测定结果的准确度
2	平行加标回收率测定	自控	可抵消相同样品基体效应的影响。反映批内测定结果的精密度和准确度	只能对相同样品测定结果的精密度和准确度做出孤立的点估计。在测定中加标样的各种误差（仪器及操作等）均与样品相同而使误差相互抵消，难以发现某些问题。同理，当加标的物质形态与待测物不同时，也常掩盖误差而造成判断的失误
3	密码样测定	他控	如系平行样，可反映批内测定的精密度，如系质控样或标准物质，则可反映测定结果的准确性	使用质控样或标准物质时，仅能对测试质量做出孤立的点估计
4	密码加标回收率测定	他控	同2	同2
5	标准物质对比分析	自控及他控	当标准物质的组成及其形态与样品相同或相似时，能反映同批测定结果的准确度	对同批测定结果的质量仅能给出孤立的点估计，如标准物质的组成或形态与样品不同，则难于确切地反映测试质量
6	方法比较分析	自控	按所用方法性能，可以反映测定结果的精密度与准确度	只能对测试质量做孤立的点估计，程序繁复，不适于做常规质控技术使用

续表

序号	质控技术	质控方式	技术特性	技术局限性
7	人员比对	自控及他控	按测定人员测定水平,可以反映检测人员精密度与准确度	只能对测试质量做孤立的点估计,不适于做常规质控技术使用
8	仪器比对	自控及他控	按所用设备性能,可以反映设备精密度	只能对测试质量做孤立的点估计,不适于做常规质控技术使用
9	留样再测	自控及他控	按留存样品性能进行检测,可以反映测定精密度与准确度	只能对测试质量做孤立的点估计,不适于做常规质控技术使用
10	质量控制图	自控及他控	休哈特质量控制图以数理统计检验为理论基础,以连续短暂间隔时间内积累的数据为依据,用简单、直观的图形全面连续地判断工作质量,能反映测试的失控状态,提示工作质量发生异常;比较不同分析人员的技术水平;预报测试质量的异常趋势。$\bar{x}$图反映单次测定结果在一定精密度范围内的波动情况,$\bar{x}$-R图可以反映批内和批间的精密度以及测定均值在一定精密度范围内的波动情况　公用质控图无需积累数据,使用简便,且能对工作质量作出统一衡量,还能用于实验室间质量控制。通用选控图不仅具备休哈特质控图的特点,还能覆盖方法的全浓度范围	休哈特质量控制图需在一定时间内积累数据,增加一定的工作量。通用选控图需要积累多种浓度样品的数据,计算程序较繁复

三、实验室间质量控制

(一)实验室间质量控制的目的和意义

随着科学发展的需要,分析测试和环境监测工作的重要性日益明显,各单位之间、各行各业甚至各个学科和领域之间的关系也日益密切。因而,当前对监测分析结果的质量提出了更多更高的要求，不仅要求每个测试者个人的数据质量必须有足够的精密度和准确度，而且涉及相互合作以及有一定关联的分析测试结果都要满足一定的质量要求。在环境监测工作中，这个意义更加重要。

实验室间质量控制的目的，在于使协同工作的实验室之间能在保证基础数据质量的前提下，提供准确可靠并一致可比的测试结果，亦即在控制分析测试的随机误差达到最小的情况下，进一步控制系统误差，使之最低。

实验室间质量控制常用于协作实验（为特定目的按照预定程序组织一定数量的实验室进行的合作研究，如分析方法标准化，标准物质的协作定值，组织协作实验完成某项质量调查或科研任务等）、仲裁实验、分析人员的技术评定和实验室性能评价等方面。

实验室间质量控制必须在切实施行实验室内质量控制的基础上进行，需要有足够的实验室参加，使所得数据的数量能满足数理统计处理的要求，也便于分析人员和数据使用者了解分析方法、分析误差以及数据质量等方面的内容。

通常，实验室间质量控制工作应由有经验的实验室或人员负责主持。首先由他们按照工作目的和要求规划设计实施方案，提出具体的工作细则以便共同遵守。工作完成后，再由主持人员对各参加实验室所报结果进行数据处理，并对其做出相应的评价或判断。

（二）实验室间质量控制程序

实验室间质量控制是由一定数量的参加实验室按规定程序共同执行既定计划完成的。为能很好地完成这项工作，除依靠各参加实验室的共同努力外，必须有一个负责组织协调工作的机构贯彻执行这项计划。

1. 工作机构　为能保证某项实验室间质量控制工作顺利进行，通常由上级单位的实验室或专门组织的专家技术组负责主持这项工作中的方案设计、组织协调和贯彻执行。这个主持机构应根据实验室间质量控制的目的和要求，制订出切实可行的计划方案；规定实施的各项要求和各种统一报表；检查各参加实验室的内部质量控制工作的具体情况；负责贯彻实施和督促检查计划方案的执行情况；分发已知标准或核校各参加实验室的标准溶液；制备并分发统一的考核样品；处理上报的测试结果并做出质量评价；对各参加实验室给予技术指导，特别是对测定结果质量不理想的实验室，应协助他们查找原因，提高其分析质量。必要时，这个机构还应负责技术培训、技术咨询和技术经验交流等工作。

各参加实验室都是进行实验室间质量控制工作的成员机构。每个实验室都应明确认识这项工作的实际意义及其在整体工作中的作用而积极支持这项工作。为保证计划方案的顺利实施,首先应切实地完成实验室内质量控制的各项内容。然后,在负责机构的领导和指导下,按照计划方案的程序,做好每一步工作。如果参加实验室对此项工作没有足够认识,而敷衍从事,或盲目追求自我测试质量,而将人为的不科学的因素引入数据中,其结果都将使实验室间质量控制工作受到影响而得出不正确的判断和结论,严重时可导致整体工作的失败。

2. 计划方案 实验室间质量控制工作计划方案的设计和实施,按照工作目的和要求的不同而异。例如,实验室间性能评价、研究项目的协作实验、分析方法标准化和标准物质的协作定值等,都因其目的与要求各不相同,不仅所用的质量控制程序有差别,在数据的统计处理和评价方法上也都有明显的不同。

下面仅就实验室性能评价和实验室间质量控制考核工作做一介绍。

(1)实验室性能评价:实验室性能评价是指对实验室进行全面考察后,对其工作能力与水平所给予的整体评价。

全面考察应由上级主管部门主持并组成专门的考评组织。这个考评组织可以是临时性的,其中包括上级部门的主管人员和高级专业技术人员两部分。考察的内容应包括所有涉及实验室工作的各个部分,诸如人员素质,实验室工作条件,质量保证制度及实施效果,以及工作完成情况等。

人员素质的考察,除对实验室分析人员在现场进行基础理论测试与考核样品的测定,以及实际操作技术的规范化与水平的考评外,还应考察历年的质量控制考核成绩和各级分析技术人员的技术著作及对实验室各项规章制度的遵守执行情况。

实验室工作条件的考察包括实验室所用各种仪器的质量状况;使用及维护保养情况;衡、量器皿和仪器的检定;试剂(包括纯水和有毒试剂)与仪器的供应、保管情况;实验室的合理布局与环境状况、正确执行操作规程与安全制度的情况等内容。

质量保证制度及实施方面主要考察质量保证机构的设置及其工作开展的成效;质量保证计划的实际执行情况,诸如实验室的技术管理、质量控制程序的实施,实验记录和数据复核与审查,以及技术档案的建立和保管等。

在对上述各项内容进行全面考察的同时,应分别进行定量化评定。最后,在综合这些方面的考察基础上,对实验室给予全面的性能评价。

(2)质量控制考核:质量控制考核是了解实验室分析测试结果是否符合质量要求的基本方法,也是督促各实验室切实执行实验室内质量控制并进一步实施实验室间质量控制的过程。因此,如前所述,实验室性能评价工作中的考核样品测定,只侧重了解实验室报出数据的质量。严格地说,它属于实验室性能评价中的一部分。

实施范围质量控制考核可按不同级别分别进行。质量控制考核的方案设计可以包括用已知样核校各实验室的基准，用考核样品的测定结果评价各实验室所报数据的质量状况。由于只需了解各实验室测报数据的质量，所以，方案设计应力求符合日常工作状态。考核项目应以常规监测项目为主，上报考核样品测定结果的数据量，一般按常规监测要求报出平行三份空白实验值和平行两份考核样品的测定值即可。

作为实验室间质量控制用的考核样品，其浓度水平应与常规监测样品的浓度水平相近或相当。通常多用标准水样做考核样品。标准水样一般为不含基质或仅含简单基质的人工合成高浓度样品，使用时应按说明书的要求进行稀释后测定。这种稀释液的浓度应力求与样品的浓度相当，以保证测定是在等精度的条件下进行，便于对测定结果做出正确的评价。在既往的实验室间质量控制考核工作中，曾发现个别参加实验室为减少稀释误差，而不按规定的要求进行稀释。可以肯定，这样获得的结果，是难以了解测定的真实效果的。

为使各参加实验室能按计划方案的要求进行工作，发放考核样品必须做到：考核样品的性能应均匀、稳定，浓度符合要求，有使用说明书；数量应能满足规定上报结果的测定用量而不宜过多；保证各参加实验室都能在大致相同的时间内接到考核样品，并能按规定日期完成测试，报出结果。在发放考核样品的同时，应一并寄出各种报表及填报要求的说明。

结果评价对考核结果的评价常用的方法有相对误差法、均值置信范围法和秩和检验法。

由于常用人工合成的标准水样作为考核样品，因而可将其保证值用为评价测定结果的依据。

1）相对误差法是将考核样品（即标准水样）的保证值视为真值，将各参加实验室的测定结果分别对其求出相对误差值。按所用方法的允许差评价测定结果的质量。相对误差越接近零，准确度越高。由于允许差不仅与所用方法有关，也受待测物浓度水平的影响，因此，选定合理的允许差范围是至关重要的。

2）均值置信范围法是将考核样品的保证值（中心值及不确定度）中的不确定度做适当展宽后，用以评价各实验室的测定结果。由于考核样品即为人工合成的标准水样，其保证值的确定多是由高水平实验室（实验室的设备条件好，人员素质及技术水平高）协作定值或验证理论计算值得出的，因而，其不确定度范围常偏小、偏严。作为标准物质的保证值，所定区间范围越小，表示其保证值越接近真值，准确度越高。如果直接用这个范围评价一般参加质量控制考核的实验室测定结果是不适当的。又因质量控制考核的数据，一般仅为一次平行双份结果的均值，所以，评价它的质量时，只宜使用适当展宽的区间范围来衡量：展宽的幅度应根据所测项目的实际情况做出相应的决定。例如，待测物质的稳定情况、浓度水平、所用方法的繁简难易等，都应作为考虑的条件。通常可用统一分析方法中室内标准偏差的 2 倍值或 3 倍值作为评价范围。

均值置信范围法作为评价指标，只能对考核结果作出"合格"或"不合格"的判断，不能区分其"优""良""及格"的等级。均值的置信范围通常以精密度指标的标准偏差为度。1σ、2σ、3σ 的区间反映的是测试结果的分布概率。因而，对于有限次测量，甚或是一次测量的结果，使用概率分布的指标评价其"优""良"与"及格"的等级是不适宜的。

3）秩和检验法也叫顺序检验法，可以在参加实验室数较少、样品测定数为 3 个以上的情况下使用。这种方法的计算简便，对测定结果的分布要求也不严格，既适用于检验不同浓度的相同样品测定结果，又可用于检验不同浓度的不同样品测定结果，比较灵活方便。现举例说明如下。

例：有 10 个实验室参加测定 5 份水样中的硝酸盐氮含量，所得结果列于表 4-13。

表 4-13　水中硝酸盐氮含量测定结果的秩和检验 $/mg \cdot L^{-1}$

实验室号	测定结果					秩和值					总秩和值
	样品					样品					
	1	2	3	4	5	1	2	3	4	5	
1	4.09	3.46	5.60	2.09	25.32	9	5.5	6	4	3	27.5
2	4.44	3.52	5.64	2.18	24.44	1	1	3	2	10	17
3	4.30	3.40	5.58	2.02	24.89	3.5	8.5	7.5	6.5	8	34
4	4.23	3.46	5.61	1.99	25.17	5	5.5	5	8	4	27.5
5	4.22	3.51	5.58	2.02	25.00	6.5	2.5	7.5	6.5	6	29
6	4.30	3.51	5.76	2.19	25.48	3.5	2.5	1	1	1	9
7	3.95	3.40	5.41	1.97	25.02	10	8.5	10	9	5	42.5
8	4.22	3.50	5.54	2.17	24.76	6.5	4	9	3	9	31.5
9	4.13	3.30	5.65	1.94	24.93	8	10	2	10	7	37
10	4.38	3.42	5.63	2.06	25.39	2	7	4	5	2	20

①计算秩和值：将表 4-13 中左侧所列各实验室的样品测定结果，按样品分别求出秩和值列于表 4-13 的右侧。测定结果最大的秩和值为 1，次大者为 2，依此类推。遇有两个测定结果相同时，其秩和值均为 n + 1/2，并弃去秩和

值 n 及 n+1。例如样品 1 中实验室 3 及 6 的测定结果均为 4.30，此时 4.30 的秩和值应为 3，所以这两个实验室的秩和值即同为 3+1/2＝3.5，而秩和检验中的 3 及 4 即不复存在。同理，如果某样品的三个实验室测定结果都相同，其秩和值应同取 n+1，并弃去以及 n+2 的秩和值。

②计算总秩和值：分别累计各实验室测定各个样品的秩和值，列于表 4-13 的最右端。

③进行秩和检验：由于各实验室总秩和值不等，可知：某实验室的测定结果多数偏高时，其总秩和值即小，而测定结果大多偏低的实验室，其总秩和值则大。

由表 4-14 查出当 a＝0.05 时的秩和检验上限及下限值，用作检验的判断标准。本例中样品数为 5（表 4-14 上方横行即为样品数），实验室数为 10（表 4-14 的左侧为实验室数），查得的秩和检验上、下限分别为 10 与 45。这两个值表明：凡总秩和值为 11—44 的实验室，其测定结果有 95% 的把握可判为不存在系统误差，而总秩和值小于 11 或大于 44 的实验室，其测定结果有 95% 的把握可判为存在着系统误差。本例中 6 号实验室的总秩和值为 9，最低，小于 11，故可认为该实验室存在着正的系统误差。由于该实验室的 5 份样品测定结果均偏高，表现为存在着正的系统误差。又如，7 号实验室的总秩和值为 42.5，最大，但未高出 44，其 5 份样品的测定结果中有 4 份的秩和值偏高，仅 5 号样品的秩和值居中。因此，从测定结果的总体分析，可认为有 95% 的把握判断该实验室存在较大的误差，但主要为随机误差。

表 4-14　秩和检验临界值（a＝5%）

实验室数	样品数												
	3	4	5	6	7	8	9	10	11	12	13	14	15
3	4	5	7	8	10	12	13	15	17	19	20	22
	12	15	17	20	22	24	27	29	31	33	36	38
4	4	6	8	10	12	14	16	18	20	22	24	26
	16	19	22	25	28	31	34	37	40	43	46	49
5	5	7	9	11	13	16	18	21	23	26	28	31
	19	23	27	31	35	38	42	45	49	52	56	59
6	3	5	7	10	12	15	18	21	23	26	29	32	35
	18	23	28	32	37	41	45	49	54	58	62	66	70
7	3	5	8	11	14	17	20	23	26	29	32	36	39
	21	27	32	37	42	47	52	57	62	67	72	76	81
8	3	6	9	12	15	18	22	25	29	32	36	39	43
	24	30	36	42	48	54	59	65	70	76	81	87	92

续表

实验室数	样品数												
	3	4	5	6	7	8	9	10	11	12	13	14	15
9	3	6	9	13	16	20	24	27	31	35	39	43	47
	27	34	41	47	54	60	66	73	79	85	91	97	103
10	4	7	10	14	17	21	26	30	34	38	43	47	51
	29	37	45	52	60	67	73	80	87	94	100	107	114
11	4	7	11	15	19	23	27	32	36	41	46	51	55
	32	41	49	57	65	73	81	88	96	103	110	117	125
12	4	7	11	15	20	24	29	34	39	44	49	54	59
	35	45	54	63	71	80	88	96	104	112	120	128	136
13	4	8	12	16	21	26	31	36	42	47	52	58	63
	38	48	58	68	77	86	95	104	112	121	130	138	147
14	4	8	12	17	22	27	33	38	44	50	56	61	67
	41	52	63	73	83	93	102	112	121	130	139	149	158
15	4	8	13	18	23	29	35	41	47	53	59	65	71
	44	56	67	78	89	99	109	119	129	139	149	159	169

秩和检验是从测定结果的总体考虑问题,因而对评价实验室的误差来源是具有说服力的。

3．核校标准溶液　标准溶液是相对分析方法赖以确定测试结果的基准物质,其质量如不可靠,就将使实验室内的分析测试结果的准确性受到直接影响。如果这些实验室所用标准溶液不一致,不仅会使各自测定结果的准确性受到影响,还将使这些实验室间的数据失去可比性。为保证实验室间的分析质量,必须重视标准溶液的一致性。又由于各实验室在执行实验室内质量控制的过程中,虽能较方便地校正一些不理想的实验条件和技术操作上存在的问题,但是,常有一些潜在的技术因素形成的系统误差,是难以发现的。这就需要通过实验室间质量控制来解决。

据此可知,核校标准溶液是开展实验室间质量控制的一项重要技术工作。这项工作,通常是由实验室间质量控制的领导机构在分发考核样品之前,先向各实验室发放一份标准物质,核校其基准(包括标准溶液和仪器),以发现和消除系统误差,同时,还能起到量值传递的作用。

对于目前尚缺乏标准溶液的商品物质,要达到上述目的,最简单的方法就是选用适当的标准物质或某级中心实验室的标准溶液(经与标准物质比对过)作为核校标准。选用的标准物质或标准溶液,必须均匀、稳定、浓度准确,而且便于保存和运输。为此,可将其浓溶液连同浓度值、稀释方法一起发放至各实验室。发放的数量应能充分满足核校工作的需要。各实验室应按照所用的分析方法,将各自的标准溶液与标准物质同时测定,并对测定结果进行比较,以校正各自标准溶液的浓度,使之与标准物质的浓度一致。

核校标准溶液时,首先应按照分析方法的浓度范围用相同的溶剂稀释标准物质和各自的标准溶液的贮备液至所需浓度。为能进行有效的核校,可使用接近分析方法测定上限的浓度。测定时,可以省略某些前处理操作,但必须注意测定顺序的随机化。

4.考核样品的测定 在完成实验室内质量控制和核校标准溶液及仪器之后,从某种意义上讲,实验室的误差已查出并得到解决,表明实验室处于受控状态。然而,在实际工作中,由于环境样品常含有复杂的基质,其分析操作程序远比核校标准溶液所用的简单操作繁复得多。所以,为能更确切地考察各实验室之间测定结果的一致性和可比性,还需要对各实验室进行考核样品的测定,用考核数据的质量对各实验室做出评价。

主持考核的工作机构首先应选择性能稳定、均匀、待测组分浓度准确、便于保存和运输的样品(一般多用环境标准物质)作为考核样品。

发放前,应对考核样品做认真细致的检查。检查内容包括:样品包装有无异常或破损;样品编号是否正确;样品有无变质情况,以及样品说明书的内容是否完全、准确等。

将准备妥善的考核样品按期邮寄或航寄给各参加实验室,应保证各实验室能在大致相同的日期收到考核样品。

各参加实验室接到考核样品后,应按要求使用常规分析方法在指定的时间内完成测试,将测定结果准确地填在报表中,经审核无误后,加盖单位公章,上报给主持考核的工作机构。考核样品的测定应包括平行三份空白实验值及考核样品的平行双份测定结果(经空白校正)。

空白实验值最能反映各实验室的基本状况,其中包括仪器、试剂(包括纯水和溶剂)、测试技术以及环境条件等。对于空白实验值应该上报原始测量信号值和计算结果。在方法相同的情况下,比较各实验室的空白实验信号值,能了解到真实的测试水平。对空白实验值进行统计处理时,应切实注意实际情况。对子符合分析化学规律和实际情况的数据,可以不进行统计处理。例如,测定数据中绝大多数完全相同,仅有 $1 \sim 2$ 个是方法灵敏度所允许的结果时,即应保留这种数据。还应提示注意的是,当检验实验室的系统误差时,必须考虑空白实验值的变异。

用考核样品的平行双份测定结果(最好也同时报出测量信号值)可以大致地区分出数据的误差来源。两个结果之差反映测量的精密度和随机误差,两个结果的平均值与考核样品的保证值之间的相对误差即表示测量的准确度和系统误差。

由于测定结果中包含着两种误差来源，而且测试次数有限，因而一次实验室间质量控制考核结果的比较，常不能全面反映一个实验室的真实水平，所以，在作出评价时，应持慎重态度。

5. 实验室间质量控制考核报表　为避免不必要的失误和便于工作，主持实施实验室间质量控制考核的工作机构应设计并分发核校标准溶液报告表，考核样品测定结果报告表等。在收到各实验室的报告表后，应及时进行登记，以便进行统计处理。

四、有机污染监测质量控制

（一）有机污染监测质量控制的意义

环境中的有机污染物随着人类社会和科学的发展，其种类和数量与日俱增。尤其是有机合成化学、石油、制药、印染、农药等工业的迅速发展，使化学品，特别是有机有毒化学品不可避免地进入环境，造成污染。人们对环境中有机污染物的危害程度已日渐重视，许多国家都制定了优先监测污染物名单，其中有机污染物占据很大比例，环境有机污染监测方法及其质量控制的研究也更加重要。

由于有机污染物种类多、成分复杂、分布广、易变化，因此，在环境污染监测中所用分析方法，对样品中待测物的富集、提取分离、浓缩净化、定性鉴定和定量测定等均应具有高灵敏度。大多数有机污染分析都以仪器分析法作为定性鉴定和定量测定的手段。应用最为广泛和普遍的首推气相色谱法、色谱－质谱法和高效液相色谱法。

为了把监测误差控制在容许限度内，保证测量结果的准确度和精密度，有机污染监测同样需要遵循一定的质量控制程序，以评价所获得数据的质量。本章前面所述的实验室内质量控制程序同样适合于有机污染监测。但由于有机污染物的特性以及各种分析仪器各有不同的原理和操作技术，因此在测定技术和质量控制技术上也都不尽相同。

（二）有机污染监测质量控制程序

为了保证监测样品的代表性、完整性，监测数据的准确性、精密性、可比性，要求监测人员对每个步骤都应按照批准的方法进行操作。只有按照质量控制程序做好监测中每个环节的工作，才能对所得数据的质量进行评价。

质量控制程序主要有两方面：第一是确证实验室工作能力的原始说明，即分析人员借以证明他能按选定的方法获取具有可接受精密度和准确度的测定结果的确证程序；第二是能确证监测数据质量的一系列措施。

1. 实验室工作能力的确证程序　为证明实验室有能力按照分析方法取

得可按受的准确度和精密度的数据,分析人员必须分析质控校核样。在有机污染监测中,应进行下述程序以确证分析人员的能力。

(1) 分析仪器性能的校准:对分析仪器应按规定的方法进行校准,并绘制待测物的校准曲线,使达到该仪器分析法规定的指标,注明分析系统处于受控状态。如果校准结果超过规定的限值,则需要重新进行系统的校准。

每台仪器按方法规定的频次校核,并绘制新的校准曲线。用色谱 - 质谱法测定有机物时,如测定挥发性有机物,要用 4- 溴氟苯校核;如测定半挥发性有机物,则用十氟三苯基膦校核仪器系统;而气相色谱仪和高效液相色谱仪一般是用待测物标准进行校核。

(2) 全程序空白实验:为证明对分析系统的干扰处于受控状态,在分析校核样之前应进行全程序空白实验。

(3) 质控校核样分析:质控校核浓溶液应包含每一种待测物。可以用纯标准物质配制或购买定值的溶液配制。一般可从上级机构或权威机构获得。如果实验室自己配制,则不得使用绘制校准曲线的校准标准溶液,应另行配制。

对每一种待测物选择有代表性的浓度,加标于试剂水和样品中,同时测定试剂水和样品的本底值,并计算加标回收率。

2. 样品分析中的质量控制程序　在样品分析过程中实施质量控制措施,以证明和保证所得测试结果的质量。

(1) 分析样品之前,首先应进行仪器校准。用一个或数个标准溶液校验校准曲线,标准物质的响应值应在实验室建立的各该仪器预期值范围内,否则需重新配置校准标准溶液进行检验,或者重新绘制校准曲线。

(2) 每批分析样品(最多 20 个)中必须做至少一份全程序空白,以证明分析系统处于受控状态。

(3) 每批分析样品(最多 20 个)中必须做平行双样和加标样(或平行加标双样)。其平行结果的相对偏差应在方法性能允许差之内,以证明分析结果的精密度。加标回收率应落在方法允许的控制限之内,以证明分析结果的准确度。

(4) 实验室应保持完整的原始记录和所有的质控数据,并对数据进行质量评价。

(三) 常用的有机污染监测质量控制技术

1. 采样及样品保存

(1) 按照待测物特定的采样方法进行采样,采集有代表性和完整性的样品。

(2) 采集的样品应存放于有聚四氟乙烯衬里螺旋盖的硬质玻璃瓶中。

（3）样品应冷藏或冷冻。

（4）一般有机污染物样品都应在 7 天内萃取完毕。

2．样品净化的质量控制　有机污染物被萃取后，一般需要分离干扰物质。常用柱层析、酸碱分配等方式净化。每批样品（最多 20 个）净化时，应至少检查一个空白和加标样品。

3．分析仪器的调试和校准　各种分析仪器，如气相色谱仪、质谱－质谱仪和高效液相色谱仪，均应按各该仪器的规定方法进行校准，用分析校准标准验证分析系统的性能。

分析样品时，应尽量与校准标准溶液使用同一进样器，按低浓度到高浓度的顺序进样。每分析一个样品时，应以该样品溶液洗涤进样器 3 次以上。

在有机污染物监测中使用最多的是气相色谱分析仪。现以气相色谱仪为例，介绍仪器调校的技术操作和程序。

（1）建立待测物质色谱条件并校准色谱系统

1）外标校准：配置 3 或 5 个浓度水平的待测物质标准溶液，低浓度应接近并略大于方法检出限。

在用于测定实际样品的气相色谱条件下，测定校准标准样的峰高或峰面积响应值，并绘制校准曲线，符合要求时，用统计检验法进行回归计算，计算相关系数、剩余标准偏差，检验回归直线是否通过原点。

也可将响应值和注射量的比值作为校正因子，计算每一浓度相对应的校正因子和平均校正因子以及校正因子的相对标准偏差。如果相对标准偏差小于 10%（5 点校准则小于 20%），则认为该直线通过原点，并可用此校正因子平均值代替校准曲线。

每个工作日必须用一个以上校准标准来检查校准曲线，其响应值不应超过标定值的 ±10%（如 5 点校准，不得超过 ±15%），否则，应配制新的校准标准溶液，重新检验，或重新绘制校准曲线。

2）内标校准：首先选定一个或数个合适的内标物质，应与待测物的化学性质相近而不受方法或基体干扰。

配制包含恒定内标物质的 3 个或 5 个浓度水平的待测物标准溶液。

在测定待测物色谱条件下，测定含内标物的校准标准溶液的峰高或峰面积响应值，计算其响应因子（response factor，RF）。

$$RF = \frac{A_s C_{is}}{A_{is} C_s} \qquad （式4\text{-}14）$$

式中：

A_s——待测物响应值；

A_{is}——内标响应值；

C_s——待测物浓度；

C_{is}——内标浓度。

如果 RF 值的相对标准偏差 RSD 小于 10%（如系 5 个浓度，则小于 20%），则可用 RF 平均值计算。

每个工作日用一个以上校准标准溶液进行检查，其响应值不应超过标定值 ±10%（或 ±15%）。如果超过该限域，应以新配校准标准溶液重新检验或绘制新的校准曲线。

（2）建立保留时间窗：每一标准物质在每个色谱柱上都应建立保留时间窗。

在气相色谱仪最佳操作条件范围内，72 小时之内，测定待测物标准保留时间 3 次（多组分可选择一个主要峰），计算 3 次保留时间的标准偏差。

每个标准物质的平均保留时间加减 3 倍的保留时间标准偏差，作为保留时间窗。但对分析色谱图的实际解释，分析人员的经验更为重要。

对每一待测物要建立每日保留时间窗。即当日校准标准物质的保留时间加减 3 倍的保留时间标准偏差。

待测物的相对保留时间必须和一可靠的标准待测物的保留时间进行比较。为了确证一个化合物，样品和标准应在另一根选择性不同的色谱柱上进行再分析，以便得到第二个特征的保留时间。

（3）方法检出限：气相色谱法的检出限是通过测量样品响应值的噪声水平估算的。如果待测物确实存在，则可用待测物出峰保留时间附近的噪声水平（通常按噪声的 2 倍水平）所对应的待测物浓度作为气相色谱法的检出限。

第五章 职业卫生检测质量控制

职业病危害因素检测工作质量控制的目的在于：

1. 降低样品采集和测量误差。

2. 规范采样和检测操作,减少工作量。

3. 改进实验室之间数据可比性的基础。

4. 为分析测试质量评价提供统计学基础,最终为保证进行的检测与评价结果准确可靠。质量控制应贯穿于职业病危害因素检测全过程。

职业病危害因素检测工作的质量控制主要包括空气样品现场采集工作的质量控制和检测分析工作(含实验检测和现场检测)的质量控制两个方面。

第一节 职业卫生现场调查与采样质量控制

一、现场调查

开展职业卫生现场调查是为开展采样、保证采样质量打下良好、坚实的基础。关于现场调查,相关部门发布的规范中有明确的要求。

《职业卫生技术服务机构工作规范》(安监总厅安健〔2014〕39号)要求:

第十二条 开展技术服务时,应按要求做好职业卫生调查和工作日写实。在正常生产情况下,按照工种(岗位)对从事职业病危害作业人员整个工作日内的各种活动及其时间消耗连续观察、如实记录,并进行整理和分析。现场调查应满足:

(一)现场调查内容和过程依据相关标准规范要求实施;

(二)使用受控的记录表格实时记录,记录信息应全面、完整、填写规范,并经被服务单位陪同人员签字确认;

(三)现场调查人员应包括相关行业工程技术人员;

(四)在被服务单位显著标志物位置前拍照(摄影)留证并归档保存。

第十三条 通过职业卫生调查、工程分析、资料分析、检测检验等方法,对建设项目（用人单位）生产工艺过程、生产环境、劳动过程中可能存在的职业病危害因素的种类、来源、分布及其影响人员进行全面、客观、准确的识别，职业病危害因素应包含：

（一）列入《职业病危害因素分类目录》的；

（二）国家（或国外）已颁布职业接触限值的；

（三）国家已颁布相关职业卫生检测标准方法的；

（四）其他可能危害劳动者身体健康的。

第十四条　开展职业病危害因素检测前，应明确检测任务的目的、性质、内容、方法、质量和经费要求等，评估能力和资源能否满足检测需要，拟订现场采样和检测计划。现场采样和检测计划应包括检测类别、检测范围、检测项目、采样方式、检测方法、检测时间、检测地点、采样对象、采样数量、仪器设备等内容。

《职业卫生技术服务机构检测工作规范》（安监总厅安健〔2016〕9号）中的要求：

第七条　技术服务机构应当按照程序和以下要求开展现场调查（包括工作日写实）：

（一）现场调查应当覆盖检测范围内全部工作场所。

（二）现场调查应当至少包括以下内容：

1．用人单位基本情况，包括单位名称、地址、劳动定员、岗位划分、工作班制。

2．生产过程中使用的原辅材料，生产的产品、副产品和中间产物等的种类、数量、纯度、杂质及其理化性质。

3．生产工艺和设备，包括设备类型、数量及其布局；主要工艺参数，生产方式，生产状态。

4．各岗位（工种）作业人员的工作状况，包括作业人数、工作地点及停留时间、工作内容和工作方式；接触职业病危害的程度、频度及持续时间。

5．工作场所空气中有害物质的产生和扩散规律、存在状态、估计浓度。

6．工作场所卫生状况和环境条件、职业病防护设施及运行情况、个人防护用品及使用情况。

（三）现场调查应当至少由2名专业技术人员完成，且应当包括相关行业工程技术人员。

（四）现场调查应当在正常生产情况下进行，且现场调查的时间应至少覆盖1个工作日。

（五）现场调查应当实时记录（现场调查记录表参见文后附件1），并经用人单位陪同人员签字确认。

（六）在用人单位显著标志物位置前拍照（摄影）留证并归档保存。

（七）根据实际情况，可在现场调查时开展预采样，预采样不能代替现场采样。

二、现场采样的质量控制

（一）现场采样的基础要求

职业卫生的现场采样要用到采样的相关介质和仪器。关于采样介质和仪器的要求，我们参照国标 GB/T 17061 执行，GB 17061—1997 已废止，但目前尚无可替代标准。

GB/T 17061—1997 作业场所空气采样仪器的技术规范

本标准是为劳动卫生标准的监测配套的采样仪器技术规范，用于作业场所空气采样仪器的制造和性能测试。本标准是在总结了我国经验并参考了国外仪器资料的基础上提出的。

本标准从 1998 年 12 月 1 日起实施。

本标准由中华人民共和国卫生部提出。

本标准起草单位：中国预防医学科学院劳动卫生与职业病研究所、湖北省卫生防疫站、鞍钢劳动卫生研究所。

本标准主要起草人：徐伯洪、梁禄、范成元。

本标准由卫生部委托技术归口单位中国预防医学科学院负责解释。

1 范围

本标准规定了作业场所空气采样仪器的规格和技术性能要求。

本标准适用于作业场所空气采样仪器的制造和性能测试。

2 定义

本标准采用下列定义：

2.1 空气采样仪器 air sampling instrument

在空气监测中，用于采集空气中被测物质的仪器，包括空气收集器和空气采样器等。

2.2 空气收集器 air collector

用于收集空气中气体、蒸汽和气溶胶状态被测物质的器具，包括大注射器、采气袋、气体吸收管、滤料采样夹和固体吸附剂管等。

2.3 空气采样器 air sampler

与空气收集器配套，能以一定的流量抽取空气样品的仪器；主要由抽气动力和流量控制装置等组成，包括气体采样器和粉尘采样器。

2.4 无泵型采样器，passive collector

利用毒物分子扩散或渗透的原理设计制作的空气采样仪器，包括扩散式和渗透式两种。

3　空气收集器

3.1　空气收集器的基本技术性能要求

3.1.1　空气收集器的采样效率应大于90%。

3.1.2　空气收集器的机械构造和形状要合理，重量要轻，体积要小，携带和操作要简便安全。

3.1.3　制作空气收集器的材料应不吸附或吸收待测物质，不产生对采样和检测有影响的物质。

3.1.4　空气收集器能在温度－10～45℃、相对湿度小于95%的作业环境中正常工作。

3.2　注射器

3.2.1　规格：100ml或50ml医用气密型注射器。

3.2.2　性能要求：将注射器垂直架起，芯子应能自由下落；当吸入空气至满刻度并封闭进气口后，朝下垂直放置24h,芯子自由下落不得超过原体积的20%。

3.3　采气袋

3.3.1　规格：50～10 000ml铝塑采气袋。

3.3.2　性能要求

3.3.2.1　当采气袋充满空气后，浸没在水中，不应冒气泡。

3.3.2.2　具有使用方便的采气和取气装置，而且能反复多次使用。

3.3.2.3　采气袋的死体积不应大于其总体积的5%。

3.4　气泡吸收管

3.4.1　规格：分大型气泡吸收管和小型气泡吸收管两种，尺寸见图5-1。制造用的材料应是硬质玻璃。

3.4.2　性能要求：内管和外管的接口应是标准磨口；内管出气口的内径1.0mm±0.1mm，管尖与外管底的距离为4.5mm±0.5mm；固定小突应牢固。

3.4.3　气密性检查：分别在大型气泡吸收管和小型气泡吸收管中装入5ml和2ml水，将内管进气口封闭，外管出气口与空气采样器连接，当以1L/min流量抽气时，吸收管内不应冒气泡，空气采样器的流量计不应有流量指示。

3.5　多孔玻板吸收管

3.5.1　规格：尺寸见图5-2。用硬质玻璃制造，进气管应与缓冲球熔接。

3.5.2　性能要求：多孔玻板的孔径和厚度应均匀；当管内装5ml水，以0.5L/min的流量抽气时，产生的气泡应均匀，不应有特大的气泡；气泡上升高度为40～50mm，阻力为4～5kPa。

3.6　冲击式吸收管

3.6.1　规格：尺寸见图5-3。用硬质玻璃制造。

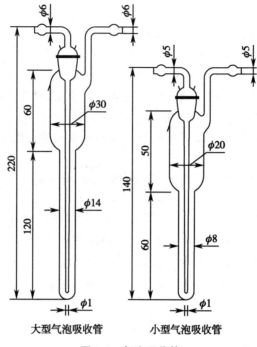

大型气泡吸收管   小型气泡吸收管

图 5-1 气泡吸收管

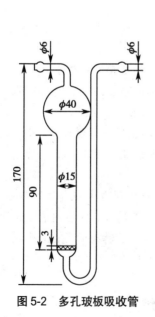

图 5-2 多孔玻板吸收管

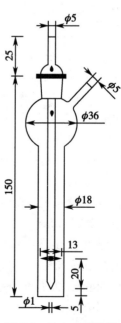

图 5-3 冲击式吸收管

3.6.2　性能要求：内管和外管的接口应是标准磨口；内管应垂直于外管管底，出气口的内径为 1.0mm±0.1mm，管尖距外管底 5.0mm±0.1mm；固定小突应牢固。

3.6.3　气密性检查：同 3.4.3

3.7　活性炭管

3.7.1　规格：尺寸见图 5-4。用硬质玻璃制造。内外径应均匀；两端应熔封，并附有塑料套帽。

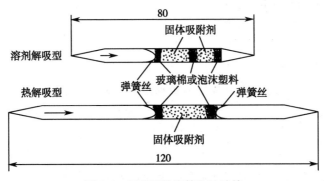

图 5-4　标准活性炭管和硅胶管

3.7.1.1　溶剂解吸型活性炭管：管长 80mm，内径 3.5～4.0mm，外径 5.5～6.0mm；前段装 100mg 活性炭，后段装 50mg 活性炭。

3.7.1.2　热解吸型活性炭管：管长 120mm，内径 3.5～4.0mm，外径 6.0mm±0.1mm；内装 100mg 活性炭。

3.7.1.3　根据检测需要可以制作其他规格的活性炭管，其性能必须符合 3.7.2 条的要求。

3.7.2　性能要求

3.7.2.1　使用的活性炭应有足够的吸附容量，能满足检测的需要。在气温 35℃、相对湿度 90% 以下的环境条件下，穿透容量不低于 1mg 被测物。

3.7.2.2　活性炭的两端和前后两段之间用玻璃棉或聚氨酯泡沫塑料等固定材料加以固定和分隔，在进气口端的固定材料前和热解吸型的固定材料后各用一个弹簧钢丝固定。装好的活性炭不应有松动；所用的玻璃棉等固定材料不应发生影响采样或检测的作用。

3.7.2.3　在 200ml/min 流量下，活性炭管的通气阻力应为 2～4kPa。

3.7.2.4　活性炭管的空白值应低于标准检测方法的检出限。

3.7.2.5　塑料套帽应能封住管的两端，保持良好的气密性，且不易脱落，不存在或产生影响测定的物质。

3.8 硅胶管

3.8.1 规格:尺寸见图 5-4。用硬质玻璃制造,内外径应均匀;两端应熔封,并附有塑料套帽。

3.8.1.1 溶剂解吸型硅胶管:管长 80mm。内径 3.5~4.0mm,外径 5.5~6.0mm;前段装 200mg 硅胶,后段装 100mg 硅胶。

3.8.1.2 热解吸型硅胶管:管长 120mm,内径 3.5~4.0mm,外径 6.0mm±0.1mm;内装 200mg 硅胶。

3.8.1.3 根据检测需要,可以制作其他规格的硅胶管,其性能必须符合3.8.2 条的要求。

3.8.2 性能要求

3.8.2.1 使用的硅胶应有足够的吸附容量,能满足检测的需要。在气温35℃、相对温度 80% 以下的环境条件下,穿透容量不低于 0.5mg 被测物。

3.8.2.2 硅胶的两端和前后两段之间用玻璃棉或聚氨酯泡沫塑料等固定材料加以固定和分隔,在进气口端的固定材料前和热解吸型的固定材料后各用一个弹簧钢丝固定。装好的硅胶不应有松动;所用的玻璃棉等固定材料不应发生影响采样或检测的作用。

3.8.2.3 在 200ml/min 流量下,硅胶管的通气阻力应为 2~4kPa。

3.8.2.4 硅胶管的空白值应低于标准检测方法的检出限。

3.8.2.5 塑料套帽应能封住管的两端,保持良好的气密性,且不易脱落,不存在或产生影响测定的物质。

3.9 其他固体吸附剂管

根据检测的需要和待测物的性质,选择其他合适的固体吸附剂,制作成所需规格的固体吸附剂管,其性能要求参考 3.7.2 和 3.8.2 条。

3.10 铝合金采样夹

3.10.1 规格:尺寸见图 5-5。用硬质铝合金制造;密封圈的内直径为35mm,使用的滤膜直径为 40mm。

3.10.2 性能要求:采样夹内装上不透气的塑料薄膜,放于盛水的烧杯中,向采样夹内送气加压,当压差达到 1kPa 时,水中应无气泡产生。

3.11 小型塑料采样夹

3.11.1 规格:尺寸见图 5-6。用优质塑料制造,使用的滤料和滤料垫的直径为 25mm。

3.11.2 性能要求:采样夹内装上不透气的塑料薄膜,放于盛水的烧杯中,向采样夹内送气加压,当压差达到 1kPa 时,水中应无气泡产生。

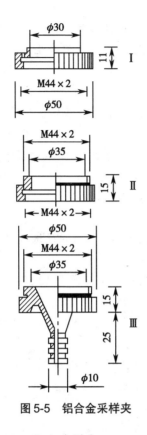

图 5-5 铝合金采样夹

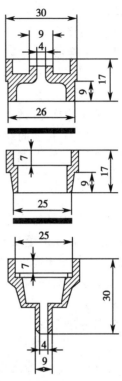

图 5-6 小型塑料采样夹

3.12 粉尘采样夹

3.12.1 规格:尺寸见图 5-7。用优质塑料制造,使用的滤料和滤料垫的直径为 40mm。

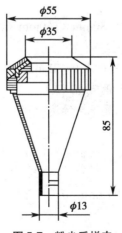

图 5-7 粉尘采样夹

3.12.2 性能要求：采样夹内装上不透气的塑料薄膜，放于盛水的烧杯中，向采样夹内送气加压，当压差达到 1kPa 时，水中应无气泡产生。

4 空气采样器

4.1 空气采样器的基本技术性能要求：

4.1.1 在最大流量和 4kPa 的阻力下，空气采样器应能稳定运行 2～8h 以上，并且流量保持稳定，波动不大于±5%。

4.1.2 空气采样器的结构和形状要合理，外壳要坚固，整机的重量要轻，体积要小，携带方便，使用简单安全。

4.1.3 空气采样器应能在温度 −10～45℃，相对湿度小于 95% 的环境下正常运行。

4.1.4 空气采样器的气路连接要牢固耐用，不漏气，当封死进气口，用最大流量抽气时，应无流量显示。

4.1.5 装有流量计的空气采样器，流量计的精度不得低于±2.5%，刻度要清晰准确，易于读数和调节。

4.1.6 空气采样器的开关、旋钮和安装空气收集器的装置等应完整，牢固耐用，使用灵活方便。

4.1.7 空气采样器用交流电作电源时，应为 220V，50Hz；用直流电作电源时，应为 6～9V。若为充电电池，充电一次，应能在最高流量和最大阻力下连续运行 2～8h 以上，并保持流量相对变化应小于±5%。

4.1.8 防爆型空气采样器必须符合防爆的国家标准。

4.1.9 装有定时装置的空气采样器，定时装置的精度应小于±5%。

4.1.10 空气采样器的使用寿命在其最高流量和最大阻力下运行不得低于 5 000h。

4.2 气体采样器

4.2.1 规格：体积应小于 280mm×160mm×200mm，重量小于 2.5kg。

4.2.2 性能要求：

4.2.2.1 流量范围 0～2L/min 或 0～3L/min，流量计的最低刻度为 0.1L/min。

4.2.2.2 运行时的噪声小于 70dB（A）。

4.2.2.3 抽气泵在使用流量下连续运行 8h 以上，温升小于 20℃。

4.3 个体气体采样器

4.3.1 规格：体积应小于 120mm×80mm×150mm，重量不大于 0.5kg。

4.3.2 性能要求

4.3.2.1 流量范围 0～0.5L/min，0～1L/min 或 0～2L/min，连续可调；可不带流量计。

4.3.2.2 运行时的噪声小于 60dB（A）。

4.3.2.3 采样器连续运行 8h 以上,温升小于 10℃

4.3.2.4 应有佩戴装置,并且使用方便安全,不影响工作。

4.4 粉尘采样器

4.4.1 规格:体积应小于 300mm×170mm×200mm,重量小于 5kg。

4.4.2 性能要求

4.4.2.1 流量范围 5~30L/min 或 0~15L/min,连续可调。

4.4.2.2 运行时的噪声小于 70dB(A)。

4.4.2.3 采样器连续运行 8h 以上,温升小于 30℃。

4.5 个体粉尘采样器

4.5.1 规格:体积小于 150mm×80mm×150mm,重量小于 1kg。

4.5.2 性能要求

4.5.2.1 流量范围 0~5L/min 或 0~10L/min,连续可调;可不带流量计。

4.5.2.2 运行时的噪声小于 60dB(A)。

4.5.2.3 采样器连续运行 8h 以上,温升小于 10℃

4.5.2.4 应有佩戴装置,并且使用方便安全,不影响工作。

4.6 呼吸性粉尘采样器

4.6.1 规格:呼吸性粉尘的粒径分布标准应符合英国医学研究协会所规定的标准;体积应小于 300mm×170mm×200mm,重量小于 5kg。

4.6.2 性能要求

4.6.2.1 流量范围应与收集器所需流量匹配。

4.6.2.2 运行时的噪声小于 70dB(A)。

4.6.2.3 采样器连续运行 8h 以上,温升小于 30℃。

4.6.2.4 应有配套的固定装置,使用方便安全。

4.7 个体呼吸性粉尘采样器

4.7.1 规格:呼吸性粉尘的粒径分布标准应符合英国医学研究协会所规定的标准;体积应小于 150mm×80mm×150mm,重量小于 1kg。

4.7.2 性能要求

4.7.2.1 流量范围应与收集器所需流量匹配,可不带流量计。

4.7.2.2 运行时的噪声小于 60dB(A)。

4.7.2.3 采样器连续运行 8h 以上,温升小于 10℃。

4.7.2.4 应有佩戴装置,并且使用方便安全,不影响工作。

5 无泵型采样器

5.1 规格:无泵型采样器的结构应满足监测的需要,体积小,重量小于 100g,外壳的气密性好,检测、佩戴和携带方便。

5.2 性能要求

5.2.1 无泵型采样器的响应时间应小于30s;采样速度应不低于30ml/min,同一批无泵型采样器的采样速度应相同,变异应小于±5%。

5.2.2 无泵型采样器的吸附容量至少满足在两倍时间加权平均浓度(TWA)下采样8h的待测物的量。

5.2.3 无泵型采样器的采样范围至少能满足8h采集0.5～2倍TWA的待测物浓度范围。

5.2.4 按照规定的保存方法,无泵型采样器的用前稳定性(指无泵型采样器制成后其性能保持不变的时间)要求在室温下至少15天,越长越好;样品稳定性(指无泵型采样器采样后,采得的待测物浓度变化不大于±10%的持续时间)要求在15天以上。

5.2.5 无泵型采样器的检测偏差应小于±25%的参考值,总的相对标准偏差应小于10.5%。

5.2.6 无泵型采样器在气温0～40℃,相对湿度小于95%,风速0.1～0.6m/s的环境条件下,性能保持不变。

同时,其他的相关要求可参考国标: GBZ 159—2004。

(二)空气样品采集工作的质量控制

空气样品的采集是工作场所中职业病危害因素检测的关键步骤,决定检测结果的可靠性。检测人员必须按照采样规范和相应的检测方法要求进行采样,对空气样品采集的各个环节进行严格的质量控制,以减少或消除采样误差。空气样品采集的质量保证工作主要包含采样点和采样对象的选择、采样时机的选择、采样频率的选择、采样效率的保证、减小采样过程误差、现场样品空白采集等内容。

1. 采样点和采样对象的选择 按照《工作场所空气中有害物质监测的采样规范》(GBZ 159—2004)中定点采样和个体采样的要求选择采样点和采样对象,同时参考《工作场所空气有毒物质测定 第1部分:总则》(GBZ/T 300.1—2017)中的相关要求进行采样。

2. 采样时机的选择 采样时机的选择原则是首先要满足职业卫生标准的要求,即采样要采到工作场所空气中待测物的最高浓度。其次,要根据职业卫生调查和评价的需要,由检测目的确定采样时机和频率。也要考虑工作场所的工作情况、管理水平、职业卫生条件、环境条件和气候季节等。对于工作场所的日常检测来说,采样时机应选择在一年中空气中待测物浓度最高的月份的工作日,并在浓度最高的时段进行采样检测。在一般情况下,采样应在职业活动处于正常和毒物浓度达到工作日内最高而稳定时进行,例如在上班2小时后,空气中毒物浓度已达到比较稳定的通常的最高水平,这时采样具有代表性,能正确反映劳动者日常接触的浓度。

3. **采样频率**　采样频率一般根据采样检测的目的、待测物的毒性及其对健康的危险度、工作场所的工作情况、管理水平、职业卫生条件和环境条件等来确定。对于工作场所的日常检测来说,毒性及对健康危险度大的毒物,采样频率要高;管理水平高、职业卫生条件好,空气中待测物浓度能保持在容许浓度以下,这样的工作场所的采样频率可以降低。

4. **采样时间**　在实际应用中,采样时间直接影响检测结果,采用不同的采样时间有时会得到完全不同的检测结果,尤其对于短时间接触容许浓度和最高容许浓度,采样时间有时对检测结果影响很大,必须加以严格限定。所以在采样前必须根据职业卫生标准和检测方法的要求确定正确的采样时间。采样时间的长短首先由待测物的容许浓度的要求来决定。

(1) 对于时间加权平均容许浓度的检测,要求采样时间最好是整个工作班,或者涵盖整个工作班。

(2) 对于短时间接触容许浓度的检测,采样时间应为 15 分钟。接触时间不是 15 分钟的,按实际接触时间采样,计算时按 15 分钟时间加权计算。

(3) 最高容许浓度的采样时间不能超过 15 分钟。

(4) 采样时间的长短还依赖于测定方法的灵敏度及空气中待测物的实际浓度和采样流量等。

短时间采样和长时间采样均应根据空气检测的要求、所用的采样方法和采样现场的情况,选用个体采样或定点采样。检测 C_{TWA} 应优先采用个体采样。个体采样时,空气收集器的进气口应在检测对象的呼吸带内,并尽量接近口鼻部。呼吸带是指以口鼻为球心,半径为 30cm 的前半球区。定点采样时,空气收集器的进气口应放在检测对象的呼吸带内。

5. **采样效率**　在采样过程中,要得到理想的采样效率,必须了解它的影响因素,从而加以控制。影响采样效率的因素包括以下多个方面,采样时要作全面考虑进行控制。

(1) 待测物的理化性质:因为采样的机制是利用收集介质与待物之间发生物理作用和化学反应而将待测物采集下来,因此,待测物的极性、溶解度、扩散系数、化学活性等理化性质都与采样效率有关。极性物质需要用极性吸收液或极性固体吸附剂采集;水溶性好的物质用水溶液作吸收液,采样效率高。

(2) 待测物在空气中的存在状态:不同的存在状态要用不同的方法采样,使用正确的采样方法,才能得到高的采样效率。以气态或蒸气态存在的待测物,若用滤料采集,则采样效率很低;用吸收管或固体吸附剂管采集,则可得到满意的采样效率,相反,以气溶胶态存在的待测物,不易被气泡吸收管的吸收液所吸收或阻留，采样效率很低，而选用滤料采样，则可得到理想的采样效率。

（3）吸收液的吸收容量和吸附剂的吸附容量：吸收容量和吸附容量的大小决定着一个采样方法能采集多少毒物量，超过吸收容量或吸附容量，则毒物会漏过吸收液或吸附剂，采样效率明显下降。当空气中毒物浓度高、收集介质的吸收容量或吸附容量低的情况下，必须注意防止因吸收液或吸附剂的饱和导致采样效率下降。液体吸收法的采样效率在很大程度上取决于待测物在吸收液中溶解度的大小或与吸收液的化学反应速度的快慢。在选择吸收液时，一般选用对待测物溶解度大的或与待测物能迅速起化学反应的溶液作吸收液，最好选择能与待测物迅速起化学反应的吸收液。若单纯利用溶解作用，在采样过程中已被吸收的待测物还有可能从吸收液中挥发损失。固体吸附剂法的采样效率与吸附剂的极性和用量有关。极性吸附剂对极性物质有高的吸附容量和吸附能力，因此有高的采样效率。

（4）采样流量：采样流量对采样效率的影响是显而易见的。对于液体吸收法、固体吸附剂法和滤料采样法来说，每种方法都有一定的采样流范围，超出流量范围，采样效率可能会降低。对于空气中的气溶胶态待测物（尤其对于 0.1μm 以上的颗粒）来说，采样流量不能低于一定值；采样流量应大于粉尘颗粒运动的速度，否则可能有部分大颗粒因下落而不能进入收集器中。另一方面采样流量不能过高，否则采样效率可因待测物的漏失和反弹现象的增加而下降。因此，采集气溶胶态待测物时，采样流量应在最低和最高采样流量之间。

（5）采样现场的环境条件：气温和气压除对采样体积有影响外，对采样效率有时也有一定的影响。气温高，造成气态有害物质在溶剂中的溶解度下降，吸附剂对有害物质的吸附效率降低，引起吸收液的蒸发损失增多，也会降低采样效率。同时，气温高的采样现场，用过氯乙烯滤膜采样时可能因滤膜受热变形，影响采样效率；固体吸附剂因温度高吸附容量减少，可能降低采样效率。气温低的采样现场，因待测物在吸收液中的溶解度及化学反应速度下降，可能导致采样效率降低。

湿度的大小也可影响采样效率。某些有害物质在不同湿度的空气中呈不同的存在状态，干燥环境中呈气态或蒸气态，在潮湿环境中则呈雾态。湿度大可降低硅胶等吸附剂的吸附容量从而降低采样效率，还影响转子流量计的流量测定。

另外，空气中共存的物质，由于竞争吸收或吸附作用，降低吸收液的吸收容量和吸附剂的吸附容量，从而影响采样效率。或者共存物与待测物发生理化反应，影响采集或测定。例如待测物的分子或微细颗粒被共存的颗粒物吸附,影响吸收液的吸收。

6. 采样过程中的误差　采样的各个环节出现的误差或差错在很大程度上是检测结果的主要误差来源,甚至是错误的来源。要想获得准确的检测结果,必须了解和掌握空气采样过程中产生误差和差错的因素并加以防范,减小和避免它们的发生。采样过程中产生误差的因素是多种多样的,采样的各个环节都可能出现误差,包括采样方法和采样仪器的选择和使用、样品的运输和保存等。

(1)采样设备器材带来的误差:采样仪器设备的误差主要来自使用性能不合格的或未经校正的采样仪器、受污染的收集器以及采样过程中采样流量没有及时调节校准等方面。

1)收集器:职业病危害因素样品采集工作中所用的收集器主要有采气袋、注射器、固体吸附管,冲击式吸收瓶、液体吸收管、采样夹及滤料等。使用上述每一种收集器都应保证其空白值符合要求。①采气袋、注射器在使用前应用清洁空气清洗;②固体吸附管在使用前应进行活化处理,空白小于方法空白样品值;③液体吸收管应清洗干净,吸收液应符合要求,空白小于方法空白样品值;④采样夹应清洗干净,滤料空白符合要求,小于方法空白样品值,否则应用酸碱或相关试剂处理采样夹。

2)采样器:采样器是影响检测结果的重要影响因素。采样器应气密性良好且整个采样系统不能漏气,采样过程中应保持流量稳定。采样器流量应在采样前进行校准,流量校准时应加采样介质,在和采样过程同样负载下进行校准。当采用长时间采样方法进行采样时,采样前后均应对流量进行校准,计算时用采样前后流量均值。

(2)采样操作造成的误差

1)采样装置漏气导致采样体积测量不准确。例如空气采样装置安装不正确,滤料放置不平整,采气管没有连接好等造成采样过程中漏气,连接用的橡胶管使用久后因老化破裂造成采样流量下降。所以在采样前要认真安装空气采样仪器,并仔细检查采样装置是否漏气。

2)采样操作中的污染。在整个采样操作过程中,都可能带来污染。

3)空气采样过程中吸收液的损失。在采样过程中,大量空气通过吸收液致使其因挥发而减少,尤其在吸收液挥发性较大、气温较高的环境中采样或采样时间长,吸收液的损失更为明显。采样流量太快,超过了收集器的规定流量,不但采样效率下降,而且会有一些细小的吸收液雾滴被带走。

4)采集有害物质的量超过空气收集器的吸收容量或吸附容量。各种空气收集器都有一定的收集容量,一旦超过其收集容量,采样效率会下降。

5)使用错误的采样流量。采样时如果采样流量选择错误会使被测物采集不完全或穿透采样。

6）空气采样时，塑料管或橡皮管可能吸附待测物或与待测物发生理化作用，因此在采样时通常是不允许在空气收集器前面连接塑料管或橡皮管等。

7）收集器进气口位置不当。采样时收集器的进气口应放置在工人呼吸带水平，并且进气口处不能被遮挡。

8）采样持续时间不合理。采样时没有按照容许浓度的要求进行采样，如进行8h时间加权容许浓度检测样品采集时，采样时间少于1小时。

（3）样品的运输和保存过程中带来的误差：品采集完成后，可能由于样品封装不好、运输过程中搬运不善、样品存放不符合要求，导致样品受到不同程度的损失或污染。因此，样品采集完成后应根据各自特点进行封存，并尽快送实验室进行分析测定，运输过程中应特别注意样品包装的平稳和完好，必要时使用冰盒运输样品。

7. 现场样品空白　在现场采样过程中，必须同时作样品空白对照，其目的是了解样品在采集、运输和保存过程中是否被污染以及污染的程度，以便评价所采样品检测结果的准确性和可靠性。

在样品采集的同时，除了不连接空气采样器采集空气样品外，其余操作完全与样品相同，包括采样仪器设备，从实验室到现场和从现场到实验室的运输，样品的保存、预处理和测定。其测定结果提供了一个从样品采集到分析测定整个过程的质量控制。若样品的空白对照值小于等于测定方法的检出限，说明样品在各个环节没有受到污染，检测结果是准确可靠的；若大于检出限，但小于方法空白值时，说明采样过程没有污染，样品检测结果有效，但计算时则应修正样品测得值；若样品的空白值较大，这说明空白样品被污染，检测结果不可信，应弃去。

另外，还可以通过采样设备空白样品的检测结果，获知采样用的吸附剂、滤料等的待测物本底水平，检查采样设备清洗方法是否合适。采样设备空白样品有空白采样容器的清洗液、空白吸附剂的解吸液或空白滤料的洗脱液等。当测定结果大于方法空白样品值时，说明采样设备有污染，应清除。每次更换采样设备时应检测一次。

《职业卫生技术服务机构检测工作规范》中要求：

（七）采样时，应当按要求采集空白对照样品，同一检测项目同一批次样品至少采集3个空白对照样品。

GBZ/T 300.1—2017 工作场所空气有毒物质测定　第1部分：总则中5.4在采集空气样品的同时，应制备样品空白，用来考察和消除样品在采集、运输、保存和测定过程中可能存在的误差。样品空白的数量要求"每批次样品不少于2个样品空白",同一工作场所、同一待测物至少制备2个样品空白。

第二节 职业卫生检验实验室质量控制

一、实验室检测项目的分析过程质量控制

在实验室对现场采集的样品进行分析测定和采用便携设备进行现场检测时,为了保证分析结果的准确可靠,必须从人员、设备、试剂、方法、环境等方面加以控制,同时进行实验室内部质量控制和实验室外部质量控制。

(一)人员

人员是保证检测结果准确的主要因素。职业病危害因素检测人员应具备相关专业知识,并经过相应的技术培训能够熟练掌握本岗位技术,满足职业卫生技术服务机构检测人员的任职条件,持证上岗。实验室质量管理人员应精通所负责的技术工作,具有专业工作经验以及质量控制的经验

《职业卫生技术服务机构工作规范》 第二条 技术服务机构及其专业技术人员应当遵守以下行为准则:

(一)坚持遵纪守法,认真贯彻落实国家职业卫生法律法规,依法开展职业卫生技术服务,并自觉接受安全监管部门的监督管理;

(二)坚持社会效益第一,强化社会责任,做好职业卫生技术支撑,保障劳动者的健康权益;

(三)坚持诚实守信原则,确保技术结论科学、客观、真实,对出具的职业卫生技术报告承担法律责任;

(四)坚持优质服务理念,强化服务意识,加强自身建设,不断提高职业卫生技术服务能力和水平;

(五)坚持公平竞争的市场规则,自觉维护行业形象和信誉,落实行业自律的要求;

(六)坚持廉洁从业,恪守职业道德,承担保密义务,自觉抵制不正之风。

第三条 专业技术人员应经培训考核合格后方可从事职业卫生技术服务工作。开展采样、检测活动时,每个检测项目应由2名以上专业技术人员(检验人和复核人)完成。职业病危害评价项目组中应包含相应行业工程技术人员、卫生工程人员、公共卫生人员和检测人员(必要时);项目负责人应具备中级以上专业技术职称,并具有3年以上职业卫生相关工作经验。

（二）仪器设备

仪器设备应满足实验室检测需求，并经过计量部门检定，精度和量程在合适的范围内，并经常性地通过观察试剂空白的测量结果、比较一段时期内仪器设备对标准样品的响应信号来确认仪器设备性能的稳定性，可靠性。便携式设备应注意使用前确保电源充足、并做好校准和零点调整等工作。

（三）试剂

实验用试剂的质量是保证分析结果准确可靠的必要条件之一，因此所用实验试剂质量应符合要求。试剂的质量对检验结果的影响主要有两种情形，一种是试剂不纯（本身含有被测组分或者干扰物）而使结果有偏差；另一种是试剂失效或灵敏度低而影响检测结果的准确性。

应定期对所用试剂（包括吸收液、解吸液、洗脱液、试剂溶液、有机溶剂等）进行检测，每批试剂应做一次，每次至少 3 个样品。其目的在于测定所用试剂引入的干扰或污染。当测定结果大于方法空白样品时，应对试剂进行检查，消除污染。

（四）方法

在选择标准方法时，应优先采用国家标准、行业标准和地方标准，也可选用客户指定的国际、区域的有效标准方法。实验室在开展新项目前，应进行方法确认，做到能够正确地运用标准方法，可通过空白试验、制备标准曲线、精密度试验、回收试验和测量结果不确定度分析或实验室间比对、能力验证等方式来确认使用新方法的可靠性。用下列方法之一或其组合对新项目标准方法进行确认。

1. 对参考标准或标准物质进行测定　用标准参考物质评价方法的准确度。用同样的分析方法测定基体和浓度相同或相近的标准参考物质，根据测定结果与标准参考物质给定值的符合程度来估计方法的准确度。

2. 用其他认可的或经典方法进行比对　用不同的分析方法，特别是认可的或经典的分析方法，对同一种样品进行分析，比较测定结果，根据其符合程度来估计方法的准确度。

3. 实验室间进行比对　不同的实验室用同一种方法测定同一种样品，比较所得的测定值，用统计方法来估计方法的准确度。

4. 对测定结果的影响因素作系统性评审　根据对方法原理的科学理解和实践经验，对所得结果不确定度进行评定。评价值应包含结果的不确定度、检出限、方法的选择性、线性、重现性等。

（五）实验室内部质量控制

1. 空白对照

（1）试剂空白：试剂空白对检测结果的影响较大，所以在分析样品时必须进行空白试剂检测，测得的空白值应小于所用方法的检出限。通过对检测方法所用的试剂（包括吸收液、解吸液、洗脱液、试剂溶液、有机溶剂等）进行检测，可以检查测定过程中由实验室内所用的试剂、器材等引入的污染。当测定结果大于方法检出限时，应对试剂和器材进行检查，消除污染。

（2）方法空白：方法空白与样品的空白对照相似，但不经过采样现场，在实验室内完成操作。测定结果提供了实验室测定过程可能引入的污染。当测定结果大于试剂空白样品，说明采样介质受到污染，应更换采样介质。

（3）仪器空白：主要用于检查具有"记忆"效应特性的分析仪器，如发射光谱和色质联用等仪器。它通常是用没有待测物的分析试剂如实验用水或有机溶剂等所组成；其检查结果提供仪器系统的"记忆"水平。当测定结果大于方法空白样品时，应清洗仪器系统，或减去"背景"水平。

（4）样品空白：主要用于检查从实验室到现场和从现场到实验室的运输、保存、处理和测定过程是否受到污染。具体内容参考采样过程中关于现场样品空白的内容。

2. 定量方法 在职业卫生检测工作中，可选择的定量方法有校准曲线法、单点校正法和标准加入法这3种方法。由于单点校正法测定结果的准确度和精密度较差，因此在我国职业卫生检测标准中不推荐使用，标准加入法在样品中基体不明或基体浓度很高、变化大，难以配制相类似的标准溶液时使用。我国目前职业卫生空气样品检测标准中所采用的定量方法主要是校准曲线法。

校准曲线是描述待测物质浓度或量与相应测量仪器响应值或其他指示量之间的定量关系曲线。校准曲线包括标准曲线（标准溶液的分析步骤有所省略，如不经过前处理等）和工作曲线（绘制标准曲线的溶液需与样品分析步骤完全相同）。每次分析样品时必须配制校准曲线，应由空白及4~6个已知浓度的标准溶液，按照与样品相同的测定步骤制成。利用校准曲线推测样品浓度时，样品浓度应在所作校准曲线的浓度范围以内，不得将校准曲线任意外延。

标准曲线是用待测物的纯品或用国家认可的标准溶液配制成一定浓度的标准系列，用与样品测定的相同条件进行测定，以待测物的浓度为横坐所，以测得的响应值为纵坐标绘制标准曲线或计算回归方程，样品的浓度或量由标准曲线查得或代入回归方程计算得出。准曲线法适用于样品基质比较简单、对测定结果干扰不大而且样品处理过程中样品损失较少的情况，如测定工作场所空气中锰浓度时，用火焰原子吸收法，由于样品处理过程简单，基质干扰较小，滤膜空白值比较低，所以采用标准曲线法。如果样品基质对测定结果有影响，但可通过配制相同或相似基体的标准溶液进行校正或加入基体改进剂对干扰进行消除后对样品进行测定，也可使用标准曲线法。但需注意的是样品中加入的基体改进剂也要加入标准溶液中。

工作曲线是将标准系列溶液加入到空白样品基质上，同样品一起处理，以消除样品处理过程或基质对测定带来的影响，确保结果的准确性。它适用于样品处理过程中待测物会发生变化或者样品基质干扰较大不能通过基体改进剂消除影响时，如石墨炉原子吸收法测定血中铅的浓度时，基质干扰较大，且有本底值，所以采用工作曲线法。当样品前处理过程中待物损失较大情况下，也可采用工作曲线法。

3. 检出限、测定下限和最低检出浓度　检测方法的检出限是在给定的概率 $P=95\%$（显著水准为 5%）时，能够定性区别于零的待测物的最低浓度或含量。检测方法的测定下限（或定量下限）是在给定的概率 $P=95\%$（显著水准为 5%）时，能够定量检待测物的最低浓度或含量。最低检出浓度是在一定的采样体积下，该方法所能检测的工作场所空气中有害物质的最低浓度。

（1）检出限

1）比色法和分光光度法：在最佳测试条件下，以重复多次（至少 6 次）测定的试剂空白吸光度的 3 倍标准差，或吸光度 0.02 处所对应的待测物浓度，两者中取其最大值。

2）原子光谱法：在最佳测试条件下，以重复多次（至少 10 次）测定的约等于 5 倍预期测定下限浓度的含基体待测物标准溶液吸光度的 3 倍标准差，所对应的待测物浓度或含量作为检出限值。

3）色谱法：色谱法包括气相色谱、高效液相色谱和离子色谱等的检出限，是在最佳测试条件下，以 3 倍噪声所对应的待测物浓度或含量值。

（2）测定下限

1）比色法和分光光度法：以试剂空白吸光度的 10 倍标准差，或吸光度 0.03 处所对应的待测物浓度或含量作为定量下限（测定下限）值，两者中取其最大值。

2）原子光谱法：以 3.3 倍检出限值即 10 倍标准差所对应的待测物浓度或含量作为测定下限值。

3）色谱法：色谱法包括气相色谱、高效液相色谱和离子色谱等是以 3.3 倍检出限值即 10 倍噪声所对应的待测物浓度或含量作为测定下限值。

（3）最低检出浓度和最低测定浓度：工作场所空气中有害物质最低检出浓度和最低测定浓度是根据方法检出限和测定下限，考虑样品处理过程，然后除以标准采样体积而得到的浓度。样品如果有稀释，计算时应乘以稀释倍数。最低检出浓度和最低测定浓度是职业卫生检测工作常用的两个数值，当方法检出限和测定下限确定后，其数值与采样体积有关，对于同一批同样未检出的样品，如果采样体积不同，计算得到的最低检出浓度和最低测定浓度也不相同。

　　某特定分析方法的检出限和测定下限，在实测时还与实验环境、试剂、仪器性能等因素有关，因而可能随不同的实验室而有所变化，即使同实验室在不同的时间也可能有变化。在某种程度上，"检出限"的高低体现了实验室质量管理的水平。原始记录中应同时记录检出限或测定下限的计算方法及其数值，可体现当时的实验室质量管理状况。职业卫生检测标准方法中给出的每种化合物的检出限和测定下限并不完全是用于所有检测实验室。在实际检测过程中，不同实验室应根据本实验室情况重新判定所检测化合物的检出限和测定下限。

　　在职业卫生检测中，若检测结果低于测定下限而高于检出限时，可报告此值。计算工作场所空气浓度时，可直接代入公式进行计算。若低于检出限时，样品空白结果可报告为"未检出"，样品结果应报告为"<检出限数值"，计算工作场所空气中浓度时，结果应报告为"<检出限/该样品标准采样体积的数值"。进行 TWA 或 STEL 计算时，可用该值的 1/2 代入公式计算。

　　4. 实验室检测过程质量控制　在职业卫生实验室检测过程中，为确保检测结果的准确性，在每批样品检测时应同时分析质量控制样品进行质量控制，常用的检测过程的质量控制方法包括测定权威机构给定准确量值标准物质和质控样以及实验室制备的加标回收样品两种。

　　（1）测定标准物质和质控样：标准物质和质控样是指由权威机构给出准确量值，与实验室检测样品基质相同的物质。职业卫生实验室检测过程中，需将标准物质或质控样同样品同时处理和测定，计算测定值与标准物质和质控样给定值之间的误差。如果误差在标物或质控样允许范围之内，或相对误差小于 ±10%，则表明该次测定结果是准确可靠的。这是职业卫生检测实验室保证结果准确的较理想的一种方法，但在实际工作中需注意，所选择的标准物质或质控样需要和样品基体相同，检测时需和样品同样处理和测定。如分析活性炭管采集的工作场所空气中的苯、甲苯、二甲苯等物质，可选择给定准确量值的活性炭管中的苯、甲苯、二甲苯标准物质或质控样进行同时测定，保证结果的准确性。

　　（2）测定加标回收样品：如果不能获得相同基质的标准物质或质控样时，加标回收率的测定是实验室内经常用于自控的一种质量控制技术。加标回收率方法由于简单、结果明确而成为职业卫生检测实验室常用的一种方法。

　　加标回收是将已知量的待测物标准加至样品中，同时测定样品和加标样品，然后通过公式计算加标回收率。加标回收分为空白加标回收和样品加标回收。在职业卫生检测中，通常采用空白加标回收的方法进行加标回收率测定。

空白加标回收：在没有被测物质的空白样品基质中加入一定量的标准物质，按样品的处理步骤分析，得到的结果与理论值的比值即为空白加标回收率。样品加标回收：我国职业卫生生物监测质量保证规范中规定无标准物质或质控样时，用加标回收率和平行双样进行质量控制。群体样品随机取 1~2 个样品，个体样品取全部样品。方法是从一个样品中取出体积相同的 3 份子样，一份做加标回收，另两份作平行双样。然后按照操作步骤测定。

$$加标回收率 = \frac{加标样品测定值 - 平行双样均值}{加标量} \times 100\% \quad （式 5\text{-}1）$$

进行加标回收率测定时，加标量不能过大，一般为待测物含量的 0.5~2.0 倍，且加标后的总含量不应超过方法的测定上限；加标物的浓度要较高，加标物的体积应很小，一般以不超过原始试样体积的 1%。加标量应和样品中所含待测物的测量精密度控制在相同的范围内，一般情况下作如下操作：

1）加标量应尽量与样品中待测物含量相等或相近，并应注意对样品定容积的影响。

2）当样品中待测物含量接近方法检出限时，加标量应控制在校准曲线的低浓度范围。

3）在任何情况下加标量均不得大于待测物含量的 3 倍。

4）加标后的测定值不应超出方法的测定上限的 90%。

5）当样品中待测物浓度高于校准曲线的中间浓度时，加标量应控制在待测物浓度的半量。

（六）实验室外部质量控制

实验室外部质量控制是在实验室内部质量控制的基础上进行的，主要是由上一级实验室（或相关技术机构）对下级实验室提供质控样品或盲样，检测结果由分发质控样品或盲样的实验室进行统计评价，以考核实验室的检测质量。通过分析比较，可以发现实验室是否有效地进行了实验室内部质量控制，也可以发现配制标准溶液时产生的误差，或应用低质量蒸馏水、其他溶剂、试剂等产生的误差。为了评定检验结果是否良好，在发放参比标准样品时可以采用控制图。其控制限一般应大于实验室内部质量控制图。这是因为不同实验室之间的变异，由于使用不同的仪器和玻璃器皿等的原因，总是大于一个实验室内部的变异的。

二、现场检测项目的质量控制

职业卫生检测现场检测的项目包括各种物理因素的检测以及一氧化碳和二氧化碳的现场检测。

1. 超高频辐射现场检测的质量控制要点 选择量程和频率合适的测量

仪器；测量之前要按照仪器说明书的要求进行校准；测量时测量者身体应尽量避开天线杆的延伸线方向，探头 1m 内不应站人或者放置其他物品以免干扰测定。

2. 高频电磁场现场检测的质量控制要点　选择量程和频率合适的测量仪器；测量之前要按照仪器说明书的要求进行校准；测量电场时探头 1m 内不应站人或者临时性的放置其他金属物件以免干扰测定，测定磁场时，不受此限制。

3.1～100kHz 电场和磁场现场检测的质量控制要点　仪器响应的频率应覆盖被测设备的频率，如测量工频时测量仪器应能够响应 50Hz。仪器量程根据被测频率的接触限值，应至少达到限值 0.01～10 倍的要求；应注意仪器适用的温度和相对湿度范围；仪器要求定期进行校准，校准结果需符合相关校准要求方可使用；应在测量前对工作场所进行现场调查。调查内容主要包括：电磁场源的位置、体积、频率、功率、电流、电压等；生产工艺流程；接触作业人员工作班制度、作业方式（固定作业或巡检作业）、作业姿势（站姿作业或坐姿作业）、接触情况（接触时间和频次）、防护情况等；测量应在电磁场源正常运行状态下进行；为减少误差，测量仪器应选择没有电传导的材质支架（如塑料支架等）进行固定；测量电场时测量者和其他人宜距离测量探头 2.5m 以外；测量地点应比较平坦，且无多余的物体。对不能移开的物体应记录其尺寸及其与探头的相对位置，以及该物体的物理性质并应补充测量离物体不同距离处的场强；测量时环境温度和相对湿度应符合仪器规定的要求；测量仪器有档位设置的，应先将测试仪器调至最高挡位，然后进行测试，避免超过仪器档位量程，造成仪器失灵；评估作业人员接触的 8 小时工频电场强度时，需调查作业人员在各作业点的停留时间；佩戴心脏起搏器或类似医疗电子设备者不宜从事该项测量工作。在进行现场测量时，测量人员应注意个体防护。

4. 激光辐射现场检测的质量控制要点　根据激光器的输出波长和输出功率选择适当的测量仪器；仪器应定期校准；测量时将激光器调至最高输出水平，并消除非测量波长杂散光的影响。

5. 微波辐射现场检测的质量控制要点　选择量程和频率适合于所检测对象的测量仪器；测量之前要按照仪器说明书的要求进行校准；应在微波设备处于正常工作状态时进行测量，测量中仪器探头应避免红外线及阳光的直接照射及其他干扰。

6. 紫外辐射现场检测的质量控制要点　测量之前要按照仪器说明书的要求进行校准；当使用防护品如防护面罩时，应测量罩内辐照度或照射量。具体部位是测定被测者面罩内眼、面部。

7. 高温现场检测的质量控制要点　做好现场调查：了解每年或工期内最热月份工作环境温度变化幅度和规律，了解工作场所的面积、空间、作业和休息区域划分以及隔热设施、热源分布、作业方式等一般情况，绘制简图，测量前应按照仪器使用说明书进行校正，确定湿球温度计的储水槽注入蒸馏水，确保棉芯干净并且充分浸湿，注意不能添加自来水，在开机的过程中，如果显示的电池电压低，则应更换电池或者给电池充电，测定前或者加水后，需要 10 分钟的稳定时间。测量应在正常生产情况下进行。测量期间避免受到人为气流影响。常年从事高温作业，在夏季最热月测量，不定期接触高温作业，在工期内最热月测量，从事室外作业，在最热月晴天有太阳辐射时测量。

8. 噪声现场检测的质量控制要点　声级计：2 型或以上，具有 A 计权，"S（慢）"档。积分声级计或个人噪声剂量计：2 型或以上，具有 A 计权，"S（慢）"档和"Peak（峰值）"挡。要进行现场调查，包括：工作场所的面积、空间、工艺区划、噪声设备布局等，绘制略图。工作流程的划分、各生产程序的噪声特征、噪声变化规律等。预测量，判定噪声是否稳态、分布是否均匀。工作人员的数量、工作路线、工作方式、停留时间等。测量仪器选择：固定的工作岗位选用声级计；流动的工作岗位优先选用个体噪声剂量计，或对不同的工作地点使用声级计分别测量，并计算等效声级。测量前应根据仪器校正要求对测量仪器校正。积分声级计或个人噪声剂量计设置为 A 计权、"S（慢）"挡，取值为声级 L_{pA} 或等效声级 L_{Aeq}；测量脉冲噪声时使用"Peak（峰值）"挡。

传声器应放置在劳动者工作时耳部的高度，站姿为 1.50m，坐姿为 1.10m；传声器的指向为声源的方向；测量仪器固定在三脚架上，置于测点；若现场不适于放置三脚架，可手持声级计，但应保持测试者与传声器的间距>0.5m；稳态噪声的工作场所，每个测点测量 3 次，取平均值；非稳态噪声的工作场所，根据声级变化（声级波动≥3dB）确定时间段，测量各时间段的等效声，并记录各时间段的持续时间；脉冲噪声测量时，应测量脉冲噪声的峰值和工作日内脉冲次数；测量应在正常生产情况下进行，工作场所风速超过 3m/s 时，传声器应戴风罩，应尽量避免电磁场的干扰。

9. 手传振动现场检测的质量控制要点　振动测量仪器：采用设有计权网络的手传振动专用测量仪，直接读取计权加速度或计权加速度级；测量仪器覆盖的频率范围至少为 5～1 500Hz，其频率响应特性允许误差在 10～800Hz 范围内为 ±1dB；4～10Hz 及 800～2 000Hz 范围内为 ±2dB；振动传感器选用压电式或电荷式加速度计，其横向灵敏度应小于 10%；指示器应能读取振动加速度或加速度级的均方根值；对振动信号进行 1/1 或 1/3 倍频程频谱分析时，其滤波特性应符合 JB/T 7861 的相关规定；测量仪器在测量前应按照仪器使用说明进行校准。

10. 体力劳动强度分级和体力劳动时的心率现场检测的质量控制要点　测定相对简单，严格按照国标要求操作即可。

11. 一氧化碳和二氧化碳现场检测的质量控制要点 一氧化碳和二氧化碳可以采用不分光红外线气体分析仪法现场检测。分析仪器要通过专业机构检定合格。使用之前要用零点校准气和量程校准气进行校准。

（1）零点校准气

一氧化碳校准气：高纯氮（纯度 99.99%）或经过霍加拉特氧化剂和变色硅胶管净化的清洁空气。

二氧化碳校准气：高纯氮（纯度 99.99%）或经过烧碱石棉或碱石灰和变色硅胶管净化的清洁空气。

（2）量程校准气：

一氧化碳校准气：CO/N_2 标准气（$50mg/m^3$），储存于铝合金瓶内，不确定度 <2%。

二氧化碳校准气：CO_2/N_2 标准气（0.5%），储存于铝合金瓶内，不确定度 <2%。临用前，用二氧化碳零点校准气稀释成所需浓度的标准气体。

另外，由于空气中的水分对测定有干扰，在测定样品时，应将样品空气先通过变色硅胶管，除去水分。

第三节　职业危害因素检测结果的分析与处理

一、检测结果的数据处理

1. 职业接触限值为整数的，工作场所空气中化学物质浓度的检测结果和物理因素测量结果原则上应保留到小数点后一位；职业接触限值为非整数的，检测结果和测量结果应比职业接触限值数值小数点后多保留一位。

2. 当样品未检出时，检测结果报告为小于最低检出浓度数值。

3. 当样品空白未检出时，检测结果报告为未检出。

4. 必要时应根据现场调查结果，结合工人接触情况和职业病危害因素限值标准，按照 GBZ 159 的要求将检测结果计算为与该职业病危害因素标准限值可比较的结果。

5. 不得随意剔除有关数据，人为干预检测结果。当出现可疑数据需舍弃时，应分析原因并说明理由。

二、职业卫生检测结果的判定

（一）有害物质检测结果的判定

1. 职业接触限值为最高容许浓度

（1）根据 GBZ 159 的要求对职业接触限值为 MAC（maximum allowable

concentration,最高容许浓度)的有害物质进行采样和计算。

(2)检测与评价报告应对不同工作岗位检测结果进行汇总,对同一岗位或接触人员进行多次检测时,检测结果应取最大值。当最大值 $C_{MAC} \leqslant MAC$ 时,为符合职业接触限值的要求。

2.职业接触限值为 PC-TWA(permissible concentration-time weighted average,时间加权平均容许浓度)

(1)对于职业接触限值为 PC-TWA 的有害物质,必须进行 TWA 的采样和检测,当现场浓度有波动时,还须同时进行短时间接触浓度的采样和检测,计算超限倍数。

(2)根据 GBZ 159 的要求对职业接触限值为 PC-TWA 的有害物质进行采样和计算。

(3)检测报告应对不同工作岗位 TWA 检测结果进行汇总和计算,当采用个体采样方法对同一岗位多名接触人员进行检测或采用定点采样方法进行多次定点 TWA 采样检测时,检测结果应分别报告和判定。$C_{TWA} \leqslant PC\text{-}TWA$ 的为符合职业接触限值的要求,如浓度波动较大,则要测量短时间接触浓度,计算超限倍数,超限倍数应符合要求。

3.职业接触限值为 PC-TWA 和 PC-STEL(permissible concentration-short term exposure limit,短时间接触容许浓度)

(1)对于制定有 PC-TWA 和 PC-STEL 职业接触限值的有害物质,必须进行 TWA 的采样和检测,当现场浓度有波动时,还须同时进行 STEL 的采样和检测。

(2)根据 GBZ 159 的要求对职业接触限值为 PC-TWA 和 PC-STEL 的有害物质进行采样和计算。TWA 结果判定方法按照上面 2 的要求进行。

(3)STEL 的判定应对不同工作岗位检测结果汇总后进行,对同一位或接触人员进行多次短时间接触浓度检测时,检测结果应取最大值。当最大值 $C_{STEL} \leqslant PC\text{-}STEL$ 时,为符合职业接触限值的要求。当最大 $C_{STEL} > PC\text{-}STEL$ 时,为不符合职业接触限值的要求。

(4)如果对有害物质同时进行了 TWA 和 STEL 的采样检测,应结合二者结果进行判定。C_{TWA} 与 C_{STEL} 结果均不大于 PC-TWA 和 PC-STEL 为符合职业接触限值的要求。当 C_{TWA} 与 C_{STEL} 任一项不符合职业接触限值的要求时为不符合职业接触限值要求。

(5)对同一岗位同时进行 TWA 和 STEL 的采样检测,STEL 的检测结果不应小于 TWA 的检测结果,若测得的 STEL 的结果小于 TWA 的结果说明进行 STEL 检测采样时未捕捉到有害物质浓度最高的时段,不能反映工人接触的真正的 STEL 浓度值,该数据应判定为无效。

（二）物理因素测量结果判定

1. 按照相应的规范对测量数据进行测量结果的处理和计算。

2. 检测报告应对不同工作岗位物理因素测量结果进行汇总和计算，当采用个体测量方法对同一岗位多名接触人员进行测量或采用定点测量方法进行多个定点物理因素测量时，测量结果应分别报告和判定。测量结果未超出职业接触限值的为符合要求，超过职业接触限值为不符合要求。

附件：

现场调查记录表

表 5-1　劳动者工作日写实调查表

第　页/共　页

用人单位			检测任务编号		
车间/工作场所					
岗位（工种）		岗位总人数		最大班人数	
工作制度		写实人数		姓名		工龄	
工作场所及工作内容描述					

工作时间	工作地点	工作内容	耗费工时	接触职业病危害因素	备注
～					
～					
～					
～					
～					
～					
～					
～					
～					
～					
～					
～					
～					
～					
～					

调查人：　　　　　陪同人：　　　　　调查日期：　　年　月　日

表 5-2 劳动者作业情况调查表

检测任务编号： 第 页／共 页

用人单位： 车间名称： 工作制度：

岗位（工种）	人数		工作内容、过程和工作方式、作业地点	接触职业病危害因素	接触时间（小时／日或周）	职业病防护设施	个人防护用品
	总数	数／班					

调查人： 陪同人： 调查日期： 年 月 日

表 5-3 设备设施及测点布局情况调查表

检测任务编号： 第 页／共 页

用人单位： 车间名称：

设备名称	数量		型号	场所布局、设备布局、测点布置图：	测点标注及编号：
	总数	运行			

调查人： 陪同人： 调查日期： 年 月 日

表 5-4　物料及工艺情况调查表

检测任务编号：　　　　　　　　　　　　　　　　　　　　第　页/共　页

用人单位：　　　　　　　　　　　　车间名称：

物料名称	用量	主要成分	使用岗位 （或场所）	生产工艺情况描述：

调查人：　　　　　　　陪同人：　　　　　　　　　调查日期：　年　月　日

第六章　放射卫生防护检测质量控制

　　放射卫生是预防医学中的一个分支学科，是以放射生物效应研究和放射流行病学调查为基础，并与放射医学密切相关。我国放射卫生工作主要包括放射卫生防护和放射性疾病相关工作，涉及辐射检测与评价、剂量估算与辐射防护、核和辐射突发事件卫生应急准备与响应、放射诊疗设备质量控制检测规范、防护设施与防护器材、放射卫生管理、放射性疾病诊断与治疗、远后效应医学随访、放射工作人员健康监护等方面。放射卫生防护作为放射卫生学中的主要组成部分，是研究电离辐射对人体健康的影响及其相应的卫生防护措施和效果的应用性学科。我国现阶段放射卫生防护工作考虑不同照射情况下的各类照射种类的防护，包括各种放射性核素和射线装置应用中所致职业照射、公众照射的防护，尤其是放射诊疗、核医学方面的职业照射、公众照射和医疗照射防护；涉及不同监测方式，包括医用辐射装置的质量控制检测、个人监测、场所监测以及环境、食品、饮用水、消费品、磷肥及其复合肥等不同场合的核素分析；核和辐射突发事件卫生应急准备与响应；防护设施与防护器材以及放射卫生管理等工作。ICRP103号报告和 IAEA 于 2014 年发布的《国际辐射防护和辐射源安全的基本安全标准》(IBSS)中，将照射情况类型分为计划照射情况、应急照射情况和现存照射情况。对于潜在照射情况，根据实际情况可作为计划照射处理，也可作为应急照射处理。对于三类照射情况中的每类情况下的放射防护要求，又进一步分为职业照射、公众照射和医疗照射（计划照射情况）三类。由于我国现行有效基本标准《电离辐射防护与辐射源安全基本标准》(GB 18871—2002)为等同采用 1996 版的 IBSS，与国际新放射防护要求划分不同，并且在实际放射卫生防护检测工作中，对于放射诊疗应用活动的防护检测中，通常职业照射、公众照射、医疗照射同时存在，因此本章对标准及方法分类并未依照最新照射情况及职业照射、公众照射、医疗照射放射防护要求分类进行，而是结合当前放射卫生防护检测工作实际日常场景进行分类，以便于使用者操作。

第一节 放射卫生防护监测的分类

监测是为与辐射照射或放射性物质所致照射的评定或控制有关的原因，而测量剂量、剂量率或放射性活度，并对结果进行解释。放射防护监测不同于一般单纯的测量，放射防护的重要组成部分，包括监测计划的制订、测量（分析）和测量结果的解释。监测计划的制订必须以辐射防护原则为指导，充分考虑防护评价的要求。根据监测目的，辐射防护监测可分为常规监测、任务相关监测和特殊监测；根据监测地点，分为个人监测、工作场所监测、源监测和环境监测。

一、根据监测目的，辐射防护监测分类

1. 常规监测 它与连续操作有关，其目的是论证工作条件（包括个人剂量水平）是令人满意的，并符合监管要求。因此，常规监测本质上大都是证实性的，可对某些操作的监测计划起支持作用，可能是个人监测或工作场所监测。

2. 任务相关监测 适用于非常规性的特殊操作，为支持对操作管理及时做出决定提供依据，也可能对辐射防护最优化提供支持。例如，在进入核电厂、大型辐照场等的控制区时，除佩戴常规个人剂量计外，还应佩戴报警式个人剂量计进行监测。

3. 特殊监测 实质上是调研性的，通常适用于工作场所没有足够的信息证明控制是充分的情况。其目的是为阐明某些问题，以及为确定今后的操作程序提供详细的信息。通常应在新设施试运行阶段、在设施或程序做了重大变更后，或在异常（如事故）情况下进行特殊监测。

二、根据监测地点，辐射防护监测分类

1. 个人监测 利用工作人员所佩戴的剂量仪进行测量或对其身体内外放射性物质的数量进行测量的监测。与工作场所监测形成对照，包括人员受到的外照射剂量、内照射和皮肤污染所进行的监测。

2. 工作场所监测 利用固定的或可移动测量设备，对工作场所中的外照射水平、空气污染、地面和设备污染所进行的监测。区域监测是工作场所监测的一种，通过在一个区域的不同地点进行测量来监测该区域，与静态监测器进行的测量相反。

3. 源监测 对释放到环境中的放射性物质的活度或对设施或活动内的源所致外照射剂量率的测量，与之相对应的是环境监测。

4. 环境监测 对环境中的源导致的外照射剂量率或环境介质中的放射性核素浓度的测量。

医用诊疗设备质量控制的检测,可分为验收检测、状态检测和稳定性检测,详见第三节中相关内容。对放射卫生技术服务检测机构日常工作中常见的监测工作主要包括外照射个人监测、各类工作场所监测等常规监测,以及医用诊疗设备质量控制检测中的验收检测和状态检测。

第二节 检测设备的种类与选择

辐射防护监测中可能要监测的辐射种类包括:X、γ、β、α、n、质子、高能粒子等,测量仪器的探测器类型包括盖革—弥勒(GM)计数管、电离室、正比计数器、闪烁探测器、半导体探测器等。一些典型场所辐射监测仪的特性见表 6-1。检测设备探测器多数是根据射线使物质的原子或分子电离或激发的原理制成。根据探测器工作介质以及发生的效应不同,可分为气体电离探测器、闪烁探测器和半导体探测器。在测量过程中,辐射能量沉积时间和电荷收集时间是两个非常重要的时间量,前者基本可忽略,后者各种探测器相差很大,例如,气体电离室长达几个毫秒,半导体探测器仅为几个纳秒。另外,对探测器产生的电信号处理方式包括累计工作方式(电流工作方式)、脉冲工作方式和脉冲束工作方式。累计工作方式测量大量辐射粒子产生的平均电离效应,输出信号弱,对辐射场的变化响应较慢,适合于测量平均值,如测量辐射剂量;脉冲工作方式测量单个辐射粒子产生的电离效应,输出信号强,便于处理,是大多数辐射探测器选择的方式;脉冲束工作方式测量一次脉冲中的多个辐射粒子的电离效应累积起来形成一个脉冲信号,反映了脉冲场各次脉冲的强弱。

表 6-1 一些典型辐射探测器的应用

探测器类型	可测辐射种类	能量范围	总探测效率	说明
电离室	α	计数和谱测量的所有能量	高	优点:稳定,寿命长,量程宽,能响特性好 缺点:要求极弱电流测量,电子线路和环境条件要求较高
	β	所有能量	中	
	γ	所有能量	<0.1%	
	中子	BF_3气体或硼衬里测量热中子,裂变材料,含氢材料的快反冲质子	中	
	X射线	辐射安全中常见能量	测量低能射线依赖于窗的厚度	

探测器类型	可测辐射种类	能量范围	总探测效率	说明
正比计数器	α	所有能量,能谱测量	依赖于窗厚度,高	优点:脉冲幅度大,灵敏度高,可作能谱测量 缺点:易受外界因素干扰,对电源稳定性要求高
	β、电子	所有能量,能谱测量,低能区<200keV	中	
	γ	所有能量	<1%	
	中子	3He 气体、BF3 气体或硼衬里测量热中子	中	
	X 射线	能量甄别,谱,辐射安全,衍射研究		
盖革-弥勒（GM）计数器	α	与能量无关	中	优点:结构简单,对线路和使用要求不高 缺点:阻塞效应,不能鉴别粒子和能量
	β、电子	与能量无关,<3MeV	中	
	γ	所有能量	<1%	
	中子	反冲质子或(n、α)反应	不常用	
	X 射线	常用巡测仪器	依赖于窗厚度	
闪烁探测器	无机	α	所有能量,ZnS;无能量鉴别	高	所有闪烁探测器可用于能谱测量,分辨率适中 优点:能量分辨率适中、经济 缺点:受使用环境(温、湿度)影像较大
		β	低能,CsI(Tl)	中	
		γ	所有能量 NaI(Tl),CsI(Tl)	中	
		中子	热中子,LiI(Eu)	中	
		X 射线	超薄铍窗,薄(1~3mm)NaI(Tl)	高	
	有机	α	所有能量,蒽	中	
		β、电子	所有能量,蒽,芪,塑料	中	
		γ	所有能量,塑料	差	
		中子	塑料、闪烁液	低	
半导体探测器	α	所有能量,能量分辨率好,面垒型、扩散结型	低	能谱测量的分辨率较闪烁探测器好十倍以上 优点:高能量分辨率是其最突出的优点 缺点:价格高、辐射损伤严重、液氮(或电)致冷
	β、电子	2MeV 以下所有能量,能量分辨率好,面垒型、扩散结型、锂漂移硅	低	
	X 射线、γ	所有能量,能量分辨率好,面垒型、扩散结型、锂漂移锗	中(γ)高(X 射线)	

资料来源:潘自强.辐射安全手册.北京:科学出版社,2011.

一、设备类型及特点

（一）气体电离探测器

气体电离探测器是早期应用最广的辐射探测器，包括电离室、正比计数器和盖革－米勒（G-M）计数器等。工作原理是探测器内气体接受辐射能量沉积发生电离，产生离子对，在外加电场的作用下，在不同的工作区（图 6-1）收集电离所产生电荷来进行测量。气体电离探测器具有结构简单、性能稳定、价格低廉、适用温度范围宽等优点，至今仍被广泛使用。

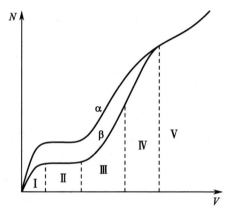

图 6-1　气体探测器电极收集到的离子对数目 N 与外加直流电压 V 的关系
Ⅰ：复合区；Ⅱ：饱和区（电离室工作区）；Ⅲ：正比区（正比计数器工作区）；Ⅳ：有限正比区；
Ⅴ：G-M 工作区（G-M 计数器工作区）

1. 电离室　电离室是最早出现的气体电离探测器，在特定外加电场的作用下，入射粒子在电离室中形成的全部离子对被收集，既不发生复合也不发生气体放大。由于根据布拉格—戈瑞原理，电离室内单位质量气体的电离可以与电离室壁中的吸收剂量联系起来，推算出来光子的剂量当量率，因此也被广泛用于测量光子的剂量当量和剂量当量率。电离室对外加电场强度、所充气体要求不高，但弱点是由于没有气体放大作用，输出电离电流很弱。常见的电离室结构有：平板形和圆柱形，目前测量 β 辐射 $H'(0.07, \alpha)$ 的标准装置外推电离室就是平行板浅电离室。对电离室本征电流信号处理方式的不同可分为：脉冲电离室和电流电离室，前者测量单个粒子引起的电离效应，后者测量的是大量入射粒子的平均电离效应。

2. 正比计数器　正比计数器是使入射粒子产生的离子对在计数管内部的强电场增殖区内发生增殖，使输出的脉冲放大到一定倍数进行测量，一般为圆柱形结构，管内所充气体常为氩、甲烷、90% 氩＋10% 甲烷、96% 氩＋4%

异丁烷等。相比于其他气体探测器，由于输出脉冲可以变得很窄，正比计数器可用于强辐射场测量（最高计数率可达 10^5s^{-1}），由于死时间比盖革-弥勒计数管短得多，所以越来越多地用于以脉冲计数方式测量光子所致的剂量当量率。

3.盖革-弥勒（G-M）计数器 G-M 计数器是对工作气体加上高工作电压，使其发生自持放电，同时加入少量猝熄气体，使自持放电自行抑制，即一个入射粒子只能产生一个电脉冲，从而达到测量入射粒子数目的目的。按所加入猝熄气体种类可分为有机 G-M 计数器和卤素 G-M 计数器。G-M 存在死时间问题，与工作电压、管子形状、工作气体成分和压力有关，一般为 100～300μs，因此在测量高计数率辐射场时，需进行漏计数校正。另外，对 γ 射线探测效率低，取决于计数管管壁的材料和厚度，一般约为 1%。G-M 计数器被广泛地用作测量光子产生的剂量当量率，有时也用于测量 β 射线的剂量当量率。

（二）闪烁探测器

闪烁体探测器是利用闪烁体原子分子激发后退激时会发出荧光的原理，将光信号转变为电脉冲来测量辐射粒子。闪烁体既能测带电粒子，也可测光子和中子；既能测活度，也可测粒子能量，因此是目前应用最广的探测器。闪烁体可分为无机闪烁体和有机闪烁体，无机闪烁体是在某些无机盐晶体中掺入少量激活剂制成，常用的有 NaI（Tl）、CsI（Tl）、ZnS（Ag）。NaI（Tl）闪烁体探测 γ 射线的效率很高，是用于 γ 射线能量测量的最好的一种闪烁体，但不能测量带电粒子；CsI（Tl）适用于强 γ 辐射场中低能 X 射线和 γ 光子的测量；ZnS（Ag）适用于有 β、γ 本底的条件下测 α 等重带电粒子数。有机闪烁体大部分是芳香族化合物，按其状态可分为有机晶体、塑料闪烁体、液体闪烁体，适用于 β 射线测量。有机晶体包括蒽（$C_{14}H_{10}$）晶体、联三苯等，联三苯对 β 射线的探测效率远高于 γ 射线，因此适用于强 γ 辐射场中低能 β 的测量；塑料闪烁体是一种含有有机闪烁物质的固溶体，通常多用于 β 射线的计数测量，一些大体积的塑料闪烁体可用于在 γ 射线和快中子的计数测量；液体闪烁体是由少量有机闪烁体溶于大量有机溶剂中制成，特别适用于 ^{3}H、^{14}C 这类低能 β 核素测量。

（三）半导体探测器

半导体探测器又被称为固体电离室，原理与气体探测器类似。常见的半导体探测器分为三种：PN 结型半导体探测器、锂漂移型半导体探测器和高纯锗半导体探测器。P 型半导体以空穴导电为主，N 型半导体以电子导电为主，PN 结型是 P 型、N 型半导体联结。因为硅半导体探测器的灵敏体积可以做得非常薄，所以在 β 射线剂量学方面特别有用，也能用于测量光子的剂量。

（四）胶片

胶片提供了一种广泛采用的个人剂量计，可用于测量光子或 β 射线的剂量当量，国内已逐渐被热释光剂量计取代。

（五）热释光剂量计（TLD）

热释光剂量计测量对象可以是 α、β、γ、n 等多种辐射粒子，主要应用于外照射个人剂量监测。晶体受到电离辐射照射时，产生电离或激发，电子被陷阱俘获。加热后激发到导带，随后退激到满带（基态）并释放出光子，此现象称为热释光。用于热释光剂量测量的磷光体种类主要包括氟化锂系列、硫酸钙系列、氟化钙系列、硼酸锂系列、硅酸镁系列，可制成粉末、密封玻管、热压片（方片、圆片）等形式。

（六）固体核径迹剂量计（SSNTD）

裂变碎片、高能离子、α 粒子、质子等重带电粒子在固体绝缘材料中穿行的路径上会产生辐射损伤，经过蚀刻处理后能够形成可以用显微镜观测的径迹，根据蚀坑的数目可以确定入射粒子的数目。适用于中子、α 粒子核多电荷重离子的剂量测定，相应的有中子剂量计、α 粒子剂量计和多电荷粒子剂量计，CR-39（聚丙烯基二甘醇碳酸酯）是最常用的一种固体核径迹片。氡及其子体的测量是固体核径迹探测器应用最广泛的领域。

（七）其他剂量计

光激发光（OSL）、辐射光致荧光（RPL）发光机制基本与热释光（TLD）类似，热释光通过加热，而光激发光和辐射光致荧光（RPL）分别通过可见光和紫外光激发释放出光子。外照射个人剂量检测使用的各种剂量计的特点见表 6-2。

表 6-2　外照射个人剂量计的性能和应用

类型	适用辐射类型	标称量程	应用	说明
胶片剂量计	γ、β、n	$0.001\sim10^2Gy$	剂量值永久记录	易受环境因素影响
热释光剂量计	γ、β、n	$0.001\sim10^2mGy$	可重复使用	能量响应好、普遍应用
玻璃荧光剂量计	γ	$0.05\sim10Gy$	大范围 γ 剂量测量	可永久或长期积累数据、消退小
光激发光剂量计	X、γ、β	探测下限可达 $1\mu Sv$	辐射剂量范围宽	灵敏度高、测量过程简单、可以反复测量
电子剂量计	β、γ、n	$0.001\sim10^2mGy$	直读、剂量、报警	便于实时掌握工作人员剂量

资料来源：潘自强.辐射安全手册.北京：科学出版社，2011.

二、设备选择

选择符合检测要求技术参数的检测设备，是保证检测工作实施顺利与否，检测结果的准确的关键。仪器选择应考虑监测目的、监测对象、辐射类型、使用环境、仪器性能指标等综合因素。

正确选择和使用恰当的检测设备应从以下几方面考虑：

1. 设备的量程　理想状态下，所使用的检测设备的量程应能覆盖所测量的辐射场的辐射剂量，否则，须更换更大量程的设备。例如：ICS-311 测量仪的剂量当量率测量范围为 0～10mSv/h，瞬时剂量当量范围为 0～10μSv；451P 巡测仪的工作量程有 0～5Sv/h、0～50Sv/h、0～500Sv/h、0～5mSv/h、0～50mSv/h5 挡。对于手动可调量程的检测设备，若辐射场未知，测量时宜首先用最大量程测量，根据首次测量结果再选择合适的量程。选择设备时，应根据要测量的辐射场的剂量，选择灵敏度高，量程范围宽的测量设备。

2. 设备的能响　仪器的能量响应是指仪器的响应（指示值与约定真值的比值）随辐射能量的变化。检测设备能量响应符合国家标准要求的能量范围越宽，适用性越强。国标 JJG 393—2003 及 GB/T 4835—2008、IEC 60846：2002 中，对辐射防护用检测设备能量响应性能的要求是变化极限不超过 ±40%；GB/T 14583—93 对测量环境地标剂量率仪表能量响应的要求为：50keV～3MeV 相对响应之差<±30%（相对 137Cs 参考 γ 辐射源）。当前市场常用的检测设备能量范围通常在 30～3MeV，先进的可达 20～7MeV 直至更宽，表现优秀的设备能量范围下限可达 6keV。例如：451P 巡测仪则可测试大于 25keV 的 X 射线和 γ 射线。测量 X 射线的工作场所时，若主要以散射线为主的情况下，能量一般在 20keV 左右，应选用与空气等效的薄壁电离室仪器。中子检测设备能量范围通常为热中子达到 15MeV，有的采用加大慢化体厚度的方法可达到 20MeV，甚至可检测高达 5GeV（5×10^3MeV）的超高能中子辐射。

3. 剂量响应线性和稳定性　在测量的量程范围内，所测剂量由小到大呈线性关系称为剂量响应线性。检测设备剂量响应线性越好，说明该设备检测数据越可靠。测量时，由于存在设备暗电流噪声、放射性物质衰变、环境变化等随机性影响因素，示值会出现统计性涨落。仪器的示值涨落越小，说明仪器工作状态越稳定，检测结果越准确。在环境温度 5～40℃ 范围内，温度变化 20℃ 时，仪器误差应小于 ±5%。

4. 响应时间　响应时间为设备测量时读数建立时间，响应时间长短与辐射场剂量高低有关。测量瞬时辐射场，如医用 X 射线诊断设备中摄片设备，应选择响应时间短的设备来测量，或利用设备剂量档测累积剂量。对于 X 射线装置曝光时间远远短于监测设备响应时间的情况,用设备直接采集的剂量率值作为最终结果是错误的,推荐进行时间修正,具体方法可参考本章工作场所检测部分1.5相关内容。

5.设备探测的辐射类型　监测设备有的只测量单一辐射类型,如Victoreen 190N便携式中子巡测仪,只探测中子辐射;有的则可测量两种甚至多种辐射类型,如:451P巡测仪除X射线、γ射线外,还可测量β射线(>1MeV)。因此,应根据要监测的工作场所的辐射类型来选择合适的监测设备,一般说来,选择多功能的辐射测量仪是比较方便的做法。

第三节　放射卫生防护检测的质量控制

对于放射卫生防护检测,大致可分为工作场所检测和设备性能检测。工作场所检测可进一步分为外照射检测、空气污染检测和表面污染检测;设备性能检测当前主要是针对放射诊疗设备而进行的,通常称为放射诊疗设备质量控制检测。检测程序因辐射或放射源的能量、类型不同而有差别,一般常监测的辐射类型有X射线、γ射线、中子、α和β粒子等。因水平有限,本节对于放射诊疗设备性能检测的质量控制也只简单介绍了诊断设备。

一、外照射检测

(一)检测设备的选择

应选择与监测用途相适应的监测设备,确认设备是否适合测量计划监测的辐射类型,结果不受其他可能存在辐射类型明显的影响。设备应经过检定/校准。对于X、γ辐射场,使用X、γ周围/定向剂量当量(率)仪,对于中子-γ混合辐射场,选择X、γ周围/定向剂量当量(率)仪和中子周围剂量当量(率)仪。对于中子辐射场,通常总会伴有γ辐射的存在。

(二)工作场所本底水平测量

在进行工作场所泄漏辐射检测前,应首先建立工作场所本底水平基线值,并予以记录。使用工作场所泄漏辐射检测设备,在射线装置、放射源装置关闭不产生辐射的条件下,对工作场所有代表性区域进行本底水平测量。工作场所本底水平不同于天然环境本底。工作场所本底水平,指在无辐射源、无放射性污染、射线装置关闭不产生辐射的情况下,工作场所监测设备所显示的辐射剂量读数。工作场所本底水平主要来自于工作场所监测设备探测器自身、周围物质的辐射,测量目的主要是为了确认检测设备的有效性、准确评价工作场所泄漏辐射剂量,最终检测结果一般应扣除工作场所本底水平。应该注意工作场所监测本底水平与天然环境本底二者概念的不同:在场所监测中,测量场所本底水平的设备即是工作场所监测设备；天然环境本底是指在地表上方一定高度处（通常为 1m）所测量的地表 γ 射线和宇宙射线产生的空气比释动能率，使用的设备是精密度高的环境级监测设备。

（三）测量位置的选择

1．在距屏蔽体外表面 0.3m 处，标高 1～1.5m 处进行巡测，在此基础上，对关注点的局部屏蔽和缝隙进行重点检测，关注点包括：四面墙体、地板、顶棚、机房的门、观察窗、传片箱、采光窗／窗体、管线洞口等。

2．对屏蔽体门、窗的检测，应注意在距门、窗外表面 0.3m 处，分别检测上缝、下缝、左缝、右缝、中部的泄漏辐射，通常对每部位选取至少 3 个点进行检测。对于有锁、把手的门体，应对锁眼、把手焊接处进行检测。如果为对开式，应对中缝处的泄漏辐射进行检测。

3．对于屏蔽体上、下层的检测，上层在距屏蔽体外表面 0.3m 处进行巡测，除巡测寻找较大辐射剂量点外，还需要在上层前、后、左、右中部选点测量，另外应以人员经常活动区域内常用体位（站位、坐位、卧位）时甲状腺、胸、性腺等所关注的身体器官部位处选点测量，如上层人员卧位时一般距地面 1m 处、坐位时性腺距地面约 0.5m 部位处所受泄漏辐射；下层检测，也应主要考虑人员在活动区域常用体位（站位、坐位、卧位）时所关注的部位的辐射剂量，如下层人员站位时颈部位置距地面约 1.7m 处、胸部位置距地面约 1.5m 处的泄漏辐射。

（四）检测条件的选择

为正确评估工作人员所受外照射辐射剂量，选择检测条件时，应尽量选取射线装置和密封源设备在正常运行状态下的最高条件或额定工作条件，以及常用的工作条件；对于开放型放射性核素工作场所，应选定在常规操作的最大放射性活度条件下进行。工业探伤应没有探伤工件，探伤装置置于与测试点可能的最近位置，若为周向探伤装置则应置于周向照射状态；医用 X 射线诊断设备应根据诊断设备不同采用不同散射模体来模拟散射线场进行测量（表 6-3）。

表 6-3　医用 X 射线诊断设备机房防护检测条件

照射方式	检测条件	散射模体	设备示值的使用
透视（普通荧光屏）	70kV、3mA	水模	曝光时间大于测量仪器响应时间的不需要时间修正
透视（影像增强器，无自动控制功能）	70kV、1mA	水模	
透视（影像增强器，有自动控制功能）	自动	水模＋1.5mmCu	

照射方式	检测条件	散射模体	设备示值的使用
摄影（无自动控制功能）	常用曝光条件 （原则上≥100mA）	水模	需要时间修正
摄影（有自动控制功能）	自动 （原则上≥100mA）	水模+1.5mmCu	
CT	常用条件	CT 体模	
乳腺摄影（无自动控制功能）	28kV、50mAs	6cm 乳腺摄影检 测专用模体	
乳腺摄影（有自动控制功能）	自动		
牙科摄影	常用条件	水模	

资料来源：GBZ 130—2013 医用 X 射线诊断放射防护要求。

（五）设备示值的处理

当所检测的射线装置曝光时间远小于检测设备的响应时间时，建议对检测设备的示值乘以时间响应修正系数 k 进行时间修正，时间响应修正系数 k 见表6-4，也可使用公（式 6-1）计算 k 值。

表6-4　时间响应修正系数表

t/τ	时间响应修正系数，k	t/τ	时间响应修正系数，k
3	1.001	0.15	3.562
2	1.013	0.1	5.070
1	1.125	0.09	5.574
0.9	1.161	0.08	6.204
0.8	1.208	0.07	7.015
0.7	1.274	0.06	8.097
0.6	1.365	0.05	9.612
0.5	1.500	0.04	11.886
0.4	1.710	0.03	15.678
0.3	2.072	0.02	23.262
0.2	2.812	0.01	46.018

资料来源：山东省疾病预防控制中心. 2014.6.放射卫生检测技术培训教材。

$$k = 1/(1 - e^{-2.197t/\tau}) \qquad （式 6-1）$$

式中：

　　k ——时间响应修正系数；

　　τ——读数响应时间；

　　t ——曝光时间。

（六）监测频率

医用 X 射线诊断设备机房放射防护安全设施在项目竣工时应进行验收检测，使用过程中，应按卫生计生行政部门规定进行定期检测，一般每年进行一次。工业探伤室建成后应由有资质的技术服务机构进行验收监测，投入使用后每年至少进行一次常规监测。

二、表面污染检测

工作场所 α、β 表面污染监测是评价开放型放射工作场所辐射防护的重要手段，其检测方法分为直接测量和间接测量方法，另外为检测快捷还有表面置样检测法。依据的标准《表面污染测定 第 1 部分：β 发射体（$E_{\beta max} >$ 0.15MeV）和 α 发射体》（GB/T 14056.1—2008）。直接测量法是采用 α、β 表面污染测量仪对被监测表面直接进行测量，测量结果是被监测表面可去除和固定的表面污染之和；间接测量法即擦拭测量法，用擦拭物擦拭一定面积的被监测表面，然后对擦拭物进行污染水平测量，因此间接测量法是对表面可去除的放射性活度进行测定。在表面有非放射性液体或固态沉积物，或存在较强 γ 辐射场，或因条件限值不易接近测量表面时，用间接测量法更为合适。表面置样检测法是预先将待测取样材料粘贴在需要监测的工作场所表面处，经过一定时间周期后，回收取样材料进行测量。表面置样检测法更能客观反映工作场所的实际污染情况，同时操作简便，测量快捷，测量结果可靠，适用于各级放射化学实验室、核设施反应堆厂房、核燃料加工厂等放射工作场所。

（一）直接测量法

1. 测定本底计数率，应在被监测工作场所远离待测污染区域进行测量。

2. 对污染区域进行测量。测量时，探测器与被检测表面距离应尽可能小。原则上，α 污染测量距离应不大于 5mm，β 污染测量距离应不大于 10mm。为测量准确、减小误差，推荐使用定位架。

3. 探测器移动速度应与设备响应时间相匹配，一般不超过 15cm/s。

4. α、β 表面污染多伴生 γ 射线，应排除 γ 射线对测量结果影响。方法如下：

1）将设备防护盖板盖在设备探测器的探测窗上屏蔽 β 辐射，此时设备测量的计数率 n_γ 是 γ 辐射引起。

2）取下盖板，测量污染表面的计数率 $n_{\beta\gamma}$，为 β 和 γ 辐射的贡献之和。

3）β 污染计数率 n_β 为后者减前者之差，即。

$$n_\beta = n_{\beta\gamma} - n_\gamma \tag{式 6-2}$$

5. 对表面污染监测数据进行处理。

1）检定证书给出表面活度响应（R）的计算方法：

$$A_S = \frac{n - n_B}{R}$$（式 6-3）

式中：

A_S——表面污染水平，Bq/cm^2；

n——设备污染计数率，s^{-1}（设备显示为"cps"）；

n_B——设备本底计数率，s^{-1}（设备显示为"cps"）；

R——表面活度响应（校准因子），$s^{-1} \cdot Bq^{-1} \cdot cm^2$。

2）已知探测效率 ε_i 时的计算方法：

$$A_S = \frac{n - n_B}{\varepsilon_i \times W \times \varepsilon}$$（式 6-4）

式中：

A_S——表面污染水平，Bq/cm^2；；

n——设备污染计数率，s^{-1}（设备显示为"cps"）；

n_B——设备本底计数率，s^{-1}（设备显示为"cps"）；

ε_i——设备的探测效率，%；

W——探测器的有效探测面积，cm^2；

ε——污染源的效率。

当污染源的效率 ε 未知时，可采用下述保守但尚合理的值：

$\varepsilon = 0.5$（对于 $E_{\beta, max} \geqslant 0.4MeV$ 的 β 发射体）

$\varepsilon = 0.5$（对于 $0.15MeV < E_{\beta, max} < 0.4MeV$ 的 β 发射体和 α 发射体）

$E_{\beta, max} < 0.15MeV$ 的 β 粒子表面污染，原则上不适宜用表面污染仪直接测量。

3）已知设备用单位"Bq/cm^2"刻度时的计算方法：

$$A_S = (n - n_B) \times K$$（式 6-5）

式中：

A_S——表面污染水平，Bq/cm^2；

n——设备示值，Bq/cm^2；

n_B——设备本底，Bq/cm^2；

K——校准因子。

（二）间接测量法

1. 选择的测量设备应能测量低于下表中规定的污染控制水平的污染。

2. 选择适合擦拭待测表面的擦拭材料，平滑表面可用滤纸，粗糙表面使用棉纺织品。

3. 需用湿润的擦拭材料擦拭时，润湿剂不应从擦拭材料中渗出。

表 6-5　工作场所的放射性表面污染控制水平（单位：Bq/cm²）

表面类型		α放射性物质		β放射性物质
		极毒性	其他	
工作台、设备、墙壁、地面	控制区*	4	4×10	4×10
	监督区	4×10^{-1}	4	4
工作服、手套、工作鞋	控制区 监督区	4×10^{-1}	4×10^{-1}	4
手、皮肤、内衣、工作袜		4×10^{-2}	4×10^{-2}	4×10^{-1}

* 该区内的高污染子区除外

资料来源：《电离辐射防护与辐射源安全基本标准》（GB 18871—2002）。

4．尽可能使用圆形擦拭材料，其面积应略小于或等于探测器的有效探测面积。

5．擦拭面积应尽可能按 100cm² 擦拭，必要时可采用 100cm² 的擦拭框限定擦拭面积。

6．擦拭时应按照测定擦拭效率的方法擦拭，以保证擦拭方法的一致性，减小因擦拭方法的不同带来的测量误差。

7．采样后，应将待测样品放置在塑料样品袋中平整放置，避免擦拭样品因干燥或与其他物质接触而损失放射性物质。

8．测量擦拭样品可用直接测量法和放射化学回收法。

（1）直接测量法

1）样品盘中放入空白擦拭样品，测量空白擦拭样品的本底计数率。

2）样品盘中直接放入已擦拭样品，测量样品计数率。

3）被擦拭表面可去除污染单位面积的放射性活度 A_{sr} 按（式 6-6）计算：

$$A_{sr} = \frac{n - n_B}{\varepsilon_i \times F \times S \times \varepsilon_s} \qquad （式 6-6）$$

式中：

A_{sr}——被擦拭表面的污染水平，Bq/cm²；

n——仪器示值，s⁻¹（仪器显示为"cps"）；

n_B——仪器本底，s⁻¹（仪器显示为"cps"）；

ε_i——仪器的探测效率，%；

F——擦拭效率（也称去除因子），%；

S——擦拭面积，cm²；

ε_s——擦拭样品表示的源效率，%。

4）不同材料光滑表面的平均擦拭效率 F 可参考下表，也可根据定义计算,其定义为:在面积 $S(cm^2)$ 的污染表面上擦拭下的放射性活度 A_S 与其未擦拭前的已知总放射性活度 A_C 之百分比,表示为:

$$F(\%) = \frac{A_s}{A_c} \times 100 \qquad （式6-7）$$

5) 在源效率未知情况下,可采用表6-6和表6-7中擦拭样品源效率的推荐值。

表6-6　擦拭样品源效率的推荐值(GB/T 14056.1—2008)

粒子类型和能量范围 /MeV	ε_s	说明
$\beta(E_{\beta,\,max} \geqslant 0.4)$	0.5	—
$\beta(0.15MeV < E_{\beta,\,max} < 0.4)$	0.25	
α	0.25	对下述情况的保守值: —达到均匀污染的饱和程度; —擦拭样品。

资料来源:国家安全生产监督管理总局职业健康司、中国疾病预防控制中心辐射防护与核安全医学所. 2014.11.放射防护评价与检测.职业卫生技术服务机构专业技术人员培训教程。

表6-7　不锈钢、漆地板、铝、瓷砖等的平均擦拭效率

擦拭方法	平均擦拭效率 F/%
干滤纸	20
用水润湿的纱布	60
用 1.0mol/L 硝酸润湿的纱布	80
标准推荐保守值(GB/T 14056.1—2008)	10

资料来源:原国家安全生产监督管理总局职业健康司、中国疾病预防控制中心辐射防护与核安全医学所. 2014.11.放射防护评价与检测.职业卫生技术服务机构专业技术人员培训教程。

(2)放射化学回收法:若需要对擦拭样品进行处理和制备样品,则需要对擦拭样品进行化学处理,由放化实验确定其化学回收率 Y、计数效率 ε,并由下式计算:

$$A_s = \frac{n}{F \times Y \times \varepsilon \times S} \qquad （式6-8）$$

式中:

A_S——被擦拭表面的污染水平, Bq/cm^2;

n——仪器计数率, cps;

F——擦拭效率(也称去除因子), %;

Y——化学回收率, %;

ε——仪器的探测效率, %;

S——擦拭面积, cm^2;

三、个人监测

个人监测是利用个人所佩戴的剂量计或其他测量设备,对个人受到的外照射剂量、体内污染和体表污染所进行的测量。《放射性同位素和射线装置安全和防护条例》(国务院第 449 号令)中规定:"对直接从事生产、销售、使用活动的工作人员进行个人剂量监测和职业健康检查,建立个人剂量档案和职业健康监护档案"。对工作人员进行个人剂量监测时,应注意以下几个环节。

(一)制订监测计划

应依据用人单位应用的放射性核素、射线装置的种类,辐射防护安全措施的实施及工作人员的实践活动情况进行监测计划的制订,确定监测的类型、范围和周期。

1. 确定监测类型　监测类型分为常规监测、任务相关监测和特殊监测,通常以证明工作条件,包括个人剂量水平,保持满意度,满足监管要求而进行的常规监测为多。另外,为特定操作提供有关操作和管理方面即时决策,例如,在进入核电厂、大型辐照场等的控制区时,为确定工作条件是否适合继续进行操作,除佩戴常规个人剂量计外,还应佩戴报警式个人剂量计所进行的监测。有时为了说明某一特定问题,例如,在进行辐射源事故处理时,对事故应急处理人员在一个有限期间进行特殊监测,伤口监测和医学应急监测属于特殊监测。

2. 监测周期

(1)常规监测的周期:确定常规监测的周期应综合考虑放射工作人员的工作性质、所受剂量的大小、剂量变化程度及剂量计的性能等诸多因素。GBZ128 中要求常规监测周期一般为 1 个月,最长不得超过 3 个月。按《放射工作人员职业健康管理办法》(卫生部令第 55 号)第三章第十一条的规定:外照射个人剂量监测周期一般为 30 天,最长不应超过 90 天。在 55 号令未重新修订之前,推荐常规监测周期不应超过 90 天。

(2)其他监测类型的周期:任务相关监测和特殊监测应根据辐射监测实践的需要进行。

(二)个人剂量测量系统选择

1. 基本要求

(1)测量系统的响应应基本不受诸如温度、湿度、灰尘、风、光、磁场、电源电压波动和频率涨落等因素的影响。

(2)监测周期为 3 个月的常规监测,其最低探测水平(MDL)≤0.1mSv。

(3)应具有能覆盖监测范围的宽量程。对于常规监测,量程上限一般应达 1Sv;对于特殊及事故监测,量程上限应达 10Gy。

（4）因能量响应和角响应引入的不确定度应不大于30%（95%置信度）。

（5）在一个监测周期内累积剂量的损失应不大于10%（95%置信度）。

（6）所有受检个人剂量计应有容易识别的标识和唯一性编码，并保证编号的唯一性和必要时的可追溯性，此编号为样品的唯一标识。个人剂量的编号贴在个人剂量计上，保持清晰易识别。编码规则推荐使用13位编码，规则为"地区编码"（2位）+"用人单位性质"（2位）+"用人单位编号"（3位）+"工种编号"（2位）+"剂量计/人员序号"（4位），其中"用人单位性质"编码参见《国民经济行业分类标准GB/T 4754》，"工种编码"可以参考GBZ128中的"职业分类"进行编码。

2．剂量计选择

（1）仅有光子辐射且能量≥15keV时，宜使用常规光子个人剂量计监测 H_p（10）。

（2）对于强贯穿辐射和弱贯穿辐射的混合辐射场，弱贯穿辐射剂量贡献≤10%时，一般可只监测 H_p（10）；弱贯穿辐射的剂量贡献>10%时，宜使用能识别两者的鉴别式个人剂量计，或用躯体剂量计和肢端剂量计分别测量 H_p（10）、H_p（0.07）。

（三）剂量计佩戴

1．对于比较均匀的辐射场，当辐射主要来自前方时，剂量计应佩戴在人体躯干前方中部位置，一般在左胸前；当辐射主要来自人体背面时，剂量计应佩戴在背部中间。

2．对于工作中穿戴铅围裙的场合（如医院放射科），通常应根据佩戴在围裙里面躯干上的剂量计估算工作人员的实际有效剂量。当受照剂量可能超过调查水平时（如介入放射学操作），则还需在围裙外面衣领上另外佩戴一个剂量计，以估算人体未被屏蔽部分的剂量。

3．对于短期工作和临时进入放射工作场所的人员（包括参观人员和检修人员等），应佩戴直读式个人剂量计，并按规定记录和保存他们的剂量资料。

4．当开展质量保证活动发放质量控制个人剂量计时，放射工作人员应按要求将其与常规监测的个人剂量计同时佩戴在同一部位。

（四）监测实施

由委托单位提出委托要求，签订委托检测协议书，办理登记手续。由监测机构对个人剂量计编制唯一性编号，并负责配发，与委托单位约定个人剂量计换发日期及监测计划说明。委托单位按换发日期交回个人剂量计，由实验人员当场登记验收，放入样品待检区。做到样品不丢失，不混淆，不因保管不当而损坏。应随样品配发能提供本底信息的对照剂量计。

（五）个人剂量测量系统调试

个人剂量测量系统当前主要以热释光测量系统为主流，对热释光测量系统调试主要包括对光学系统、加热系统的清洁维护和调试，以及对所配发的个人剂量计的清洁和探测器的筛选、退火等处理。

1．读出器光学系统　读出器光学系统通常有滤光片、双凸透镜、反射镜。要保持标准光源读数稳定，应保持各个光学器件的清洁度，尤其是滤光片的清洁。用白绸布加少量乙醇进行滤光片清洗。在整个测量中，应尽量避免滤光片污染。

2．加热盘　用白绸布和去污粉，轻轻擦洗加热槽，直到擦出光亮为止。大量筛选元件是，一般每天擦洗一次，然后仪器在380℃空盘加热3～4次，检查空盘本底为最低算是合格。

3．个人剂量计　个人剂量计由剂量盒和探测器组成，剂量计的清洁处理包含剂量盒的处理。剂量盒内的灰尘会造成探测器污染。剂量盒可用蒸馏水浸泡，用毛刷轻轻刷洗后晾干备用。玻管探测器用10%硝酸浸泡10～20分钟，蒸馏水浸泡24小时，再用蒸馏水漂洗3～4次，不高于80℃的低温下烘干备用。片状探测器可用无水乙醇浸泡10分钟，再用蒸馏水漂洗3遍，烘干备用。注意保持探测器的清洁度，尽量减少清洗次数。

4．探测器退火　退火的目的之一是去掉前辐照剂量的影响。退火在退火炉内进行。对退火炉温度指示应进行标定，注意温度控制是否正常，炉内温度是否均匀。将一定数量探测器单层均匀摆放在铝制托盘内，不宜过多。退火炉经充分预热，炉内温度达到设定温度并保持平衡后，将探测器托盘放入炉内，待退火炉温度再次回升到设定温度时开始计时，到所需恒温时间后取出，连托盘放入金属冷却板上，并用风扇吹风速冷。不同探测器退火温度和恒温时间如表6-8：

表6-8　不同探测器退火温度与恒温时间

探测器	退火温度	恒温时间
LiF（Mg, Cu, P）	240℃±5℃	10分钟
LiF（Mg, Tl）	400℃	1小时
LiF（Mg, Tl）	280～290℃	30分钟
CaSO$_4$（Tm/DY）	380℃	30分钟

5．探测器一致性选择与筛选　一批新探测器使用前，或在每次监测实施前，均应进行筛选，选择时的精确度应控制在±5%以内。

筛选过程：将探测器清洗后退火，用 [137]Cs 和 [60]Co 为参考源进行辐射，辐照剂量 1～3mGy 之间,将辐照后的探测器随机抽取 50 个上机读出,求出均值,确定筛选区间为 $[\overline{A}(1-5\%), \overline{A}(1+5\%)]$。按照确定的筛选区间对探测器进行筛选。筛选完毕后,对于剩余的探测器再按 ±5% 分成若干区间,分档使用。

6. MDL 检验程序 取一致性控制在 5% 以内的剂量元件 10 个,进行常规退火处理。将已退火处理后的元件放置在无其他附加辐射场的天然本底环境中,放置周期应与用于服务监测的周期一致。按常规测量程序测读 10 个剂量元件,按(式 6-9)计算测读值 x_i 的 $u_A(x_i)$,则 MDL $= 3 \times u_A(x_i)$。当个人剂量系统的 MDL 变化大于 10% 时,应查其原因,并在修复后方可开展服务。

$$s(x_i) = \sqrt{\frac{\sum_{i=1}^{n}(\overline{x} - x_i)^2}{n-1}} \qquad (式 6-9)$$

(六) 剂量评价

1. 评价方法

(1) 当年受照剂量小于 20mSv 时,个人剂量当量可直接视为有效剂量。

(2) 当年受照剂量接近 20mSv 时,可使用个人剂量当量到有效剂量的转换系数校正,为空气比释动能率到有效剂量的转换系数与空气比释动能率到个人剂量当量的转换系数的比值。

(3) 当人员接受的剂量很大,可用模体模拟测量估算出主要受照器官或组织的当量剂量,再使用组织权重因子加权估算有效剂量。

(4) 当人员的晶状体、皮肤和四肢的剂量有可能超过相应的年当量剂量限值时,不仅应给出年有效剂量,还应估算年当量剂量。

(5) 介入放射工作人员穿戴铅围裙并佩戴两个剂量计时,可用下(式 6-10)估算有效剂量。

$$E_{外} = 0.5H_W + 0.025H_N \qquad (式 6-10)$$

式中:

$E_{外}$——有效剂量 E 中的外照射分量,mSv;

H_W——铅围裙内腰部附近佩戴的个人剂量计测得的 $H_p(10)$,mSv;

H_N——铅围裙外颈部附近佩戴的个人剂量计测得的 $H_p(10)$,mSv。

(6) GB 128 建议的年调查水平为有效剂量 5mSv/a,当职业照射受照剂量大于调查水平时,应发放《职业性外照射个人监测剂量核查登记表》对超出调查水平的原因进行调查。

2. 评价原则 任何放射工作人员,在正常情况下的职业照射水平应不超过以下限值:

(1) 连续 5 年内年均有效剂量,20mSv。

（2）任何一年中的有效剂量，50mSv。

（3）眼晶状体的年当量剂量，150mSv。

（4）四肢（手和脚）或皮肤的年当量剂量，500mSv。

（七）质量保证

质量保证应始终贯穿于从监测计划制订到结果评价的全过程。至少包括：

1. 选用符合要求、工作正常的剂量计、设备和仪器。

2. 定期检定 / 校准和维护使用的设备和仪器。

3. 定期比对选用的测量方法。

4. 按 GBZ 207 的要求进行外照射个人剂量系统性能质量控制。

5. 按 GBZ 128 的规定进行剂量评价。

6. 按 GBZ 128 的要求记录和保存监测数据。

7. 对相关人员进行技术培训，由合格的人员进行监测工作。

8. 应积极参与实验室间的相互比对，一般 1~2 年一次。

9. 实施监测时应使用能提供本底信息的对照剂量计，并定期使用质量控制剂量计，已确保监测结果的准确可靠。

10. 探测器应经筛选合格后方可使用。

（八）不确定度基本要求

1. 在实验室条件下，剂量测量的相对不确定度应优于 10%（95% 置信度）。

2. 对于现场测量

（1）当监测的剂量水平接近或超过剂量限值时，对光子辐射其相对不确定度应不超过 50%（95% 置信度），对电子和能量未知的中子其不确定度的要求可允许更宽些。

（2）当监测的剂量水平低于剂量限值时，对任何辐射，可进一步放宽对不确定度的要求，直到相对不确定度不超过 100%（95% 置信度）。

（九）记录、档案和报告

1. 记录应包括监测计划、预处理、测量、校准、个人监测结果、质量保证和剂量评价等内容，必要时应包括工作场所监测的结果。

2. 当人员因事故、应急受到过量照射，或常规监测结果超过调查水平时，使用 GB 128 定制格式的《职业性外照射个人监测剂量核查登记表》进行调查。

3. 当人员个人监测结果异常，应对受照情况进行复查，并将复查结果附在其相应的个人监测记录中，复查项目至少包括：监测日期、异常情况概述、辐射场复查结果、复查结论、复查人员签名。

4. 当剂量计丢失、损坏、因故得不到读数或所得读数不能正确反映工作人员所接受的剂量时,应尽量确定其名义剂量,并将名义剂量及其确定方法记入监测记录。

5.应根据具体情况合理选择以下方法之一确定名义剂量:

(1)用同时间佩戴的即时剂量计记录的即时剂量估算剂量。

(2)用同时间场所监测的结果推算剂量。

(3)用同一监测周期内从事相同工作的工作人员接受的平均剂量。

(4)用工作人员前年度受到的平均剂量,即名义剂量=前年度剂量×监测周期(d)/365。

6.当工作人员的外照射个人监测结果小于MDL时,记录为1/2MDL。

7.报告

(1)在完成一个监测周期的监测任务后,应将监测结果及时送交被监测单位。

(2)应将本年度的职业外照射个人监测最终结果按规定逐级报告上级主管部门。监测中发现异常情况应及时报告。

(3)应将本年度的职业外照射个人监测最终结果及时上报中央数据库。

四、放射诊断设备质量控制检测

(一)医用常规X射线诊断设备

医用常规X射线诊断设备主要指传统屏片X射线摄影设备、X射线透视设备,其质量控制检测的要求和方法主要来源于WS 76标准,对于计算机X射线摄影(CR)、数字X射线摄影(DR)通用性能指标部分、介入放射学设备、移动式X射线摄影设备和便携式X射线设备等亦可参照使用。

1.质量控制检测分类 质量控制(quality control)指通过对X射线诊断设备的性能检测、维护和对X射线影像形成过程的监测和校正行动,以保证影像质量的过程。质量控制检测分为验收检测、状态检测及稳定性检测。验收检测和状态检测应委托有资质的技术服务机构进行,稳定性检测应由医疗卫生单位自身实施检测,或者委托有能力的技术机构进行。

(1)验收检测(acceptance test):指X射线诊断设备安装完毕或设备重大维修后,为鉴定其性能指标是否符合约定值而进行的质量控制检测。因此在X射线诊断设备安装完毕或重大维修后,应进行验收检测。验收检测结果设置为设备的主要性能基线值。原则上,应由供货商、医疗卫生单位协助有资质的第三方共同实施。新安装X射线诊断设备的验收检测结果应符合随机文件中所列产品性能指标、双方合同或协议中技术条款,但不得低于WS 76标准的要求。供货方未规定的项目应符合WS 76标准的要求。另外,当设备状态检测中发现某项指标不符合要求,但无法判断原因时,应采取进一步的验收检测方法进行检测。

（2）状态检测（status test）：指对运行中的 X 射线诊断设备，为评价其性能指标是否符合相关标准要求而定期进行的质量控制检测。使用中的 X 射线诊断设备应每年进行状态检测。稳定性检测结果与基线值的偏差大于控制标准，又无法判断原因时，也应进行状态检测。

（3）稳定性检测（constancy test）：为确定 X 射线诊断设备在给定条件下获得的数值相对于一个初始状态的变化是否符合控制标准而定期进行的质量控制检测。使用中的 X 射线诊断设备，应按标准要求定期进行稳定性检测，每次稳定性检测应尽可能使用相同的计量仪器并作记录；各次稳定性检测中，所选择的曝光参数及检测的几何位置应严格保持一致。稳定性检测由用户自行进行，并对检测进行记录、保存，稳定性检测记录至少包括检测人员、检测设备、检测周期、检测时间、评价结果等。

2. 质量控制检测的实施

（1）检测设备要求：检测用的计量仪器应已检定或校准，取得有效的检定和校准证书，检测结果应有溯源性。用于检测中的衰减模体尺寸应至少达到所适用的检测条件下足以使全部有用线束得到衰减。

（2）资料及设备核查：核对检测规程及随机文件的完整性，以及与设备相关其他文件的完整性。验收检测前，X 射线诊断设备应有完整的技术资料，包括订货合同或双方协议、供货方提供的设备手册或设备清单、设备性能指标、使用说明书或操作维修规范；验收监测前对主机设备外围附属的各种设备，如激光打印机、工作站影像监视器、胶片观片灯箱都应进行初始调试和检测；CR 系统应对每一块成像板和暗盒进行目视检查，是否有表面缺陷或刮擦痕迹，检查暗盒的开启和合拢是否灵活，将发现的问题登记在清单表中或检测报告中。

（3）检测条件及检测项目：质量控制检测过程中，任何时候都不应超过 X 射线管组件最大功率额定值。验收检测、状态检测及稳定性检测需检测项目见表 6-9。

（4）检测结果评价：检测结果符合或优于 WS 76 标准中所规定的指标数值为合格，评判标准见表 6-10、表 6-11。当检测结果不符合相应标准或合同时，按照如下程序处理：①任一检测结果不符合相应标准或合同时，应立即重复该项检测；②重复检测结果仍不符合相应标准或合同时，应认真核实检测设备及检测方法的可靠性；③如有必要，应采用进一步的检测方法进行验证；④经验证，确实不符合相应标准或合同时，应采取以下措施：

1）可校正的电器参数及几何条件应立即进行校正；

表6-9 医用常规X射线诊断设备质量控制检测项目

检测类型	X射线摄影设备	X射线透视设备
验收检测	管电压指示的偏离、输出量重复性、输出量线性、有用线束半值层、曝光时间指示的偏离、自动曝光控制响应、自动曝光控制重复性、有用线束垂直度偏离、光野与照射野四边的偏离、光野与照射野中心的偏离、聚焦滤线栅与有用线束中心对准	透视受检者入射体表空气比释动能率典型值、透视受检者入射体表空气比释动能率最大值、透视荧光屏灵敏度、空间分辨力、低对比分辨力、影像接收器入射屏前空气比释动能率、自动亮度控制、照射野与影像接收器中心偏差、最大照射野与普通荧光屏尺寸相同时的台屏距
状态检测	管电压指示的偏离、输出量重复性、输出量线性、有用线束半值层、自动曝光控制响应、自动曝光控制重复性、有用线束垂直度偏离、光野与照射野四边的偏离、光野与照射野中心的偏离	透视受检者入射体表空气比释动能率典型值、透视荧光屏灵敏度、空间分辨力、低对比分辨力、影像接收器入射屏前空气比释动能率、自动亮度控制
稳定性检测	输出量重复性、曝光时间指示的偏离、自动曝光控制响应、有用线束垂直度偏离、光野与照射野四边的偏离、光野与照射野中心的偏离	透视受检者入射体表空气比释动能率典型值(非透视荧光品设备)、空间分辨力、低对比分辨力、自动亮度控制

2)涉及系统部件性能,或可能涉及部件性能时,应增加检测频率,进一步判断不符合标准的原因。

对于检测中被查明的可能影响影像质量和患者剂量的问题应加以校正。如无法校正,应考虑更换部件、限制使用范围或更换设备。

(5)检测报告出具:质量控制检测报告的基本内容应包括:委托单位基本信息、设备信息、检测项目、相应检测要求、检测结果及其相应标准要求。(表6-12,表6-13)

表6-10 X射线摄影设备的检测项目与技术要求

序号	检测项目	检测要求	验收检测判定标准	状态检测判定标准	稳定性检测	
					判定标准	周期
1	管电压指示的偏离	数字式高压测量仪	±5.0%或±5.0kV内,以较大者控制	±5.0%或±5.0kV内,以较大者控制	—	—
2	输出量重复性	测量5次	≤10%	≤10%	≤10%	3个月
3	输出量线性	相邻两挡间	±10%内	±10%	—	—

续表

序号	检测项目	检测要求	验收检测判定标准	状态检测判定标准	稳定性检测	
					判定标准	周期
4	有用线束半值层/mmAl	80kV	≥2.3	≥2.3	—	—
5	曝光时间指示的偏离	t≥100ms	±10%内	—	±10%内	3个月
		T<100ms	±2ms内或±15%内	—	±2ms内或±15%内	3个月
6	自动曝光控制响应（两种方法选一种）	影像光密度	平均值±0.3OD内	平均值±0.3OD内	基线值±0.3OD内	3个月
		空气比释动能	平均值±20%内	平均值±20%内	基线值±25%内	3个月
7	自动曝光控制重复性（两种方法选一种）	曝光后管电流时间积读数	≤10%	≤10%	—	—
		影像光密度	平均值±0.2OD内	平均值±0.2OD内	—	—
8	有用线束垂直度偏离	检测筒和检测板	≤3°	≤3°	≤3°	3个月
9	光野与照射野四边的偏离	1m SID	任一边±1.0cm内	任一边±1.0cm内	任一边±1.0cm内	3个月
10	光野与照射野中心的偏离	1m SID	±1.0cm内	±1.0cm内	±1.0cm内	3个月
11	聚焦滤线栅与有用线束中心对准	SID与会聚滤线栅的聚焦距离一致	中心点密度最高，两边密度对称			

表6-11 X射线透视设备的检测项目与技术要求

序号	检测项目	检测要求	验收检测判定标准	状态检测判定标准	稳定性检测	
					判定标准	周期
1	透视受检者入射体表空气比释动能率典型值/mGy·min⁻¹	透视荧光屏设备，水模	≤50	≤50	—	—
		非透视荧光屏设备，水模	≤25	≤25	≤25	6个月

续表

序号	检测项目	检测要求	验收检测判定标准	状态检测判定标准	稳定性检测	
					判定标准	周期
2	透视受检者入射体表空气比释动能率最大值 / mGy·min^{-1}	水模，2mm 铅板	≤100	—	—	—
3	透视荧光屏灵敏度 / $\frac{cd/m^2}{mGy/min}$	透视荧光屏	≥0.11	≥0.08	—	—
4	空间分辨力 / lp·mm^{-1}	透视荧光屏设屏	≥0.8	≥0.6	—	—
		影像增强器透视设备	见表 6-12	≥0.6	基线值 ±20% 内	6 个月
5	低对比分辨力	低对比度分辨力测试板	2%, ≤7mm	4%, ≤7mm	4%, ≤7mm	6 个月
6	影像接收器入射屏前空气比释动能率 /μGy·min^{-1}	非透视荧光屏设备	见表 6-13	见表 6-13	—	—
7	自动亮度控制	不同厚度衰减层时亮度变化	平均值 ±10% 内	平均值 ±15% 内	基线值 ±30% 内	6 个月
8	照射野与影像接收器中心偏差	非透视荧光屏设备	≤2%SID	—	—	—
9	最大照射野与普通荧光屏尺寸相同时的台屏距 /mm	透视荧光屏	≥250	—	—	—

表 6-12 影像增强器系统的空间分辨力要求

影像增强器入射屏直径 /mm	350（15in）	310（12in）	230（9in）	150（6in）
水平中心分辨力 /lp·mm^{-1}	≥0.8	≥1.0	≥1.2	≥1.4

表 6-13 影像接收器最大入射屏前空气比释动能率

影像增强器入射屏直径 /mm	350	310	230	150
平板探测器长边尺寸 /mm	400	300	250	200
入射屏前空气比释动能率 /μGy·min^{-1}	≤30.0	≤48.0	≤60.0	≤134.0

（二）计算机 X 射线摄影设备（CR）

计算机 X 射线摄影设备（CR）是采用可重复使用的成像板代替增感屏—胶片作为载体经 X 射线曝光，用激光扫描成像板曝光后所得潜像信息，通过光学系统收集和放大，计算机采集，得到数字化的影像显示的一种 X 射线摄影设备。成像板（IP）采用 X 射线储存发光材料（如氟卤化钡）制成。X 射线在 IP 中形成一幅电子空穴对分布的潜像，在红色激光扫描激励下复合并发出荧光，强度与 X 射线强度成比例。CR 系统的激光扫描读出装置将 IP 的电子潜像读出并将其数字化的影像显示在 CR 系统的显示屏上。主要生产商有爱克发（Agfa）、富士（Fuji）、柯尼卡—美能达（Konica-Minolta）、原名为柯达（Kodak）的锐珂医疗（Carestream Health）。CR 开拓了 X 射线摄影数字化先河，能有效利用现有 X 射线摄影设备，在我国医疗系统得到一定比例的推广，但 CR 无法进行动态检查，检查效率较低，相比于 DR 只是过渡技术。可以预见，随着配置成本的降低，未来 DR 将成为数字 X 射线摄影主流。

1. CR 系统质量控制检测设备准备　CR 系统专用检测项目所需要设备与用具参见表 6-14。

表 6-14　CR 系统专用检测项目所需的设备与用具

编号	名称	数量	规格要求
1	剂量测量仪器	1	已校准电离室或半导体探测器
2	胶片光密度计	1	光密度在 0～3.5OD 范围内读数一致性在 ±0.02 内
3	空间分辨力测试卡	2	扇形或线对，0.6～10lp/mm（推荐铅厚度为 0.1mm）
4	低对比度细节检测模体	1	可选用多种，如 DIGI-13、Leeds TO-16、UAB 或者 CDRAD 等模体
5	屏-片密着检测板	1	普通 X 射线摄影用细金属丝网格板
6	钢尺	2	长约 30cm，宽 2～3cm，1mm 刻度间距
7	嵌铅刻度米制直尺（称铅尺）	2	长约 10cm，宽 2～3cm，1mm 刻度间距
8	放大镜	1	10～20 倍
9	铜滤过板	2	厚度 0.5mm，20cm×20cm 一块 厚度 1.5mm，20cm×20cm 一块
10	铝滤过板	1	厚度 1.0mm，20cm×20cm
11	铅块	1	厚度>3mm，4cm×4cm
12	测量用卷尺	1	长度>2m
13	固定用胶带	1	—
14	铅橡胶围裙	1	大于 35cm×34cm，0.5mm 铅当量

2. CR 系统质量控制检测要点

（1）验收监测前应对 CR 系统所有供货清单盘点和核查。

（2）验收检测前应对每块成像板（IP）和暗盒进行目视检查，是否有表面缺陷或刮擦痕迹；检查暗盒的开启和合拢是否灵活，将发现的所有问题登记在清单表中或检测报告中。

（3）验收检测前对 CR 主机设备的外围附属的各种设备，如激光打印机、工作站影像监视器、胶片观片箱都应进行初始调试和检测。

（4）所有成像板（IP）必须进行清洁和擦除处理。

（5）IP 曝光后阅读前的延迟时间通常在 1～15 分钟，推荐 10 分钟延迟。

（6）检测中将焦点至 IP 的距离（SID）调为 180cm，如达不到则调节为最接近于 180cm 的值，目的是减少反散射贡献、降低足跟效应。

（7）采用电离室测量 IP 入射空气比释动能时，电离室离 IP 不低于 30cm，并在 IP 下面放一个铅橡胶围裙，以降低反散射贡献。

（8）检测条件使用 0.5mmCu 和 1mmAl 滤过，80kVp。因在此条件下，CR 的响应变化对 kVp 最小。

（9）对 CR 系统进行专用项目检测前，首先应进行通用项目检测。只有确认通用检测项目满足要求，才能认为专用检测项目检测结果是可靠的。

3. CR 系统通用检测项目　通用检测项目：管电压指示的偏离、输出量重复性、输出线性、有用线束半值层、曝光时间指示的偏离、自动曝光控制响应、自动曝光控制重复性、有用线束垂直度偏离、光野与照射野四边的偏离、光野与照射野中心的偏离（判定标准见表 6-10 X 射线摄影设备的检测项目与技术要求）

4. CR 系统专用检测项目（表 6-15）

表 6-15　CR 系统专用检测项目与技术要求

序号	检测项目	验收检测判定标准	状态检测判定标准	稳定性检测	
				判定标准	周期
1	IP 暗噪声	指示值应在规定值范围内，影像均匀，无伪影	指示值应在规定值范围内，影像均匀，无伪影	指示值应在规定值范围内，影像均匀，无伪影	一周
2	IP 响应均匀性和一致性	±10.0%（单板与多板）内	±10.0%（单板与多板）内	±10.0%（单板与多板）内	半年
3	剂量指示校准	±20.0%（单板）内 ±10.0%（多板）内	±20.0%（单板）内 ±10.0%（多板）内	—	—
4	IP 响应线性	±20.0% 内	±20.0% 内	—	—

续表

序号	检测项目	验收检测判定标准	状态检测判定标准	稳定性检测	
				判定标准	周期
5	激光束功能	无颤动或颤动在 ±1 像素尺寸内	—	—	—
6	空间分辨力与分辨力均匀性	$R_{水平}/f_{Nyquist}>0.9$ $R_{垂直}/f_{Nyquist}>0.9$ 网格影像均匀，无模糊区域，无混叠伪影	$R_{水平}/f_{Nyquist}>0.9$ $R_{垂直}/f_{Nyquist}>0.9$	—	—
7	低对比度细节检测	建立基线值	基线值 ±2 个细节变化	基线值 ±2 个细节变化	半年
8	空间距离准确性	±2.0% 内	±2.0% 内	±2.0% 内	半年
9	IP 擦除完全性	不存在铅板幻影，达到暗噪声规定值	—	不存在铅板幻影，达到暗噪声规定值	半年

（三）数字式 X 射线摄影设备（DR）

1. DR 系统通用检测项目 通用项目部分可参照 X 射线摄影设备的检测项目与技术要求进行，检测的项目包括管电压指示的偏离、输出量重复性、有用线束半值层、曝光时间指示的偏离、有用线束垂直度偏离、光野与照射野四边的偏离。

2. DR 系统专用检测项目（表 6-16）

表 6-16 DR 系统的专用检测项目与技术要求

序号	检测项目	验收检测判定标准	状态检测判定标准	稳定性检测	
				判定标准	周期
1	暗噪声	像素值或 DDI 在规定值内，或建立基线值，影像均匀无伪影	像素值或 DDI 在规定值内或基线值 ±50%，影像均匀无伪影	像素值或 DDI 在规定值内或基线值 ±50%，影像均匀无伪影	3 个月
2	探测器剂量指示（DDI）	DDI（10μGy）计算值与测量值 ±20.0%，DDI 或平均像素值建立基线值	基线值 ±20.0%	—	—
3	信号传递特性（STP）	$R^2 \geqslant 0.98$	$R^2 \geqslant 0.95$	$R^2 \geqslant 0.95$	3 个月

227

续表

序号	检测项目	验收检测判定标准	状态检测判定标准	稳定性检测 判定标准	稳定性检测 周期
4	响应均匀性	CV≤5.0%	CV≤5.0%	CV≤5.0%	3个月
5	测距误差	±2.0%内	±2.0%内	—	—
6	残影	不存在残影或有残影而像素值误差≤5.0%	—	不存在残影或有残影而像素值误差≤5.0%	3个月
7	伪影	无伪影	无伪影	无伪影	3个月
8	极限空间分辨力	≥90.0%厂家规定值，或≥80.0%$f_{Nyquist}$，建立基线值	≥90.0%基线值	—	—
9	低对比度细节检测	建立基线值	与基线值比较不超过2个细节变化	—	—
10	AEC灵敏度	建立基线值	基线值±25.0%内	—	—
11	AEC电离室之间一致性	±10.0%内	±15.0%内	—	—
12	AEC管电压变化一致性	建立基线值	±25.0%内	—	—

3. DR专用检测项目所需的设备与用具（表6-17）

表6-17 DR专用检测项目所需的设备与用具

编号	名称	数量	规格要求
1	剂量测量仪器	1	已校准电离室或半导体探测器
2	空间分辨力测试卡	2	至少0.6～10lp/mm（推荐铅厚度为0.1mm）
3	低对比度细节检测模体	1	IEC低对比度模体、UAB低对比度模体、低对比度测试卡、TO-16或TO-20低对比度细节模体、CDRAD低对比度模体、DIGI-13多功能检验模体任选一种
4	屏/片密着检测板	1	普通X射线摄影用细金属丝网格板
5	嵌铅刻度米制直尺（称铅尺）	2	长约30cm，宽2～3cm，1mm刻度间距
6	铜滤过板	2	厚度1.0mm，15cm×15cm
7	铅块	1	厚度4mm，面积4cm×4cm
8	铅板	1	厚度2mm，面积15cm×15cm
9	测量用卷尺	1	长度>2m
10	固定用胶带	1	—

（四）牙科摄影用 X 射线设备

牙科摄影用 X 射线设备包括牙科口内片、全景和 CT 摄影设备，牙科口内片摄影设备较为常见，近年来牙科全景摄影设备也有在逐渐增加。对于牙科摄影用 X 射线设备防护、性能检测项目及技术要求，目前单项专用标准《WS581—2017 牙科 X 射线设备质量控制检测规范》已于 2017-10-27 发布，并于 2018-05-01 实施。（表 6-18，表 6-19）

表 6-18　牙科 X 射线设备检测项目及技术要求

序号	检测项目	设备类型	验收检测 判定标准	状态检测 判定标准	稳定性检测 判定标准	周期
1	管电压指示的偏离 /%	口内机，口外机	±10 内	±10 内	±10 内	6 个月
2	输出量重复性 /%	口内机	≤5	≤5	≤5	3 个月
3	加载时间偏离	口内机	±5% 内或 ±20ms，取较大者	±5% 内或 ±20ms，取较大者	±5% 内或 ±20ms，取较大者	3 个月
		口外机	±（5%＋50ms）内	±（5%＋50ms）内	±（5%＋50ms）内	3 个月
4	有用线束半值层 /mmAl	口内机，口外机	不低于表 7-18 规定值	不低于表 7-18 规定值	—	—
5	高对比分辨力 /（lp/mm）	数字成像设备	≥2	≥2	≥2	6 个月
6	低对比分辨力	数字成像设备	可分辨 0.5mm 厚铝板上 1mm 直径孔	可分辨 0.5mm 厚铝板上 1mm 直径孔	可分辨 0.5mm 厚铝板上 1mm 直径孔	6 个月

表 6-19　牙科 X 摄影设备的半值层

序号	应用类型	X 射线管电压，kV 正常使用范围	所选择值	最小第一半值层，mmAl
1	采用口内片的牙科应用	60～70	60	1.5
			70	1.5
		60～90	60	1.8
			70	2.1
			80	2.3
			90	2.5

续表

序号	应用类型	X射线管电压,kV		最小第一半值层,mmAl
		正常使用范围	所选择值	
2	其他牙科应用	60~70	60	1.3
			70	1.5
		60~125	60	1.8
			70	2.1
			80	2.3
			90	2.5
			100	2.7
			110	3.0
			120	3.2
			125	3.3

（五）具备实时摄影（点片）功能的X射线透视设备

除检测透视相关的质量控制检测项目外,还应检测摄影状态下的管电压指示的偏离、输出量重复性、线性、有用线束半值层、曝光时间指示的偏离、自动曝光控制响应、自动曝光控制重复性。

（六）数字减影血管造影（DSA）X射线设备

数字减影血管造影X射线设备（DSA）包括C型臂、双相摄影,并配数字减影装置,一般为1000mA以上,主要用于开展较为复杂的介入放射学项目。DSA减影程序为:①摄制普通片（平片）;②制备蒙片（mask片）;③摄制血管造影片;④将蒙片、血管造影片重叠翻印成减影片。由于DSA的质量控制检测的专项标准尚未发布,下列DSA专用检测项目仅供参考使用。

1. 检测模式确定　验收检测中,选择的检测模式应能代表整个应用功能范围;不同设备可采用不同的检测模式;同一设备的验收检测、状态检测和稳定性检测应采用相同的检测模式进行检测。

（1）检测模式确定可以依据采购合同中规定的技术指标或采用生产厂家给出的技术指标。检测模式中应规范如下参数:①X射线影像增强器入射平面上的平均每帧图像的空气比释动能;②影像采集率;③X射线影像增强器入射野尺寸;④矩阵/像素尺寸;⑤成像几何条件。

（2）在确定检测模式时,其图像采集速率应符合下列要求:①心脏造影设备最高透视成像速率应不小于25帧/s;②四周血管造影设备最高透视成像速率应不小于3帧/s;③DSA成像速率应可以调整,最低成像速率应不大于1帧/s;④DSA设备产品应明确透视和摄影的成像时间,其中透视的成像时间应不大于1秒。

2. 检测设备准备　DSA专用检测项目所需设备见表6-20。

表6-20　DSA专用检测项目所需的设备与用具

编号	名称	数量	规格要求
1	空气比释动能测量仪器	1	测量范围95%置信水平的相对扩展不确定度≤10% 积分测量方式时：一次性照射探测限≤1μGy，多次照射探测限　≤10μGy
2	聚甲基丙烯酸甲脂（PMMA）板模	1	厚度为30mm
3	铜滤过板	1	厚度1.0mm
4	楔形阶梯	1	从0.2～1.4mm的7个厚度线性铜楔形阶梯
5	PMMA插件	1	包含用于模拟血管的试验物体，可模拟5～10mg/cm^{2}碘值范围的对比度，较小尺寸方向上至少覆盖影像的5个像素。
6	铝减弱模体*	1	厚度25mm，纯度≥99.5%
7	铅测试卡	1	0.05mm，空间频率试验组0.6～5lp/mm，频率组步长≤20%

*6项可用2、3替代。

3. 检测条件

(1) 除第一半值层外，其余检测项目管电压使用70kV。

(2) 设置影像显示装置的亮度、对比度控制、窗宽、窗位使其达到最佳状态。

(3) 检查场所照明是否与规定的应用相匹配，确认没有来自电视屏幕的光反射。

(4) 确认可见视野中没有发光物体，观测不应受到眩光或强光影响。

(5) 图像处理后参数（像素位移、放大等）不属于检验范围，应使其减到最少直至关闭。

(6) 如果检测需要有附加滤过，则每次检测应有相同值。

(7) 应在标准显示设备上评估所有记录，观察距离宜为图像直径的4～6倍。

4. DSA通用检测项目：DSA通用检测项目与技术要求依据WS 76透视设备检测（表6-21），主要包括：透视受检者入射体表空气比释动能率典型值、透视受检者入射体表空气比释动能率最大值、空间分辨力、低对比分辨力、自动亮度控制、照射野与影像接收器中心偏差。

表 6-21　DSA 设备通用检测项目与技术要求

检测项目	检测方法及条件	验收检测要求	状态检测		稳定性检测	
			要求	周期	要求	周期
入射体表空气比释动能率典型值（mGy/min）	剂量仪	≤25	≤25	1a	≤25	0.5a
入射体表空气比释动能率最大值（mGy/min）	剂量仪	≤100	—	—	—	—
高对比分辨力（lp/mm）	影像增强器	见 WS76 表 B.2	≥0.6	1a	±20% 基线值内	0.5a
低对比分辨力	对比灵敏度测试卡	≤4%	≤5%	1a	≤5%	0.5a
	低对比分辨力测试板	≤2%，7mm	≤4%，7mm	1a	≤4%，7mm	0.5a
影像增强器自动亮度控制	不同厚度衰减层时亮度变化	≤10%	≤15%	1a	≤±30% 基线值	0.5a
照射野与影像接收器中心偏差	—	≤2%SID	20% 内	1a	—	—

5. DSA 专用检测项目　DSA 专用检测项目及技术要求推荐见表 6-22、表 6-23 包括：第一半值层、空气比释动能、动态范围检测、对比灵敏度检测、伪影的检测、可视空间分辨力的检测。

（1）半值层：应在窄束、恒定电压、总滤过为 2.5mmAl 下测量；当 DSA 设备用于介入操作是，设备的第一半值层应满足表 6-22 要求。

表 6-22　DSA 设备第一半值层技术要求

管电压 /kV	允许的最小第一半值层 /mmAl
80	2.9
100	3.6

（2）空气比释动能：管电压 70kV，使用纯度不小于 99.5% 的 25mm 厚的铝衰减模体或 30mm 聚甲基丙烯酸甲脂（PMMA）板模 +1mmCu 进行检测。

（3）动态范围检测：检测除使用 PMMA 主模体外，还应有楔形阶梯、PMMA 插件。1 帧 /s 时的运行时间 >20s。

（4）对比灵敏度检测：所用模体及条件同"3）动态范围检测"。评价时，将验收检测的 DSA 对比灵敏度作为基线值，状态检测和稳定性检测结果应基本不变化。

（5）伪影的检测：将带 PMMA 插件的 PMMA 主模体在常规减影条件下，以 3 帧/s 的图像采集速率、10～50mm/s 的模体前进速率减影，不应有明显的伪影。为了检验伪影的时间依赖性，试验运行的持续时间在帧/s 的条件下至少为20s。

（6）可视空间分辨力的检测：使用铅测试卡，条件同（3）项。在带滤线栅的平面床进行分辨力检测，对齐垂直分辨力线对组，线对组平行于病人长度轴的，调节床高，使分辨力检测在等中心位置；对于影像增强器，使分辨力测试卡栅条与行扫描线夹角成45°；对于平板探测器，使分辨力测试卡栅条与行扫描线水平或垂直，调节窗宽 W 和窗位 L 使影像显示最佳，直接读出可分辨的线对数。（表6-23）

表6-23　DSA 设备专用检测项目与技术要求

检测项目	验收检测要求	状态检测		稳定性检测	
		要求	周期	要求	周期
第一半值层	≥2.9mmAl（80kV） ≥3.6mmAl（100kV）	≤30% 基线值	2a	≤30% 基线值	—
平均每帧图像的空气比释动能	符合厂家标准	≤30% 基线值	1a	≤30% 基线值	0.5a
剂量指示与厂家技术数据比较	≤30%	≤30% 基线值	1a	≤30% 基线值	0.5a
动态范围	>1：15	—	—	—	—
动态范围检测结果	符合厂家标准	≤30% 基线值	1a	≤30% 基线值	
DSA 对比敏感度	符合厂家标准	与验收值一致	1a	与验收值一致	0.5a
伪影	在规定条件下无伪影	在规定条件下无伪影	1a	在规定条件下无伪影	0.5a
可视空间分辨力	符合厂家标准	≤30% 基线值	1a	≤30% 基线值	0.5a
心脏造影设备图像采集速率	>25 帧/s	—	—	—	—
血管造影设备图像采集速率	>3 帧/s	—	—	—	—
DSA 成像速率	可调，最低成像速率应<1 帧/s	—	—	—	—

（七）乳腺 X 射线摄影系统

乳腺 X 射线摄影系统包括传统的乳腺 X 射线屏片摄影系统、乳腺计算机 X 射线摄影（乳腺）系统、数字 X 射线摄影（乳腺 DR）系统，是乳腺癌诊断重要手段，由于采用低能 X 射线，大部分辐射线被乳房吸收，因此质量控制检测极为重要。

1. 乳腺 X 射线摄影系统质量控制检测所需设备与用具（表 6-24）

表 6-24　乳腺 X 射线摄影系统质量控制检测所需设备与用具

序号	名称	数量	规格要求
1	管电压测量仪器	1	经校准的乳腺摄影专用数字式高压（kV）测试仪
2	剂量测量仪器	1	经校准的乳腺摄影专用剂量仪
3	空间分辨力测试卡	2	最大线对数不低于 10lp/mm，厚度为 0.05mmPb
4	阈对比度细节模体	1	乳腺 X 射线摄影专用对比度细节模体，例如 CDMAM 模体等
5	PMMA 均匀衰减模体	4	检测模体由衰减层和结构元件组成，可以独立或组合方式使用。至少有 20mm、40mm、60mm 三种不同厚度，模体厚度误差控制在 ±0.1mm 范围内。半圆形模体的半径至少 100mm，矩形模体尺寸至少 100mm×120mm。
6	铝片	6	矩形尺寸应至少 8cm×8cm，铝的纯度应不低于 99.9%，厚度尺寸误差应在 1% 范围内。各铝片组合应能达到 0.1mm、0.2mm、0.3mm、0.4mm、0.5mm、0.6mm 的厚度
7	光野/照射野检测工具	1	如检测板、检测尺或胶片暗盒等
8	三脚架或剂量仪支架	1	具有升降功能，可固定剂量仪探头

2. 乳腺 X 射线摄影系统质量控制检测项目

应使用适用于测量乳腺 X 射线摄影专用的 X 射线探测器。对于空气电离室探测器，部分检测项目需要将探测器支起在支撑台上 10cm。对于部分底部有铅衬的半导体探测器，可直接将探测器放置在支撑台上测量。

（1）乳腺 X 射线屏片摄影系统（表 6-25）

表 6-25　乳腺 X 射线屏片摄影系统检测项目及技术要求

序号	检测项目	检测要求	验收检测判定标准	状态检测判定标准	稳定性检测	
					判定标准	周期
1	标准照片密度	4cm 厚的模体	1.4OD~1.8OD，建立基线值	与基线值相比在 ±0.2OD 内	与基线值相比在 ±0.2OD 内	一周

续表

序号	检测项目	检测要求	验收检测判定标准	状态检测判定标准	稳定性检测判定标准	周期
2	胸壁侧射野的准直	胶片	射野全部覆盖胶片	射野全部覆盖胶片	射野全部覆盖胶片	1个月
3	胸壁侧射野与台边的准直	胸壁侧	超出台边<5mm	超出台边<5mm	超出台边<5mm	6个月
4	光野/照射野的一致性	胸壁侧外其他三边	±8mm	—	±8mm	6个月
5	自动曝光控制	2cm、4cm、6cm厚模体	与4cm的值相比在±0.2OD内	与4cm的值相比在±0.2OD内	与4cm的值相比在±0.2OD内	1个月
6	管电压指示的偏离	数字式高压检测仪	±1.0kV内	±1.0kV内	±1.0kV内	6个月
7	辐射输出量的重复性	剂量仪	≤5%	≤5%	≤5%	6个月
8	乳腺平均剂量/mGy	4cm厚模体、剂量仪	≤2.0	≤2.0	≤2.0	6个月
9	高对比分辨力/(lp/mm)	线对卡	>10	>10	>10	6个月
10	特定辐射输出量/(μGy/mAs)	1m处,28kV,Mo/Mo	>45	>30	—	—
11	半值层/mmAl	28kV,Mo/Mo	≥0.3	≥0.3	—	—
12	曝光时间指示偏离	>200ms ≤200ms	±10%内 ±15%内	—	—	—

（2）乳腺计算机 X 射线摄影（乳腺 CR）系统（表 6-26～表 6-29）

表 6-26　乳腺 CR 系统通用检测项目与技术要求

序号	检测项目	检测方法及条件	验收检测判定标准	状态检测判定标准	稳定性检测判定标准	周期
1	胸壁侧射野准直/mm	胸壁侧	台边±5.0内	台边±5.0内	台边±5.0内	6个月
2	光野/照射野的一致性/mm	胸壁侧外其他三边	±5.0内	±5.0内	±5.0内	6个月
3	管电压指示的偏离/kV	25～32kV选3个点 数字式高压检测仪	±1.0内	±1.0内	±1.0内	6个月

续表

序号	检测项目	检测方法及条件	验收检测判定标准	状态检测判定标准	稳定性检测	
					判定标准	周期
4	半值层 /mmAl	28kV	见表 6-29	见表 6-29	—	—
5	输出量重复性 /%	28kV	<5.0	<5.0	—	—
6	特定辐射输出量 /(μGy/mAs)	28kV，1m 处，Mo/Mo	>35.0	>30.0	—	—
		28kV，1m 处，其他靶 / 滤过	建立基线值	>70% 基线值		
7	自动曝光控制重复性 /%	4cmPMMA	±5.0 内	±10.0 内	±10.0 内	一个月
8	乳腺平均剂量 /mGy	4cmPMMA	<2.0	<2.0	<2.0	六个月

表 6-27 乳腺 CR 系统专用检测项目与技术要求

序号	检测项目	检测方法及条件	验收检测判定标准	状态检测判定标准	稳定性检测	
					判定标准	周期
1	IP 暗噪声	—	见表 6-28	见表 6-28	见表 6-28	一周
2	IP 响应线性	单板	$R^2>0.95$	$R^2>0.95$	$R^2>0.95$	6 个月
3	IP 响应均匀性	单板	±10% 内	±10% 内	±10% 内	6 个月
4	伪影	4cmPMMA	无影响临床影像的伪影	无影响临床影像的伪影	无影响临床影像的伪影	1 个月
5	IP 响应一致性	多板	见表 6-29	见表 6-29	见表 6-29	6 个月
6	IP 擦除完全性	4cmPMMA，0.1mmAl	≤0.3	≤0.3	≤0.3	3 个月
7	高对比分辨力 /(lp/mm)	高对比线对卡，分别 0° 和 90° 放置	≥90% 厂家承诺值，或 ≥70%$f_{Nyquist}$，建立基线值	≥90% 基线值	≥90% 基线值	6 个月

续表

序号	检测项目	检测方法及条件		验收检测判定标准	状态检测判定标准	稳定性检测	
						判定标准	周期
8	对比度细节阈值	按模体说明书选择曝光条件	细节直径/mm	对比度	对比度	—	—
			0.10≤D<0.25	<23%	<23%		
			0.25≤D<0.5	<5.45%	<5.45%		
			0.5≤D<1.0	<2.35%	<2.35%		
			1.0≤D<2.0	<1.40%	<1.40%		
			D≥2.0	<1.05%	<1.05%		

表 6-28　不同生产厂家乳腺 CR 系统的暗噪声技术要求

厂家	DDI	DDI
富士（Fuji）	S	200
爱克发（Agfa）	SAL；SALlog；PVIlog	SAL≤134 SALlog15≤1 000 PVlog15≤1 000 PVlog15≤9 503
锐珂（Carestream）	EI	≤150
柯尼卡-美能达（Konica-Minolta）	S	5 000

表 6-29　不同生产厂家乳腺 CR 系统的 IP 响应一致性评价

检测条件	富士、柯尼卡	锐珂	爱克发
同样尺寸/型号的多块 IP	平均值 ±5% 内	平均值 ±20 内	SAL：平均值 ±5% 内 SALlog：平均值 ±200 内 PVlog：平均值 ±290 内

（3）乳腺数字 X 射线摄影系统（表 6-30，表 6-31）

表 6-30　乳腺 DR 系统检测项目与技术要求

序号	检测项目	检测方法及条件	验收检测判定标准	状态检测判定标准	稳定性检测	
					判定标准	周期
1	胸壁侧射野准直/mm	胸壁侧	超出台边，但<5mm	超出台边，但<5mm	超出台边，但<5mm	6个月
2	光野/照射野的一致性/mm	胸壁侧外其他三边	±5.0 内	—	±5.0 内	6个月

续表

序号	检测项目	检测方法及条件		验收检测判定标准	状态检测判定标准	稳定性检测	
						判定标准	周期
3	管电压指示的偏离/kV	25kV～32kV选3个点 数字式高压检测仪		±1.0内	±1.0内	±1.0内	6个月
4	半值层/mmAl	28kV		见表6-31	见表6-31	—	—
5	输出量重复性/%	28kV		≤5.0	≤5.0	—	—
6	特定辐射输出量/(μGy/mAs)	28kV，1m处，Mo/Mo		>35	>30	—	—
		28kV，1m处，其他靶/滤过		建立基线值	>70%基线值	—	—
7	影像接收器响应	4cmPMMA		R^2>0.99	R^2>0.95	—	—
8	影像接收器均匀性/%	4cmPMMA		±10.0内	±10.0内	±10.0内	3个月
9	伪影	4cmPMMA		无影响临床影像的伪影	无影响临床影像的伪影	无影响临床影像的伪影	6个月
10	自动曝光控制重复性/%	4cmPMMA		±5.0内	±10.0内	±10.0内	1个月
11	乳腺平均剂量/mGy	普通2D摄影	4cmPMMA	<2.0	<2.0	<2.0	6个月
		体层合成摄影	4cmPMMA	<2.0	<2.0	<2.0	
		普通2D摄影+体层合成摄影	4cmPMMA	<3.5	<3.5	<3.5	
12	高对比分辨力/(lp/mm)	高对比度线对卡，分别0°和90°放置		≥90.0%厂家规定值，或≥80.0%$f_{Nyquist}$，建立基线值	>10	>10	6个月
13	对比度细节阈值	按模体说明书选择曝光条件	细节直径/mm	对比度	对比度	—	—
			0.10≤D<0.25	<23%	<23%		
			0.25≤D<0.5	<5.45%	<5.45%		
			0.5≤D<1.0	<2.35%	<2.35%		
			1.0≤D<2.0	<1.40%	<1.40%		
			D≥2.0	<1.05%	<1.05%		

表 6-31　不同靶、滤过时半值层要求

管电压	靶 / 滤过	半值层（HVL）/mmAl
28kV	Mo/Mo	0.30≤HVL≤0.40
	Mo/Rh	0.30≤HVL≤0.47
	Rh/Rh	0.30≤HVL≤0.50
	Rh/Al	HVL≥0.30
	W/Rh	HVL≥0.30
	W/Al	HVL≥0.30
	W/Ag	HVL≥0.30

（八）X 射线计算机断层摄影装置（CT）

X 射线计算机断层摄影装置质量控制检测所依据的标准为 GBZ 165 和 GB 17589，GBZ/T　180—2006《医用 X 射线 CT 机房的辐射屏蔽规范》主要用于 CT 机房放射防护评价。（表 6-32）

表 6-32　CT 机检测项目与技术要求

序号	检测项目	检测要求	验收检测判定标准	状态检测判定标准	稳定性检测	
					判定标准	周期
1	诊断床定位精度 /mm	定位	±2	±2	2	每月
		归位	±2	±2	2	
2	定位光精度 /mm	—	±2	±3	—	
3	扫描架倾角精度 /°	—	±2			
4	重建层厚偏差（s）/mm	s≥8	±10%	±15%	与基线值相差 ±20% 或 ±1mm，以较大者控制	每年
		8>s>2	±25%	±30%		
		s≤2	±40%	±50%		
5	CTDI$_w$/mGy	头部模体	与厂家说明书指标相差 ±10% 以内	与厂家说明书指标相差 ±15% 以内，若无说明书技术指标参考，应<50	与基线值相差 ±15% 以内	每年
		体部模体	与厂家说明书指标相差 ±10% 以内	与厂家说明书指标相差 ±15% 以内，若无说明书技术指标参考，应<30		

续表

序号	检测项目	检测要求	验收检测判定标准		状态检测判定标准		稳定性检测	
							判定标准	周期
6	CT 值（水）/HU	水模体	±4		±6		与基线值相差±4 以内	每月
7	均匀性/HU	水或等效水均匀模体	±5		±6		与基线值相差±2 以内	每月
8	噪声 /%	头部模体 CTDI$_w$ <50mGy	<0.35		<0.45		与基线值相差±10% 以内	半年
9	高对比分辨力 /lp/cm	常规算法 CTDI$_w$ <50mGy	线对数	>6.0	线对数	>5.0	与基线值相差±15% 以内	半年
			MTF$_{10}$		MTF$_{10}$			
		高对比算法 CTDI$_w$ <50mGy	线对数	>11	线对数	>10		
			MTF$_{10}$		MTF$_{10}$			
10	低对比可探测能力	—	<2.5		<3.0		—	—
11	CT 值线性 /HU	—	50		60		—	—

第四节　放射卫生防护常用标准

我国的基本标准《电离辐射防护与辐射源安全基本标准（GB 18871—2002）》等同采用 1996 年版的《国际辐射防护和辐射源安全基本安全标准》,对于辐射防护要求的划分不同于 2014 年版的 IBSS。但此标准发布实施已有十余年,可以预见的是,在将来该标准的修订中,其放射防护要求的划分应与专业领域内的国际共识相一致。

第七章 公共场所卫生检测质量控制

第一节 概 述

一、公共场所及相关定义

1. 公共场所是一类由人工建成的供公众使用的活动空间。（龙德环，孙贤理. 公共场所卫生管理. 北京：北京出版社，1989.）

2. 根据公众生活活动和社会活动的需要，人工建成的具有多种服务功能的封闭式或开放式或移动式的公共建筑设施，供公众进行学习、工作、休息、文体、交流、交际、购物、美容等活动之用。（杨克敌. 环境卫生学. 第7版. 北京：人民卫生出版社，2014.）

3. 公共场所经常性卫生监测：在公共场所营业期间内，对公共场所经营单位卫生状况进行的监测与评价。（公共场所卫生检验方法 第6部分：卫生监测技术规范. GB/T 18204.6—2013）

二、公共场所的分类

根据《公共场所卫生管理条例》（国发[1987]24号），公共场所分为以下七大类：

1. 宾馆、饭馆、旅店、招待所、车马店、咖啡馆、酒吧、茶座。

2. 公共浴室、理发店、美容店。

3. 影剧院、录像厅（室）、游艺厅（室）、舞厅、音乐厅。

4. 体育场（馆）、游泳场（馆）、公园。

5. 展览馆、博物馆、美术馆、图书馆。

6. 商场（店）、书店。

7. 候诊室、候车（机、船）室、公共交通工具。

三、公共场所相关标准

（一）公共场所卫生相关标准

1.《公共场所卫生指标及限值要求》（GB 37488—2019）

2.《公共场所卫生管理规范》(GB 37487—2019)

（二）集中空调检测相关标准

1.《公共场所集中空调通风系统卫生规范》(WS 394—2012)

2.《公共场所集中空调通风系统卫生学评价规范》(WS/T 395—2012)

（三）公共场所卫生检验方法

1.《公共场所卫生检验方法　第 1 部分：物理因素》(GB/T 18204.1—2013)

2.《公共场所卫生检验方法　第 2 部分：化学污染物》(GB/T 18204.2—2014)

3.《公共场所卫生检验方法　第 3 部分：空气微生物》(GB/T 18204.3—2013)

4.《公共场所卫生检验方法　第 4 部分：公共用品用具微生物》(GB/T 18204.4—2013)

5.《公共场所卫生检验方法　第 5 部分：集中空调通风系统》(GB/T 18204.5—2013)

6.《公共场所卫生检验方法　第 6 部分：卫生监测技术规范》(GB/T 18204.6—2013)

（四）生活饮用水卫生标准

1.《生活饮用水卫生标准》(GB 5749—2006)

2.《生活饮用水标准检验方法》(GB/T 5750—2006)

（五）其他相关标准

1.《生物安全实验室建筑技术规范》(GB50346—2011)

2.《Ⅱ级生物安全柜》(YY 0569—2011)

3.《洁净室施工及验收规范》(GB 50591—2010)

4.《医院洁净手术部建筑技术规范》GB 50333—2013

5.《医药工业洁净室（区）悬浮粒子的测试方法》(GB/T 16292—2010)

6.《医药工业洁净室（区）浮游菌的测试方法》(GB/T 16293—2010)

7.《医药工业洁净室（区）沉降菌的测试方法》(GB/T 16294—2010)

四、公共场所相关卫生指标

根据《公共场所卫生指标及限值要求》GB 37488—2019，公共场所的相关卫生指标见表 7-1：

表 7-1　公共场所卫生指标

序号	分类	项目
1	物理因素	室内温度、相对湿度、风速、采光照明、噪声
2	室内空气质量	新风量、二氧化碳、一氧化碳、可吸入颗粒物、甲醛、苯、甲苯、二甲苯、臭氧、总挥发性有机物（TVOC）、氡（^{222}Rn）、氨、硫化氢；细菌总数

序号	分类	项目
3	生活饮用水	《生活饮用水卫生标准》GB 5749—2006 相关指标
4	游泳池水、沐浴用水	人工游泳池水：温度、浑浊度、pH、余氯、臭氧、氧化还原电位（ORP）、氰尿酸、尿素、三氯甲烷（THMs）；菌落总数、大肠菌群等 天然游泳池：pH、透明度、漂浮物质、有毒物质等 沐浴用水：温度、浑浊度；嗜肺军团菌等
5	集中空调	新风量、风管内表面积尘量、送风中可吸入颗粒物；风管内表面细菌总数、真菌总数，送风中细菌总数、真菌总数、β-溶血性链球菌、嗜肺军团菌，冷却塔冷却水或冷凝水中嗜肺军团菌
6	公共用品用具	pH，细菌总数、大肠菌群、金黄色葡萄球菌、真菌总数

第二节 公共场所卫生检测质量控制

一、相关要求

公共场所卫生监测全过程应贯彻并落实严格的质量控制措施，需严格执行各单位《检验检测机构资质认定证书》《中国合格评定国家认可委员会实验室认可证书》《质量手册》《程序性文件》、仪器设备操作规程及相关作业指导书等质量管理相关要求。

一、制订工作方案

1．依据公共场所监测工作的来源制订工作方案，主要内容包括任务来源、依据、采样计划、人员与时间安排、检测项目、检测仪器等。

2．采样计划包括采样依据、采样项目、所需采样用品、采样点分布、采样时间、现场环境条件的控制等。

3．方案的实施　向实验室或相关现场检测部门提交工作方案，做好检测前的各项准备工作。

二、检测前的准备

（一）人员

每次监测前应对现场监测人员进行工作培训，主要内容包括监测目的、计划安排、监测技术的具体指导和要求、记录填写等。考试合格后方可从事现场检测与采样工作。

（二）仪器设备

室内温度、相对湿度、风速、采光照明、噪声、新风量、二氧化碳、一氧化碳、可吸入颗粒物、总挥发性有机物（TVOC）、氡（^{222}Rn），游泳池水温、余氯、氧化还原电位（ORP）等需用仪器设备现场检测。

1. 必须使用符合国家标准方法的仪器设备，精密度、最大允许误差等须满足检测标准及计量认证相关要求。

2. 按要求对仪器设备进行维护、期间核查和使用前校准，定期进行检定；修理后的仪器设备应重新进行计量检定。检定、校准需在有效期内。

3. 根据仪器设备使用说明书编制操作规程。检测人员应取得上级上岗证，熟悉仪器设备的性能及适用范围，如精密度、准确度、测量单位、测量范围、示值误差等，根据操作规程正确操作使用仪器设备。

4. 规范填写仪器设备出入库记录、使用记录等，建立、健全仪器设备相关档案。

5. 现场检测前，应对设备进行常规检查，检查仪器的完好性、带好所需的备件，注意自检、预热与检查零点。仪器设备应稳定一段时间再进行检测。

6. 温湿度计、风速仪等仪器的显示值应注意检定/校准证书中修正值（修正因子）的应用，如修正回归方程等。仪器设备检定后应及时修正。

7. 采集室内空气样品的空气采样器及六级撞击式空气微生物采样器（流量为 28.3L/min）在每次采样前均需用皂膜流量计进行校准。空气采样器：恒流误差小于 ±5% 设定值。按照标准检测方法设定采样流量及采样时间，同时记录采样时的温度及大气压力，用于换算成标准状态下的采气体积。

8. 臭氧、一氧化碳、二氧化碳等仪器的原理、测定范围与示值误差应符合标准检验方法的相关规定。检测前用标准气体校准或用其他标准方法校准。

9. 现场检测读取的仪器显示值必须与仪器测量精度保持一致，不能任意取舍和改变其位数。

10. 仪器出现故障而在短时间内不能及时修复或不能进行正常检测时，应及时停止现场检测。

11. 噪声测量须注意

（1）声级计按标准方法规定使用标准声源进行校准，测量等效 A 声级 L_{Aeq}。

（2）室内环境噪声为稳态噪声的，连续测量 3 次 1 分钟的等效声级 Leq，计算其平均值作为该检测点的噪声级 Leq。

（3）室内环境噪声为周期性噪声的，测量一个周期的等效声级 Leq，作为该检测点的噪声级 Leq。

（4）室内环境噪声为非周期非稳态噪声的，测量 20 分钟及以上有代表性时段的等效声级 Leq，作为该检测点的噪声级 Leq。

（5）在进行非稳态噪声测量时，需记录测量时段内的脉冲噪声 Lmax。

12．一氧化碳检测须注意

（1）仪器零点校准：接通电源待仪器稳定后，将高纯氮气或经霍加拉特氧化管和干燥管后的空气接入仪器进气口，进行零点校准。

（2）仪器终点校准：将一氧化碳标准气接入仪器进气口，进行终点校准。

（3）零点与终点校准重复 2~3 次，使仪器处在正常工作状态。

（4）干扰与排除：空气中甲烷、二氧化碳、水蒸气等非待测组分对一氧化碳的测定结果存在影响。采用气体滤波相关技术及多次反射气室结构，可消除空气中甲烷、二氧化碳等非待测组分的干扰；空气样品经装有硅胶等干燥管可去除水蒸气干扰。

13．二氧化碳检测须注意

（1）仪器零点校准：仪器接通电源后，稳定 0.5~1 小时，将高纯氮气或空气经变色硅胶或氯化钙干燥和烧碱石灰过滤后接入仪器，进行零点校准。

（2）仪器终点校准：二氧化碳标准气连接在仪器进样口，进行终点刻度校准。

（3）零点与终点校准重复 2~3 次，使仪器处在正常工作状态。

（4）当仪器出现不能调零时，需更换碱石灰过滤管后重新调零。

（5）由于仪器本质上测定的是质量浓度，所以在仪器调零、量程标定和样品测定时应使仪器内部保持 1 个标准大气压。

（6）干扰与排除：空气中的水蒸气会对二氧化碳的测定产生干扰，将空气样品经干燥（如变色硅胶或氯化钙等）后再进入仪器可去除水蒸气干扰。安装波长 4 260nm 的红外滤光片，空气中的甲烷、一氧化碳等非待测组分干扰较小。

（7）现场检测时应注意避免人的呼出气对检测结果的影响。

14．可吸入颗粒物检测（PM_{10}）- 光散射法

（1）注意事项

1）粉尘仪使用环境的相对湿度应小于 90%，平均风速小于 1m/s。

2）在公共场所使用光散射原理仪器测定可吸入颗粒物质量浓度时，应同时使用重量法设备监测该场所可吸入颗粒物浓度，通过两种方法测得的可吸入颗粒物浓度结果计算 K 值（K = 重量法浓度值 / 光散射仪器示值），用于校准光散射原理设备数据。校准实验建议每个场所每个季度进行一次，并保存好原始记录。

（2）干扰与排除：环境相对湿度对光散射法测量可吸入颗粒物质量浓度存在干扰，应在相对湿度≤50% 的环境中使用；带有消除湿度干扰功能的粉尘

仪可扩大环境相对湿度的范围。

（3）光散射法检测可吸入颗粒物的方法特性

1）测定可吸入颗粒物 PM_{10} 质量浓度范围为 $0.001\sim10mg/m^3$。

2）在可吸入颗粒物 PM_{10} 质量浓度范围为 $0.001\sim10mg/m^3$ 时，本法重复测量的平均相对标准差小于 $\pm7\%$。

3）在 $0.08\sim0.3mg/m^3$ 浓度范围内，本法与重量法比较其测量总不确定度（relative overall uncertainty，ROU）小于 25%。

三、监测布点

（一）按均匀布点原则设置采样点

1. 室内 1 个采样点的设置在中央（图 7-1）。

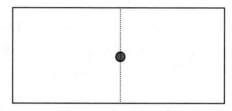

图 7-1　1 个采样点设置

2. 室内 2 个采样点的设置在对称点上（图 7-2）。

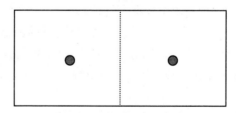

图 7-2　2 个采样点设置

3. 室内 3 个采样点的设置在对角线四等分的三个等分点上（图 7-3a 与图 7-3b）。

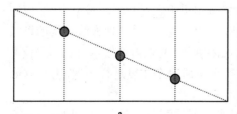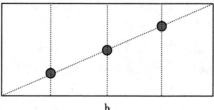

a　　　　　　　　　　　　　b

图 7-3　3 个采样点设置

4.室内4个采样点的设置在对角线五等分的四个等分点上(图7-4a),或四个等分面积的中央(图7-4b)。

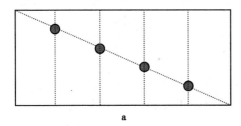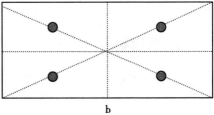

图7-4　4个采样点设置

5.室内5个采样点的按梅花布点,十字梅花布点见图7-5a,狗爪梅花布点见图7-5b。

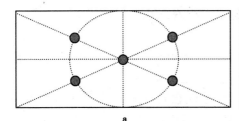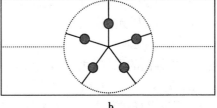

图7-5　5个采样点设置

6.其他按均匀布点原则布置。

(二)各类场所布点方法

1.检测布点要求

(1)采样点距离:采样点距地面高度1~1.5m,距墙壁不小于0.5m,室内空气温度采样点还应距离热源不小于0.5m。

(2)采样点应避开人流、通风口、通风道等;避免人员呼出气的影响。

(3)监测噪声时,噪声源在公共场所内的,设置3个采样点,在噪声源中心至对侧最远墙壁中心的直线四等分的3个等分点上设置。噪声采样点距墙壁和其他主要反射面不小于1m。

2.游泳场所　采样点布在泳池水面不同区域,在泳池水面下30cm处采集水样。2个采样点设置在泳池两侧,3个采样点设置在泳池两侧及泳池中央。臭氧在水面上20cm处采集空气样品。物理监测指标的采样点距地面高度1~1.5m,距墙壁不小于0.5m。室内空气温度采样点还应距离热源不小于0.5m;噪声采样点距墙壁和其他主要反射面不小于1m。

3. 沐浴场所（浴池水）　在沐浴池水面不同区域选择 3 个采样点，采集水面下 30cm 处水样。臭氧在水面上 20cm 处采集空气样品。物理监测指标的采样点距地面高度 1～1.5m，距墙壁不小于 0.5m。室内空气温度采样点还应距离热源不小于 0.5m；噪声采样点距墙壁和其他主要反射面不小于 1m。

四、监测频次与样本量

各类公共场所相关指标的卫生监测频次与样本量设置参照《公共场所卫生检验方法第 6 部分：卫生监测技术规范》（GB/T 18204.6—2013）执行。

五、样品采集

样品的采样顺序是微生物（如空气中细菌总数，公共用品用具细菌总数、大肠菌群、金黄色葡萄球菌及真菌总数等）、二氧化碳、其他化学污染物指标（如一氧化碳、可吸入颗粒物、甲醛、氨、苯、甲苯、二甲苯等）、物理因素（如温度、湿度、风速、噪声、照度、氡等），以避免对检测结果产生影响。

（一）微生物指标监测

1. 采样原则　优先采样。微生物样品在采集时，为避免污染，应先于理化等其他样品的采集，采集完成后应尽快运送至实验室。

2. 无菌采样　对微生物指标采样时，应注意无菌操作，使用无菌容器和设备，保证采样过程中不会人为地对样品造成污染。

（1）固体撞击式采样器采集空气微生物时，应使用消毒酒精（75% 乙醇）擦拭各级采样平皿支架，并对采样平皿进行无菌验证试验。

（2）采集水样应使用灭菌玻璃瓶 / 采水袋，采样时应直接采样，不得用水样涮洗已灭菌的采样瓶 / 采水袋，并避免手指和其他物品对瓶口的沾污。

（3）采样过程中，应进行适当的个体防护，佩戴口罩、手套等，防止对样品污染；在采集致病菌指标时，应加强对采样人员的防护。

（4）对加氯消毒的水样，应在水样中加入硫代硫酸钠去除残留的余氯。

（5）采样用具，注意无菌容器和设备，如采样器皿、试管、广口瓶、剪子等，应经灭菌处理，无菌保存，避免人为污染。

3. 样品采集

（1）空气细菌总数 - 撞击法采样：采样点距离地面高度 1.2～1.5m，距离墙壁不小于 1m。采样点应避开通风口、通风道等。采样时关闭门窗 15～30 分钟，记录室内人员数量、湿温度与天气状况等。注意无菌操作。

（2）公共用品用具

1）一般要求：使用灭菌干燥棉拭子，于 10ml 灭菌生理盐水内浸润（吸取约 1ml 溶液）后，在物体表面的适当部位来回均匀涂抹（涂抹时覆盖整个采样范围为涂抹 1 次,采样时应涂抹 5～10 次)进行样品采集,再用灭菌剪刀剪去棉签手接触的部分,将棉拭子放入剩余的 9ml 生理盐水内,避光冷藏 4h 内送检。

2) 各类公共用品的采样数量、采样面积与采集部位等均应符合《公共场所卫生检验方法第 4 部分:公共用品用具微生物》(GB/T 18204.4—2013)要求。采样单应详细记录样品名称、数量、采样位置等信息,并逐一编号。

(3) 集中空调冷却水、冷凝水

1) 冷却塔冷却水采样点设置在距塔壁 20cm、液面下 10cm 处,冷凝水采样点设置在排水管或冷凝水盘处。每个检测公共场所的每套独立的集中空调冷却塔系统设置一个采样点,每个采样点依无菌操作取水样约 500ml。

2) 采集的样品在 2 天内送达实验室,不必冷冻,但要避光和防止受热,室温下贮存不应超过 15 天。

(4) 淋浴水:淋浴水应先打开龙头立即采集约 250ml 水样,然后将水温由凉水调节至适合淋浴时再采集约 250ml,密封后充分混匀。

4. 质量控制

(1) 空白样设置

1) 采样空白:以判断采样设备及采样过程中样品是否受到污染。①微生物指标采样时,每批样品至少设置一个现场采样空白样;②空气样品的现场空白设置应按照现场采样的流程,除不开启采样器抽取空气外,逐步进行采样的步骤,将采样平皿作为现场空白样品;③水样现场空白设置应以纯水做样品,与样品相同条件下装瓶、保存、运输、直至送至实验室分析;④物体表面和手表面样品采集现场空白设置,应按照现场采样的流程,除不直接接触样品外,逐步进行采样的步骤,将采样的棉拭子及吸收液作为现场空白样品。

2) 检测空白:以判断检测过程中样品是否受到污染。①微生物指标检测时,每批样品至少设置一个检测空白样;②检测空白样的设置,除不加入样品或加入无菌的样品基质外,与样品进行同样的检测流程。

3) 空白样质量控制:①在进行公共场所微生物指标监测检测时,应进行预实验,保证采样空白与检测空白的阴性结果,如出现阳性结果,应分析原因,消除环境、设备与人员等对样品结果的影响;②如采样空白与检测空白结果阳性,则该批样品结果无效,需重新进行采样检测。

(2) 阳性和阴性对照设置:在进行指示菌及致病菌指标的检测时,每批样品至少设置一个阳性对照和一个阴性对照。

(3) 平行样设置:冷却水嗜肺军团菌均 1∶1 采集平行样品。

《公共场所卫生检验方法 第 6 部分:卫生监测技术规范》(GBT 18204.6—2013)中 4.8 规定:各类公共场所内的集中空调通风系统卫生监测按照 WS/T

395 中要求的频次与样品量进行。《公共场所集中空调通风系统卫生学评价规范》(WS/T 395—2012)中 4.2.2.1c：冷却水、冷凝水不少于 1 个部位；冷却水需采集平行样品。

（4）方法比对：参考《水质微生物方法之间的等效性建立标准》ISO17994—2004(E)，检测方法之间比对、实验室之间比对及人员之间比对结果的自然对数值相差 ±10%～±20% 为可信范围。

5. 样品运输

（1）微生物指标样品的运输要求见表 7-2。

表 7-2　公共场所微生物样品的运输要求

指标	运送时限	温度	环境要求	贮存
常规微生物	4h	4℃	避光	立即检测
集中空调冷却水、冷凝水嗜肺军团菌	2d	常温	避光、防止受热	室温不超过 15d
集中空调送风中嗜肺军团菌	4h	常温	避光、防止受热	立即检测

（2）为防止在运输过程中样品的损失或污染，存放样品的器具（如采样箱等）应密封性好，小心运送，在规定时限内及时送实验室分析。

（二）理化指标监测

1. 空气样品采集

（1）液体吸收法

1）正确选择吸收管类型，每次使用前检查液体吸收管有无损坏。

2）加入吸收液之前采样管要充分洗净，晾干，以免造成体积不准引起测试结果误差。加入到吸收管中的吸收液存放时间不宜过长（甲醛临用现配），在低温情况下不应超过方法规定的时间。

3）对于长时间采样、采样时温度又较高的样品，采样时会造成吸收液的明显蒸发，所以采集后的吸收液应转移至已进行体积校正后比色管，多次用少量的纯水涮洗该采样管，然后定容至刻度。

4）采样管应符合标准方法要求。短时间采样，采样器流量应事先用皂膜流量计进行负载后的校准。长时间采样应在采样前和采样后分别进行负载校准，其流量相对误差应小于 5%。

（2）固体吸附法：正确选择吸收管类型。采样前，随机抽取 5% 固体吸附管进行空白浓度检测（用于热解吸方法的采样管应在活化后进行抽取），其浓度不能超过被测组分检出限的采样管才能用于现场采样。

热解吸采样前（如用 Tenax TA 管采集空气中苯、甲苯和二甲苯）采样管应进行活化。当采集多组分时,实际采样体积应大于最小采样体积最高者,小于穿透体积最低者。如果穿透体积不足,要增加吸附剂用量。

（3）直接采样法

1）选用的容器应该是密闭的,容器内的样品不能与外界空气有交换作用;选用的材料对被测物是化学惰性的,既不吸附被测物,也不释放被测物和其他物质。包括塑料袋采样（一氧化碳、二氧化碳）。

2）采样容器使用前要检查密封性,向容器内充气呈正压,或浸入水中或用检漏液检查有无漏气。

3）采样容器使用前要用清洁空气冲洗,待空气本底值符合要求后才能带到现场使用。

4）采样袋采样前要用现场空气冲洗至少三次。

5）样品在采样容器内存放时间（从采样到分析）不能长于被测物在采样容器内的安全保存时间。

（4）滤膜采样法:选择符合标准方法中规定的滤膜放在恒温恒湿箱中平衡至规定时间才可进行空白膜的称重,并保证采样后的滤膜平衡条件和称量环境与采样前一致。

（5）各种采样法进行负载校准后,实际采样时采样管应与校准时连接的采样泵保持一致。

（6）现场空白:为观察样品在采样、运输和保存中污染情况,每次采样时应携带 2 支采样管作为现场空白,空白对照不能大于该批样品中最低检测值的 10%。

（7）平行样品:每批样品（同一天内现场采样为一批次）中平行样数量不得低于 10%,平行样的测定值之差与平均值比较的相对偏差不得超出 10%。

2. 样品的运输与保存

（1）检测前检查吸收管有无破损,吸收液有无洒漏。

（2）液体吸收法采集样品后,应尽快密封两端管口并迅速移出采样点;在运输过程中放置于安全的地方,避免吸收液溢洒或采样管破裂、避免高温、强光;送回实验室若当天不能分析,应存放在冰箱冷藏室,并在方法规定的时间内分析。

（3）固体吸附管采样后立即密封采样管的两端,并标明采样管进气方向。送回实验室后,如当天不能分析,应将采样管放入洁净的干燥器内,然后放入冰箱冷藏室保存。

（4）直接采样法采集的样品,塑料袋采样容器密封后送回实验室,在方法规定的时间内分析。

（5）滤膜采样法采集的样品,取出和运送时不要将滤膜内的样品遗洒,送回实验室后,按照标准方法存放条件(如恒温恒湿等条件)存放。

（6）样品采集后如不能立即测定,应按上述方法将样品妥善保存,避免污染。

（7）为防止在运输过程中样品的损失或污染,存放样品的器具(如采样箱等)应密封性好,小心运送;避免吸收管破裂、吸收液溢洒;避免高温、强光;在规定时限内及时送实验室分析。

3. 样品分析

（1）室温下甲醛样品应在24小时内分析。

（2）其他样品应在规定的时间内完成样品的检验分析。

六、样品的编码

在公共场所卫生监测中,微生物指标需要采集室内空气、生活饮用水、游泳池水、沐浴水,集中空调风管内表面、送风、冷却塔冷却水或冷凝水及公共用品用具等样品;理化指标需要采集空气(甲醛、苯、甲苯、二甲苯、臭氧、氨、硫化氢等),生活饮用水、游泳池水、沐浴水,集中空调风管表面,公共用品用具等样品,每一类样品均需唯一性编码表示。

七、检测数据记录及处理

1. 原始记录表格应受控,包括采样记录、流量校准记录、现场检测及实验室分析记录。

2. 采样记录应包括样品名称、委托单位、受检单位、检验目的、检验项目、采样依据、采样日期与时间、样品数量、采样仪器名称及编号、采样点位置。同时应详细记录采样地点(适当时可用示图表明检测的有限空间内具体地点)、采样时间、采样流量(包括采样器流量和采样管流量)、现场温度、相对湿度与大气压环境因素。记录至少两人签字。

3. 原始记录明确所用仪器设备名称、型号、编号、仪器设备的修正值或修正因子及换算过程等信息。仪器测定前后的校准结果应作为质量控制在记录中正确表示。

4. 检测结果的有效位数应比限量值多保留一位。

5. 检测及采样记录应至少两人签字。

第八章 卫生微生物检验实验室质量控制

第一节 概　述

卫生微生物学是研究微生物与其环境相互作用的规律、对人类健康的影响以及应对方略的科学。

一、环境中微生物的主要类群

（一）原核细胞型微生物

1. 细菌　常见致病菌与条件致病菌：葡萄球菌属、链球菌属、埃希菌属、沙门菌属、志贺菌属、霍乱弧菌、副溶血性弧菌、破伤风梭菌，肉毒梭菌、白喉杆菌、结核分枝杆菌、耶尔森菌属。

2. 放线菌　链霉菌属、诺卡菌属、小单孢菌属。

3. 鞘细菌　球衣菌、铁细菌属。

4. 滑动细菌　贝氏硫菌属。

5. 蓝细菌　微囊藻属、鱼腥藻属、颤藻属。

（二）真核细胞型微生物

1. 真菌常见酵母菌代表属　酵母、假丝酵母、红酵母、球拟酵母、毕赤酵母；常见霉菌代表属：曲霉、青霉、镰刀霉、毛霉、根霉、木霉。

2. 藻类　常见的藻类：绿藻、硅藻、甲藻。

3. 原生动物　鞭毛纲、肉足纲、纤毛纲、孢子虫纲。

（三）非细胞型微生物

空气、水、土壤、食品等中的病毒，如诺如病毒、轮状病毒等。

二、样品的采集原则

1. 样品必须要有代表性　采样量满足检测要求；采样部位均匀采样；采样时间便于分析微生物的动态变化。

2. 避免对样品的污染　器材灭菌、无菌操作。

3. 避免对样品中微生物的杀灭和抑制：避免有毒物质的残留和高温影响。

4. 对样品进行详细的标识。

三、样品的运送原则

1. 尽快送检：一般应 3～4 小时内送检，减少细菌死亡和进一步繁殖带来的影响。

2. 注意保护待检的微生物：一定的温度，加保护剂，运送培养基，如病毒、厌氧菌等。

3. 高致病微生物的完善包装。

4. 进行完善的样品交接：有样品送检单，与实验室人员逐项核对后交接。

四、实验室检验原则

1. 具有相应的实验室硬件设施：1 级（P4 实验室）：可检验危害性最严重的病原体，如天花病毒、HIV、SARS 病毒等。2 级（P3 实验室）：可检验特殊危险致病菌，如霍乱菌。3 级（P2 实验室）：检验一般致病菌。4 级（P1 实验室）：检验非致病菌。

2. 具有合格的人员和采用标准或公认的检验方法：人员要有资质，并经常接受培训；采用国家标准方法或公认方法（WHO、EPA 等）。

3. 加强实验室质量控制：仪器、设备要定期检定（校准），试剂要进行技术验收，数据规范，报告信息充分完整。

4. 实验室应有应急措施，应对突发事件能力。

5. 需做多种检验时，微生物优先。

五、指示微生物的种类及意义

1. 菌落总数、霉菌和酵母菌数：评估被检样品的一般卫生质量、污染程度和安全性。

2. 大肠菌群、粪链球菌、产气荚膜梭菌：评估检品受人、畜粪便的污染状况，间接反映肠道病原微生物存在的可能性，对样品的卫生安全性进行评估。

3. 病毒（包括噬菌体）：间接反映肠道病毒存在的可能性。

第二节　水的微生物检测与质量控制

一、概述

水是我们人类赖以生存的重要环境之一，同时在一定条件下又可成为疾病传播的重要途径，每年世界各地均有经水传播的疾病流行和暴发的报告。

（一）水中的细菌

水中的细菌群的种类很多，且不同的水质差异很大，这是因为受到土壤菌群、生活用水、工业废水、空气菌尘等的影响，所以不同的水质菌群变化很大。

1. 地面水　无污染的高山溪水以无色杆菌为主；地面湖水、池塘水则以无色杆菌、黄色杆菌减少而假单胞菌、肠杆菌科细菌较多；河水中除上述菌尚有弧菌、微球菌、螺旋体等；被生活污水、污物污染的水还有人及动物粪便中的细菌，如志贺菌属菌、沙门菌属菌、霍乱弧菌、小肠结肠炎耶尔森菌、铜绿假单胞菌和肠道常见的变形杆菌、大肠埃希菌、粪肠球菌等。

2. 地下水　因土壤的过滤作用且营养少，细菌比地面水少，主要是革兰氏阴性无芽孢杆菌特别是无色杆菌，温泉水中可查见耐热硫化菌。

3. 海水中的细菌　海水中含有比较高的盐，其水中的微生物与淡水的微生物有很大区别。但近海海水因河水入海使陆地与海洋细菌混杂。可分离到大肠埃希菌、沙门菌、志贺菌、铜绿假单胞菌和副溶血性弧菌等。海水中细菌的分布与深度有关，菌的数量与深度成反比，大多为嗜盐菌及嗜冷菌。

（二）水中的其他致病微生物

水中除上述细菌外还可查见病毒、钩端螺旋体等其他致病微生物。常见的病毒有甲型肝炎病毒、戊型肝炎病毒、腺病毒、柯萨奇病毒、脊髓灰质炎病毒等。

二、基本知识

（一）水的微生物指标

活饮用水和水源水常规指标：总大肠菌群、耐热大肠菌群、大肠埃希菌、菌落总数；非常规指标：贾第鞭毛虫、隐孢子虫。

1. 菌落总数　水样在营养琼脂上有氧条件下37℃培养48小时后，所得1ml水样所含菌落的总数。菌落总数的增加，表明水体受到有机污染，但不能阐明污染来源。我国规定饮用水中菌落总数的限值为100CFU/ml。

2. 总大肠菌群　总大肠菌群指一群在37℃培养24小时能发酵乳糖、产酸、产气、需氧和兼性厌氧的革兰氏阴性无芽孢杆菌。总大肠菌群是评价水样的一个重要指标。总大肠菌群在自然环境的水和土壤中也能经常存在。大肠菌群性质稳定，在粪便中的数量多，在一些腐殖质中也含有，易检测，其检出量与水体受人畜粪便污染的程度呈正相关。我国规定饮用水中总大肠菌群的限值是每100ml水中不得检出。

3. 耐热大肠菌群　用提高培养温度的方法将自然环境中的大肠菌群与粪便中的大肠菌群区分开，在44.5℃仍能生长的大肠菌群，称为耐热大肠菌群。耐热大肠菌群来自温血动物粪便,也可来自环境,作为大肠埃希菌的替代指标。水体出现耐热大肠菌群,表明该水体已被粪便污染,水中可能存在肠道致病菌和寄生虫等病原体。我国规定饮用水中耐热大肠菌群的限值:每100ml水中不得检出。

4.大肠埃希菌　在含有荧光底物的培养基上44.5℃培养24小时产生β-葡萄糖醛酸酶,分解荧光底物释放出荧光产物,使培养基在紫外光下产生特征性荧光的细菌,以此来检测水中大肠埃希菌。大肠埃希菌来自温血动物和人的粪便,作为粪便污染的最理想指标。我国采用WHO和许多国家规定的限值,每100ml水中不得检出。

(二)水样的采集、保存、运送

1.采集水样时应注意无菌操作,以防杂菌混入,盛水容器需灭菌后备用。

2.同一水源、同一时间采集几类检测指标的水样时,应先采集供微生物学指标检测的水样。采样时应直接采集,不得用水刷洗已灭菌的采样瓶,并避免手指和其他物品对瓶口的沾污。采集前应将水龙头用清洁布拭干,再用乙醇灯烧灼水龙头周围,然后完全打开,放水5～10分钟再将水龙头关小,采集水样。机井水的采集与自来水相同。

3.采集井水及江、河、湖等地面水的水样时,应选择无菌采水样瓶,浸入距水面10～15cm深处,然后拉开瓶塞采水,待水盛至4/5后将瓶塞放下塞好,从水中取出。

4.采取经过氯处理的水时,应在采水样瓶未消毒前加入硫代硫酸钠,中和水中的余氯,避免水中的余氯对水中细菌的杀害作用。具体加量:生活饮用水每125ml水样加入0.1mg硫代硫酸钠。

5.水样采集后尽快进行检验,不能及时检验的应将水样在4℃冷藏保存,4小时内检测完毕。

6.运送水样时应用相应防震措施,避免玻璃瓶摇动,以免水样溢出后回流而增加污染。

三、基本技能

操作步骤及结果报告:

1.菌落总数　以无菌操作方法用灭菌吸管吸1ml充分混匀的水样,注入灭菌平皿中,将溶化并冷至45℃的营养琼脂注入平皿内,每皿约15ml并摇匀。每次检验时应做一平行接种,同时做营养琼脂空白对照,待琼脂凝固后翻转平皿置36℃±1℃培养48小时观察结果。水源水选择未稀释的水样和2～3个适宜稀释度的水样1ml,分别注入灭菌平皿内,以下步骤按照上述方法操作。结果报告方式参照食品菌落总数的报告方式,单位为CFU/ml。若所有稀释度的平板上均无菌落生长,则以未检出报告之。

2. 总大肠菌群(多管发酵法)　取 5 个 10ml 水样接种到 5 支 10ml 双料乳糖蛋白胨培养液中,取 5 个 1ml 水样接种到 5 支 10ml 单料乳糖蛋白胨培养液中,另取 1ml 注入 9ml 灭菌盐水中,混匀后取 5 个 1ml 水样接种到 5 支 10ml 单料乳糖蛋白胨培养液中,置 36℃±1℃ 培养 24 小时 ±2 小时。如有产酸产气管,接种 EMB,置 36℃±1℃ 培养 18～24 小时后,挑取可疑菌落进行革兰氏染色镜检,同时接种乳糖发酵管置 36℃±1℃ 培养 24 小时 ±2 小时做证实试验。检验水源水时,如污染较严重,应加大稀释度。

结果报告:如所有乳糖蛋白胨培养管都不产酸、产气,则可报告为总大肠菌群阴性,如有产酸、产气管,根据证实为总大肠菌群阳性的管数,查 MPN 检索表,报告每 100ml 水样中的总大肠菌群的 MPN 值。

3. 耐热大肠菌群(多管发酵法)　如总大肠菌群乳糖发酵试验阴性,则耐热大肠菌群可报告阴性,如总大肠菌群乳糖发酵试验阳性,则自总大肠菌群发酵试验中的阳性管(产酸、产气)中取 1 滴转种于 EC 肉汤管中,置 44.5℃ 培养 24 小时 ±2 小时,若不产气,则可报告结果,若有产气者转种 EMB,置 44.5℃ 培养 18～24 小时。凡平板上有典型菌落者,则证实为耐热大肠菌群阳性。若只检测耐热大肠菌群时,即在第 1 步乳糖发酵试验时按总大肠菌群多管发酵法第 1 步操作,置 44.5℃±0.5℃ 培养。

结果报告:报告方式参照总大肠菌群(多管发酵法)的报告方法。

4. 大肠埃希菌(多管发酵法)　将总大肠菌群多管发酵法初发酵产酸或产气的管进行大肠埃希菌检测,以无菌操作将阳性管中的液体接种到 EC-MUG 管中,置 44.5℃±0.5℃ 的培养箱或恒温水浴中培养 24 小时 ±2 小时。如使用恒温水浴,在接种后 30 分钟内进行培养,使水浴的液面超过 EC-MUG 管的液面。将培养后的 EC-MUG 管在暗处用波长为 366nm 功率为 6W 的紫外灯照射,如有蓝色荧光产生则表示水样中含有大肠埃希菌。

结果报告:报告方式参照总大肠菌群(多管发酵法)的报告方法。

5. 非常规指标　根据地区、时间或特殊情况需要实施的生活饮用水水质指标。

四、质量控制

(一)主要仪器

1. 恒温培养箱　每天观察记录温度情况,定期进行检定。

2. 高压灭菌器　记录好使用记录,每周 1 次灭菌效果监测,定期进行检定。

3. 干热灭菌箱　记录好使用记录,定期进行检定。

（二）耗材

耗材质量控制：购进的每批培养基在使用前进行技术验收与质量控制，合格后使用，具体见本书第八章第七节培养基质量控制方法。

（三）实验室内部质量控制

1. 所检项目内控　菌落总数每批样品采用稀释液空白和培养基空白对照，总大肠菌群、耐热大肠菌群、大肠埃希菌每批样品采用所需培养基做空白对照。

2. 环境内控　对净化室每天进行实时监测，每周进行 1 次空气消毒监测，每半年进行 1 次紫外灯效果监测，每年进行 1 次尘埃粒子监测。

第三节　食品微生物检测与质量控制

一、概述

食品中营养丰富易于微生物的生长，无论来自动物性原料的食品还是来自植物性原料的食品自身都有一定的微生物。在食品的流转过程中还会遭受微生物的污染，因此在一定条件下食品会变质。食品的变质可分为腐败和酸败，腐败是指食品中的蛋白质被微生物的分解引起的变质败坏。酸败是指食品中的脂肪或碳水化合物被微生物的分解引起的变质败坏。无论腐败或酸败均导致食品色、香、味的明显改变。

（一）食品中常见的细菌

1. 分解蛋白质的细菌　对蛋白质的分解能力不同菌属也不同，其中分解能力较强的有芽孢杆菌属、假单胞菌属、变形杆菌属和梭菌属。分解较弱的有小球菌属、葡萄球菌属、八叠球菌属、无色杆菌属、产气杆菌属、黄色杆菌属、埃希菌属、沙雷菌属、短杆菌属。此外，粪肠球菌、液化链球菌也能分解酪蛋白，某些真菌也能分解蛋白质。

2. 分解脂肪的细菌　常见的有荧光假单胞菌、无色杆菌、产碱杆菌属、沙雷菌属、小球菌属及少数芽孢杆菌。

3. 分解糖的细菌　大多数细菌都有分解单糖、双糖的能力。能分解多糖的细菌主要有：枯草芽孢杆菌、马铃薯芽孢杆菌、丁酸梭菌、淀粉梭菌和嗜热解糖梭菌。

4. 引起食品颜色改变的细菌　产黄色系颜色的细菌有小球菌、葡萄球菌属、黄杆菌属、芽孢杆菌属、荧光假单胞菌、玉米丙酸杆菌、八叠球菌等。产粉红及红色系颜色的细菌有黏质沙雷菌、藤黄八叠球菌、凝结芽孢杆菌、坚实芽孢杆菌、假单胞菌、玫瑰小球菌等。产褐色系颜色的细菌主要有致黑假单胞、枯草芽孢杆菌、荧光假单胞菌。产黑色系颜色的细菌有变形杆菌属、致黑梭菌及某些假单胞菌。粪蓝假单胞菌、蓝黑色杆菌使食品变蓝色或蓝绿色。

（二）引起食物中毒的细菌

1. 引起毒素型食物中毒的细菌　包括肠毒素型和神经毒素型细菌。产肠毒素型的细菌主要有副溶血性弧菌、产肠毒素大肠埃希菌、蜡样芽孢杆菌、产气荚膜梭菌、志贺菌、霍乱弧菌、铜绿假单胞菌和金黄色葡萄球菌等。产神经毒素型的细菌有肉毒梭菌、米酵酸菌。

2. 引起感染型食物中毒的细菌　主要有沙门菌属、变形杆菌属、肠球菌属以及小肠结肠炎耶尔森菌、空肠弯曲菌、嗜水气单胞菌及某些非 O1 群弧菌。

（三）食品中常见的真菌

1. 毛霉菌属　毛霉菌常造成水果、蔬菜、肉类、糕点、乳制品和果酱等食品的腐败。

2. 青霉菌属　主要有岛青霉菌、红色青霉菌、扩张青霉菌、枯青霉菌及展开青霉，可引起食物中毒。

3. 根霉菌属　引起粮食及制品霉变。

4. 曲霉菌属　其中的黄曲霉菌、杂色曲菌、构巢曲菌及寄生曲菌可引起多种食品的霉变。

5. 木霉菌属　可造成谷物、水果、蔬菜的霉变。

6. 交链孢霉菌属　主要引起水果和蔬菜食品变质。

7. 葡萄孢菌属　主要引起水果变质。

8. 芽枝霉菌属　主要引起食品霉变。

9. 镰刀霉菌属　主要引起谷物、水果和蔬菜变质。

10. 地霉菌属　主要引起水果和蔬菜霉变。

（四）食品中常见的酵母菌

1. 酵母菌属　大部分用于工业生产，但也可引起食品变质。如啤酒酵母可引起水果发酵，鲁氏酵母、蜂蜜酵母引起高糖食品变质及酱油变坏。

2. 毕赤酵母菌　使酒类和酱油变质并形成浮膜。

3. 汉逊酵母菌属　引起含糖食品变质。

4. 赤酵母属　引起食品赤色斑点。

5. 球拟酵母　引起果汁、乳制品、鱼贝类变质。

6. 丝孢酵母　常在酿造食品及冷藏食品中查见。

二、基本知识

1. 食品中常规微生物指标　主要有菌落总数、大肠菌群、真菌和酵母计数。

2. 菌落总数　一群在营养琼脂上生长发育的嗜中温性需氧的菌落总数。菌落总数主要作为判定食品被污染程度的标志，也可以应用这一方法观察细菌在食品中繁殖的动态，以便对被检样品进行卫生学评价时提供依据。

3. 大肠菌群　一群能发酵乳糖、产酸、产气、需氧和兼性厌氧的革兰氏阴性无芽孢杆菌。该菌主要来源于人畜粪便，故以此作为粪便污染指标来评价食品的卫生质量，推断食品中有否污染肠道致病菌的可能。

4. 样品的采集

（1）样品种类：可分为大样、中样、小样 3 种。大样系指一整批，中样是从样品各部分取得的混合样品，小样系指做分析用的检样。定型包装及散装食品均采样250g。

（2）采样方法：采样必须在无菌操作下进行，根据样品种类，袋装、瓶装和罐装食品，应采完整的未开封的样品。如果样品很大，则需用无菌采样器取样；固体粉末样品，应边取边混合；液体样品通过振摇混匀；冷冻食品应保持冷冻状态（可放在冰内、冰箱的冰盒内或低温冰箱内保存），非冷冻食品需在 0～5℃中保存。

三、基本技能

（一）样品处理

1. 固体样品　无菌操作采取不同部位称取 25g 检样，加入灭菌生理盐水225ml 中，制成混悬液。

2. 液体样品　外包装擦拭灭菌后，吸取 25ml 检样，加入灭菌生理盐水225ml 中，制成混悬液。（注：冰棍、冰激淋放在灭菌容器内，融化后立即检验）

3. 特殊样品

（1）配有调味料的方便面：用无菌操作开封取样，将面块和全部调料及配料一起称量，按 1∶1 加入灭菌生理盐水，制成检样匀质液，称取 50g 匀质液加至 200ml 灭菌生理盐水中，制成1∶10 稀释液。

（2）速冻预包装面米制品：用无菌操作开封取样，称取样品 50g，加入灭菌生理盐水 225ml 中，置45℃水浴 30 分钟，化冻后立即进行检验。

（3）带壳干果食品、烘炒食品。用无菌操作开封取样，外壳消毒后无菌操作取出果肉，称取 25g 检样，加入灭菌生理盐水 225ml 中，制成混悬液。

（二）操作步骤及结果报告

1. 菌落总数　根据食品卫生标准要求，选择 2～3 个适宜稀释度，分别在做 10 倍递增稀释的同时，吸取 1ml 样品稀释液于灭菌培养皿内，每个稀释度做 2 个培养皿，将营养琼脂（46℃）注入平皿摇匀，同时将营养琼脂倾入加有

1ml 稀释液灭菌培养皿作空白对照,待凝固后,翻转平板,置 36℃±1℃温箱内培养 48 小时 ±2 小时后观察结果。

结果报告:应选择平均菌落数在 30~300 之间的稀释度,乘以稀释倍数报告结果,单位为 CFU/g(ml)。有较大片状菌落生长的平板,不宜采用,若片状菌落不到平板的一半,而其余一半中菌落分布又很均匀,可计算半个平板后乘以 2 代表全皿菌落数。平板内如有链状菌落生长时,若仅有一条链,可视为一个菌落,如果有不同来源的几条链,则应将每条链作为一个菌落。若有两个稀释度,其生长的菌落数均在 30~300 之间,则视两者之比来决定,若其比值小于或等于 2,应报告其平均数;若大于 2 则报告其中较小的数字。若所有稀释度的平均菌落数均大于 300,则应按稀释度最高的平均菌落数乘以稀释倍数报告。若所有稀释度的平均菌落数均小于 30,则应按稀释度最低的平均菌落数乘以稀释倍数报告。若所有稀释度均无菌生长,则以小于 1 乘以最低稀释倍数报告。若所有稀释度的平均菌落数均不在 30~300 之间,其中一部分>300 或<30 时,则以最接近 30 或 300 的平均菌落数乘以稀释倍数报告。

2. 大肠菌群 根据食品卫生标准要求,选择 3 个适宜稀释度,每个稀释度做 3 管,36℃±1℃培养 24 小时 ±2 小时,如有产酸产气管,接种 EMB,置 36℃±1℃培养 18~24 小时后,挑取可疑菌落 1~2 个进行革兰氏染色镜检,同时接种乳糖发酵管置 36℃±1℃培养 24 小时 ±2 小时做证实试验。

结果报告:如所有乳糖胆盐发酵管都不产气,则可报告为大肠菌群阴性;如有产酸、产气管,根据证实为大肠菌群阳性的管数,查 MPN 检索表报告大肠菌群的 MPN 值。

3. 真菌和酵母计数 根据食品卫生标准要求,选择 3 个适宜稀释度,分别在做 10 倍递增稀释的同时,吸取 1ml 稀释液于灭菌培养皿内,每个稀释度做 2 个培养皿,将孟加拉红琼脂(46℃)注入平皿摇匀,培养温度 25~28℃,3 天后开始观察结果,共培养观察 5 天。

结果报告:稀释度选择及菌落报告方式可参考菌落总数的报告。

四、质量控制

(一)主要仪器

1. 恒温培养箱 每天观察记录温度情况,定期进行检定。

2. 高压灭菌器 记录好使用记录,每周 1 次灭菌效果监测,定期进行检定。

3. 干热灭菌箱 记录好使用记录,定期进行检定。

(二)耗材

耗材质量控制:购进的每批培养基在使用前进行技术验收与质量控制,

合格后使用,具体见本书第八章第七节培养基质量控制方法。

(三)实验室内部质量控制

1. 所检项目内控 菌落总数、真菌和酵母计数每批样品采用稀释液空白和培养基空白对照,大肠菌群每批样品采用所需培养基做空白对照。

2. 环境内控 对净化室每天进行实时监测,每周进行 1 次空气消毒监测,每半年进行 1 次紫外灯效果监测,每年进行 1 次尘埃粒子监测。

第四节 化妆品微生物检测与质量控制

一、概述

化妆品是一种清洁、滋润和保护皮肤的生活用品,长期与人们的皮肤和黏膜接触。化妆品中存在着微生物生长繁殖的良好条件,化妆品因含有水分、油脂、蛋白质、多元醇等营养物质,为微生物的生长创造了良好的条件,在温度适宜时会促使微生物的繁殖,造成产品变质。由于防腐剂的应用又可抑制微生物的生长,不过这种抑制是有限度的。化妆品中微生物污染的来源一是在生产过程中导致的污染:原料污染是主要污染。二是生产过程污染:生产设备、厂房空气、生产人员、包装材料、厂房环境等。三是在使用过程中使用不当造成的污染。

二、基本知识

1. 化妆品的微生物指标 菌落总数、粪大肠菌群、铜绿假单胞菌、金黄色葡萄球菌、真菌和酵母菌。

2. 菌落总数 是指化妆品检样经过处理,在一定条件下培养后,1g(ml)检样中所含菌落的总数。所得结果只包括一群本方法规定的条件下生长的嗜中温的需氧性菌落总数。

3. 粪大肠菌群 系一群需氧及兼性厌氧革兰氏阴性无芽孢杆菌,在44.5℃±0.5℃培养24~48小时能发酵乳糖产酸、产气。

4. 铜绿假单胞菌 属于假单胞菌属,为革兰氏阴性杆菌,氧化酶阳性,能产生绿脓菌素。此外还能液化明胶,还原硝酸盐为亚硝酸盐,在 42℃条件下能生长。

5. 金黄色葡萄球菌 为革兰氏阳性球菌,呈葡萄状排列,无芽孢,无荚膜,能分解甘露醇,血浆凝固酶阳性。

6. 真菌和酵母菌 是指化妆品检样在一定条件下培养后,1g(ml)化妆品中所污染的活的真菌和酵母菌数量。

三、基本技能

(一)样品处理

1. 液体样品

(1)水溶性的液体样品:可量取 10ml 加到 90ml 灭菌生理盐水中,混匀后,制成 1:10 检样。

(2)油性液体样品:取样品 10ml,先加 5ml 灭菌液状石蜡混匀,再加 10ml 灭菌的吐温 80,在 40～44℃水浴中振荡混合 10 分钟,加入灭菌生理盐水 75ml(在 40～44℃水浴中预温),在 40～44℃水浴中乳化,制成 1:10 的悬液。

(3)膏、霜、乳剂半固体状样品:亲水性样品称取 10g,加到装有玻璃珠及 90ml 灭菌生理盐水的三角瓶中,充分振摇混匀,静置后 15 分钟,用其上清液为 1:10 检样。疏水性样品称取 10g,放到灭菌的研钵中,加 10m1 灭菌液状石蜡,研磨成黏稠状,再加入 10ml 灭菌吐温 80,研磨待溶解后,加 70m1 灭菌生理盐水,在 40～44℃水浴中充分混合,制成 1:10 检样。

2. 固体样品 称取 10g,加到 90ml 灭菌生理盐水中,充分振摇混匀,静置后,取上清液作为 1:10 的检样。

(二)操作步骤及结果报告

1. 菌落总数 将上述制成的 1:10 样液,用灭菌吸管吸取 2ml 分别注入 2 个灭菌平皿,每皿 1ml,另取 1m1 注入到 9ml 灭菌生理盐水管中,制成 1:100 样液,吸取 2ml 分别注入两个灭菌平皿,每皿 1ml,将融化并冷至 45℃的卵磷脂吐温 80 营养琼脂倾入平皿,另取一个灭菌空平皿,倾入卵磷脂吐温 80 营养琼脂作为空白对照,凝固后翻转平皿置 36℃±1℃培养 48 小时 ±2 小时观察结果。

结果报告:菌落总数报告食品菌落总数的报告方式,单位为 CFU/mL(g)。

2. 粪大肠菌群 取 10m1 1:10 样液,加到 10ml 双料乳糖胆盐发酵管,置 44±0.5℃培养 24～48 小时,产酸、产气接种 EMB,置 36℃±1℃培养 18～24 小时,挑取可疑菌落镜检。同时取该培养液 1～2 滴接种到蛋白胨水中,置 44℃±0.5℃培养 24 小时 ±2 小时,加入靛基质试剂约 0.5m1 做靛基质试验。

结果报告:乳糖胆盐发酵管如不产酸也不产气,则报告为粪大肠菌群阴性;如产酸、产气,平板上有典型菌落,并经证实为革兰氏阴性短杆菌,靛基质试验阳性,则可报告被检样品中检出粪大肠菌群。

3. 铜绿假单胞菌 增菌培养:取 1:10 样品稀释液 10ml 加到 90ml SCDLP 液体培养基中,置 36℃±1℃培养 18～24 小时。分离培养:挑取培养物划线接种在十六烷三甲基溴化铵平板上,置 36℃±1℃培养 18～24 小时。染色镜检:挑取可疑菌落,涂片,革兰氏染色镜检。镜检为革兰氏阴性者进行氧化酶试验、绿脓菌素试验、硝酸盐还原产气试验、明胶液化试验、42℃生长试验。

结果报告：经证实为革兰氏阴性杆菌，氧化酶及绿脓菌素试验皆为阳性者，即可报告被检样品中检出铜绿假单胞菌；如绿脓菌素试验阴性而液化明胶、硝酸盐还原产气和42℃生长试验三者皆为阳性时，仍可报告被检样品中检出铜绿假单胞菌。

4. 金黄色葡萄球菌　增菌培养：取1∶10样品稀释液10ml加到90ml SCDLP液体培养基，置36℃±1℃培养24小时±2小时。分离培养：挑取培养物划线接种在Baird Parker平板或血琼脂平板上，置36℃±1℃培养24～48小时。染色镜检：挑取可疑菌落，涂片，革兰氏染色镜检。镜检为革兰氏阳性菌，排列成葡萄状，无芽孢，无荚膜进行甘露醇发酵试验、血浆凝固酶试验。血浆凝固酶试验：吸取1∶4新鲜血浆0.5ml，放入灭菌小试管中，加入待检菌24小时±2小时肉汤培养物0.5ml。混匀，放36℃±1℃恒温箱或恒温水浴中，每半小时观察1次，6小时之内如果呈现凝块即为阳性。同时以已知血浆凝固酶阳性和阴性菌株肉汤培养物及肉汤培养基0.5ml，分别加入灭菌1∶4血浆0.5ml，混匀，作为对照。

结果报告：经证实为革兰氏阳性葡萄球菌，并能发酵甘露醇产酸，血浆凝固酶试验阳性者，可报告被检样品中检出金黄色葡萄球菌。

5. 真菌和醇母菌　分别吸取1∶10、1∶100、1∶1 000的检液2ml分别注入2个灭菌平皿，每皿1ml，将融化并冷至45℃±1℃的虎红琼脂倾入平皿，凝固后置28℃±1℃培养72小时±2小时观察结果。如蔓延生长，于48小时±2小时应及时取出平板计数。

结果报告：应选菌落数在5～50个范围之内的平皿计数，参照食品菌落总数的报告方式，单位为CFU/ml（g）。

四、质量控制

（一）主要仪器

1. 恒温培养箱　每天观察记录温度情况，定期进行检定。
2. 高压灭菌器　记录好使用记录，每周1次灭菌效果监测，定期进行检定。
3. 干热灭菌箱　记录好使用记录，定期进行检定。
4. 恒温水浴锅　每天观察记录温度情况，定期进行检定。

（二）耗材

耗材质量控制：主要耗材有卵磷脂吐温80-营养琼脂、乳糖胆盐培养液、伊红亚甲蓝琼脂、十六烷三甲基溴化铵培养基、SCDLP培养基、Baird Parker培养基、虎红培养基。购进的每批培养基在使用前进行技术验收与质量控制，合格后使用,具体见本书第八章第七节培养基质量控制方法。

(三)实验室内部质量控制

1. 所检项目内控 菌落总数、真菌和酵母菌每批样品采用稀释液空白和培养基空白对照,粪大肠菌群每批样品采用所需培养基做空白对照。

2. 环境内控 对净化室每天进行实时监测,每周进行 1 次空气消毒监测,每半年进行 1 次紫外灯效果监测,每年进行 1 次尘埃粒子监测。

第五节 公共场所微生物检测与质量控制

一、概述

公共场所微生物的来源一是自然来源,主要来自土壤、水。二是人为来源,主要有顾客携带、通过商品或其他物品带入、从业人员的传播等。空气不是微生物栖息的场所,也无固有微生物丛。对流层是微生物能生存和扩散的主要场所。

公共场所微生物检验包括公共场所空气检验、公共场所用品检验。主要检验项目有空气细菌总数测定。公共场所用品:茶具、毛巾、床上卧具、浴盆、脸(脚)盆细菌总数测定;茶具、毛巾、床上卧具、理发用具、浴盆、脸(脚)盆大肠菌群测定;理发用具金黄色葡萄球菌测定、拖鞋真菌和酵母菌测定。

二、基本知识

(一)公共场所空气细菌总数

1. 采样方法 有撞击法、自然沉降法 2 种。常规采用自然沉降法,此法优点是简单方便,缺点是对小粒子捕获率低。撞击法对空气中的带菌粒子捕获率高,但操作较复杂,需仪器设备。

2. 撞击法 采用撞击式空气微生物采样器采样,通过抽气动力作用,使空气通过狭缝或小孔而产生高速气流,从而使悬浮在空气中的带菌粒子撞击到营养琼脂平板上。

3. 自然沉降法 指直径 9cm 的营养琼脂平板在采样点暴露 5 分钟,经36℃±1℃恒温箱中、培养 48 小时后,计数生长的细菌菌落数的采样测定方法。

(二)公共场所用品微生物

主要有细菌总数、大肠菌群、金黄色葡萄球菌、真菌和酵母菌等。

三、基本技能

操作步骤及结果报告

1. 公共场所空气细菌总数及结果报告

（1）撞击法：将采样后的营养琼脂平板置 36℃±1℃恒温箱中、培养 48 小时后观察结果。根据仪器说明书计算每立方米空气中所含的细菌菌落数。以每立方米菌落数（CFU/m³）报告结果。

（2）自然沉降法：将采样后的营养琼脂平板置 36℃±1℃恒温箱中、培养 48 小时后观察结果。计数每块平板上生长的菌落数，求出全部采样点的平均菌落数。以每平皿菌落数（CFU/皿）报告结果。

2. 公共场所用品细菌总数及结果报告

（1）公共场所用品的采样方法

1）茶具：用浸有灭菌生理盐水的棉拭子在口唇按触处茶具内外缘涂抹 50cm²，采完后放入装有 10ml 灭菌生理盐水的试管中。

2）毛巾、床上卧具：用浸有灭菌生理盐水的棉拭子在样品对折后两面的中央各 25cm² 内涂抹，采完后放入装有 10ml 灭菌生理盐水的试管中。

3）浴盆：用一浸有灭菌生理盐水的棉拭子在样品 25cm² 内涂抹，共采 5 个棉拭子放入装有 125ml 灭菌生理盐水的烧瓶中，每毫升的菌浓度相当于 1cm² 的菌量。

4）脸（脚）盆：用一浸有灭菌生理盐水的棉拭子在样品 25cm² 内涂抹，共采 2 个棉拭子放入装有 50ml 灭菌生理盐水的烧瓶中，每毫升的菌浓度相当于 1cm² 的菌量。

（2）操作步骤：将采样后的试管或烧瓶充分振摇，吸 2ml 分别注入 2 块灭菌平皿内，每皿 1ml，如污染严重，可 10 倍递增稀释，倾入融化并冷至 45℃营养琼脂后，置 36℃±1℃培养 48 小时。

（3）结果报告：茶具细菌总数计算公式：细菌总数 CFU/cm² =（平均菌落数×稀释倍数）/ 采样面积；毛巾、床上卧具细菌总数计算公式：细菌总数，CFU/25cm² =（平均菌落数×稀释倍数）/2；浴盆、脸（脚）盆细菌总数计算公式：细菌总数，CFU/25cm² = 25×稀释倍数×平均菌落数

3. 公共场所用品大肠菌群及结果报告

（1）发酵法：用测定细菌总数剩余的检样，倒入双料乳糖胆盐发酵培养液中。理发刀具吸取 5ml 检样倒入双料乳糖胆盐发酵培养液中。置 36℃±1℃恒温箱中、培养 24 小时后观察结果。若产酸、产气，则转种 EMB 平板上，置 36℃±1℃恒温箱中培养 18～24 小时后，观察菌落形态，并做革兰氏染色镜检，同时接种乳糖发酵管置 36℃±1℃培养 24 小时做证实试验。如不产酸、不产气则为大肠菌群阴性，凡证实试验产酸、产气，革兰氏阴性无芽孢杆菌，即可报告检出大肠菌群。

（2）纸片法：将已采样的纸片置 36℃±1℃恒温箱中培养 16～18 小时，观

察结果。按照纸片说明书报告结果。

4. 公共场所理发刀具金黄色葡萄球菌

(1) 操作步骤：将大肠菌群检测后剩余的 5ml 检样，放入 45ml 7.5% 氯化钠肉汤或胰酪胨大豆肉汤培养基中，置 36℃ 培养 24 小时，接种 Baird Pairker 培养基或血平板，置 36℃±1℃ 培养 24 小时，挑取可疑菌落，涂片，革兰氏染色镜检。镜检为革兰氏阳性菌，排列成葡萄状，进行甘露醇发酵试验、血浆凝固酶试验。

血浆凝固酶试验试管法：吸取 1∶4 新鲜血浆 0.5ml，放入灭菌小试管中，加入待检菌 24 小时 ±2 小时肉汤培养物 0.5ml。混匀，放 36℃±1℃ 恒温箱或恒温水浴中，每半小时观察 1 次，24 小时之内如果呈现凝块即为阳性。同时以已知血浆凝固酶阳性和阴性菌株肉汤培养物及肉汤培养基 0.5ml，分别加入灭菌 1∶4 血浆 0.5ml，混匀，作为对照。

(2) 结果报告：参照本节第三部分化妆品金黄色葡萄球菌的报告方式。

5. 公共场所拖鞋真菌和酵母菌的测定

(1) 操作步骤：1∶10 检样充分振摇后，吸 2ml 分别注入 2 块灭菌平皿内，每皿 1ml，选择 3 个适宜稀释度，倾入虎红琼脂后，置 25～28℃ 培养，3 天后开始观察，共培养观察 7 天。

(2) 结果报告：通常选择菌落数在 30～100 之内的平皿计数，参照本节第一部分食品菌落总数的报告方式，计算公式：真菌菌落数，$CFU/50cm^2$ = 每皿的平均真菌菌落数 × 稀释倍数（注：采样面积为 $50cm^2$）。

四、质量控制

(一) 主要仪器

1. 恒温培养箱　每天观察记录温度情况，每年由计量部门检定 1 次。

2. 高压灭菌器　记录好使用记录，每周 1 次灭菌效果监测，每年由计量部门检定 1 次。

3. 干热灭菌箱　记录好使用记录，每年由计量部门检定 1 次。

(二) 耗材

主要耗材有营养琼脂、乳糖胆盐培养液、伊红亚甲蓝琼脂、7.5% 氯化钠肉汤、Baird Pairker 培养基、血琼脂、虎红培养基。购进的每批培养基在使用前进行培养基质量鉴定，鉴定合格后使用，具体见第六节培养基质量控制方法。

(三) 实验室内部质量控制

1. 所检项目内控　细菌总数、真菌和酵母菌每批样品采用稀释液空白对照和培养基空白对照；大肠菌群每批样品采用所需培养基做空白对照。

2. 环境内控 对净化室每天进行实时监测,每周进行 1 次空气消毒监测,每半年进行 1 次紫外灯效果监测,每年进行 1 次尘埃粒子监测。

第六节 消杀样品微生物检测与质量控制

一、概述

消杀样品种类繁多,目前我们所检验的包括医院消毒监测样品、托幼机构消毒监测样品、一次性使用卫生用品产品类样品、一次性使用卫生用品生产场所类样品、一次性使用医疗用品灭菌类样品。根据样品的类别和标准的要求,所检的项目不同。本节只介绍医院消毒监测样品、一次性使用卫生用品产品类样品、一次性使用卫生用品生产场类样品。

二、基本知识

(一)医院消毒监测微生物学指标

1. 细菌菌落总数 样品为各类从事医疗活动的环境空气、物体表面、医护人员手表面、使用中消毒剂与无菌器械保存液。

2. 无菌检查 样品为进入人体无菌组织、器官或接触破损皮肤和黏膜的医疗用品。

3. 粪大肠菌群 样品为医疗机构污水。

4. 压力蒸汽灭菌设备灭菌效果 指示菌株为嗜热脂肪杆菌芽孢(ATCC 7953 或 SSIK31 株)。

5. 沉降菌浓度 样品为各类从事医疗活动的洁净手术室空气。

(二)一次性使用卫生用品产品类样品微生物学指标

细菌菌落总数、大肠菌群、金黄色葡萄球菌、铜绿假单胞杆菌、溶血性链球菌、真菌菌落总数。

(三)一次性使用卫生用品生产场所类样品微生物学指标

1. 细菌菌落总数 样品为生产场所环境空气、工作台表面、工人手表面。

2. 致病菌(金黄色葡萄球菌、铜绿假单胞杆菌、溶血性链球菌) 样品为生产场所工作台表面、工人手表面。

三、基本技能

(一)医院消毒监测项目的操作步骤及结果报告

1. 各类从事医疗活动的环境空气细菌菌落总数

(1)操作步骤:用 9cm 直径普通营养琼脂平板在采样点暴露 5 分钟后送

检培养，置37℃培养48小时后观察结果。

（2）结果报告：空气细菌菌落总数（CFU/m³）＝［50 000×平均菌落数（CFU/皿）］/［平板面积（cm²）×平板暴露时间（分钟）］。

2. 物体表面细菌菌落总数

（1）操作步骤：被采表面<100cm²，取全部表面；被采表面>100cm²，取100cm²。用浸有无菌生理盐水采样液的棉拭子采样，采完后放入装有10ml采样液的试管中，充分混匀后，参照本书第八章第四节内容进行操作。

（2）结果报告：物体表面细菌菌落总数（CFU/cm²）＝（平皿上菌落的平均数×采样液稀释倍数）/采样面积（cm²）。

3. 医护人员手表面细菌菌落总数

（1）操作步骤：参照上述物体表面的方法，采样面积为双手（一只手涂擦面积约30cm²）。

（2）结果报告：参照上述物体表面的计算公式报告。

4. 使用中消毒剂与无菌器械保存液细菌菌落总数

（1）操作步骤：在无菌条件下，用灭菌吸管吸取1ml被检样液，加入9ml稀释液中混匀，对于醇类与酚类消毒剂，稀释液用普通营养肉汤即可；对于含氯消毒剂、含碘消毒剂、过氧化物消毒剂，需在肉汤中加入0.1%硫代硫酸钠，对于氯己定、季铵盐类消毒剂，需在肉汤中加入3%吐温80和0.3%卵磷脂；对于醛类消毒剂，需在肉汤中加入0.3%甘氨酸；对于含有表面活性剂的各种复方消毒剂，需在肉汤中加入3%吐温80，以中和被检样液的残效作用。检测细菌菌落总数的操作步骤参照上述物体表面的方法。

（2）结果报告：细菌菌落总数，（个/ml）＝平皿上菌落的平均数×采样液稀释倍数。

5. 医疗用品无菌检查

（1）操作步骤

1）培养基质量检查：需氧菌、厌氧菌培养基经接种每1ml含100个以下的藤黄八叠球菌（28001）菌液1ml，置30～35℃培养24小时，生长良好。需氧菌、厌氧菌培养基经接种每1ml含50个以下的生孢梭菌（64941）菌液1ml，置30～35℃培养24小时，生长良好。真菌培养基经接种每1ml含50个以下的白色念珠菌菌液1ml，置20～25℃培养24小时，生长良好。

2）制备供试液：输液（血）器、注射器制备供试液，供试液应在制备后2小时内使用。对不能用破坏性方法取样的医疗用品，可按物体表面细菌菌落总数采样方法制备供试液。

3）试验方法：将供试液分别接种于需氧菌、厌氧菌培养基5管，其中1管接种金黄色葡萄球菌菌液1ml（培养后稀释成1∶16），供作阳性对照。另接种于霉菌培养基 2 管。供试液在 2～20ml，每管接种 1～15ml 培养基中，供试液在 20ml 以上，每管接种 5～40ml 培养基中。实体类（如棉签等）直接投入培养基，敷料、手术衣等样品于不同部位取样。接种后，需氧菌、厌氧菌培养基在 30～35℃培养培养 5 天，阳性对照管应在接种后 24 小时有菌生长，真菌培养基在 20～25℃培养 7 天。

(2) 结果报告：培养期间逐日检查，如阳性对照管混浊，其他各管均不混浊，则可判断供试品合格，如阳性对照管混浊，需氧菌、厌氧菌、真菌培养基各管中任何一管混浊，需证明有无菌生长，如无菌生长，则可判断供试品合格，如有菌生长，则应重新取样，分别依法复测 2 次，除阳性对照管混浊，其他各管均不得有菌生长，否则应判为供试品不合格。

6. 医疗机构污水粪大肠菌群

(1) 操作步骤：污水样品应至少取 200ml，使用前应充分混匀。若样品为经过氯消毒的污水，应在采样后立即用 5% 硫代硫酸钠充分中和余氯。根据污染程度，选择 3 个适宜稀释度，每个稀释度接种 5 管。若接种量为 10ml，则取 10ml 污水接种到装有 5ml 三倍浓缩的乳糖胆盐发酵管内，若接种量为 1ml，则取 1ml 污水接种到装有 10ml 单料乳糖胆盐发酵管内，若接种量<1ml，则取 1ml 样品稀释液接种到 10ml 单料乳糖胆盐发酵管内，接种完后置 44.0℃培养 24 小时观察结果。如有产酸、产气管，则转种 EMB 平板，置 37℃培养 18～24 小时观察结果。挑取可疑菌落进行革兰氏染色镜检，同时接种于盛有 5ml 乳糖蛋白胨培养液中，置 44℃培养 24 小时做证实试验。

(2) 结果报告：如所有乳糖胆盐发酵管都不产气，则可报告为粪大肠菌群阴性，如有产酸、产气管，根据证实为粪大肠菌群阳性的管数，查 MPN 检索表，报告每升污水中粪大肠菌群的 MPN 值。

7. 压力蒸汽灭菌效果生物检测法

(1) 操作步骤：经过一个灭菌周期，在无菌条件下，取出指示菌片，投入溴甲酚紫葡萄糖蛋白胨水培养基中，56℃±1℃培养 7 天（自含式生物指示物按说明书执行），观察培养基颜色变化。检测时设阴性、阳性对照。

(2) 结果报告：培养基紫色为阴性，判定为灭菌合格；培养基变成黄色为阳性，则灭菌过程不合格。

8. 各类从事医疗活动的洁净手术室空气沉降菌浓度

(1) 操作步骤：将已采集的培养基，于 37℃培养 24 小时观察结果，每次检测必须有 2 次空白对照，对照 1 为每批培养基空白对照，对照 2 为每室或每区操作过程对照皿。

(2) 结果报告：取平均值四舍五入保留小数点后一位，代表空气中可以沉降下来的细菌数，个／皿。

（二）一次性使用卫生用品产品类

1．样品处理　在 100 级净化条件下用无菌方法打开用于检测的至少 3 个包装，从每个包装中取样，准确称取 10g±1g 样品，剪碎后加入到 200ml 灭菌生理盐水中，充分混匀。液体产品用原液直接做样液。如被检样品大量吸水不能吸出足够样液时，稀释液量可按每次 50ml 递增，直至能吸出足够样液时。在计算细菌菌落总数、真菌菌落总数时相应调整稀释度。

2．操作步骤及结果报告

（1）细菌菌落总数：操作步骤：待上述生理盐水自然沉降后取上清液做菌落计数。接种 5 个平皿，每个平皿中加入 1ml 上清液，倾入冷却至 45℃的营养琼脂 15ml 混匀，凝固后置 35℃±2℃培养 48 小时观察结果。结果报告：菌落呈片状生长的平板不宜采用；计数符合要求的平板上的菌落，按公式计算：细菌菌落总数，CFU/g（ml）=（5 块营养琼脂平板上的细菌菌落总数×稀释度）/5。当菌落数在 100 以内，按实有数报告，>100 时采用两位有效数字。

（2）大肠菌群：操作步骤：取样液 5ml 接种 50ml 乳糖胆盐发酵管，置 35℃±2℃培养 24 小时，产酸、产气管接种 EMB，置 35℃±2℃培养 18～24 小时，挑取可疑菌落进行革兰氏染色镜检，同时接种乳糖发酵管，置 35℃±2℃培养 24 小时，观察产气情况。结果报告：如乳糖胆盐发酵管不产酸产气管，则报告大肠菌群阴性，如乳糖胆盐发酵管产酸、产气，在 EMB 平板上有典型菌落，革兰氏染色为阴性无芽孢杆菌，则可报告被检样品检出大肠菌群。

（3）铜绿假单胞杆菌：操作步骤：取样液 5ml 加到 50mlSCDLP 液体培养基，充分混匀，置 35℃±2℃培养 18～24 小时后，挑取培养物划线接种在十六烷三甲基溴化铵平板上，置 35℃±2℃培养 18～24 小时。挑取可疑菌落，涂片，革兰氏染色镜检。镜检为革兰氏阴性者进行氧化酶试验、铜绿假单胞菌素试验、硝酸盐还原产气试验、明胶液化试验、42℃生长试验。结果报告：经证实为革兰氏阴性杆菌，氧化酶及绿脓菌素试验皆为阳性者，即可报告被检样品中检出铜绿假单胞杆菌；如铜绿假单胞菌素试验阴性而液化明胶、硝酸盐还原产气和 42℃生长试验三者皆为阳性时，仍可报告被检样品中检出铜绿假单胞杆菌。

（4）金黄色葡萄球菌：操作步骤：取样液 5ml 加到 50ml SCDLP 液体培养基，充分混匀，置 35℃±2℃培养 24 小时后，接种血平板，置 35℃±2℃培养 24～48 小时，挑取可疑菌落，涂片，革兰氏染色镜检。镜检为革兰氏阳性菌，排列成葡萄状，无芽孢与荚膜，进行甘露醇发酵试验、血浆凝固酶试验（本试验在本节第四部分公共场所理发用具金黄色葡萄球菌检测中介绍过）。结果报告：凡在琼脂平板上有可疑菌落，经证实为革兰氏阳性葡萄球菌，并能发酵甘露醇产酸,血浆凝固酶试验阳性者,可报告被检样品中检出金黄色葡萄球菌。

(5)溶血性链球菌:操作步骤:取样液 5ml 加到 50ml 葡萄糖肉汤中,充分混匀,置 35℃±2℃培养 24 小时后,接种血平板,置 35℃±2℃培养 24 小时,挑取典型菌落,涂片,革兰氏染色镜检。镜检为革兰氏阳性,呈链状排列的球菌。进行链激酶试验、杆菌肽敏感试验。结果报告:镜检为革兰氏阳性链状排列球菌,血平板上呈现溶血圈,链激酶和杆菌肽敏感试验阳性,报告被检样品中检出溶血性链球菌。

(6)真菌菌落总数:操作步骤:待上述生理盐水自然沉降后取上清液做菌落计数。接种 5 个平皿,每个平皿中加入 1ml 上清液,倾入冷却至 45℃的沙氏琼脂培养基 15~25ml 混匀,凝固后置 25℃±2℃培养 7 天,分别于 3、5、7 天观察,计算平板上的菌落数,如果发现蔓延生长,以前一次的菌落计数为准。结果报告:报告计算与方式参照本节第五部分介绍的一次性使用卫生用品产品类样品细菌菌落总数的结果报告。

(7)真菌定性检测:操作步骤:取样液 5ml 加到 50ml 沙氏液体培养基中,置 25℃±2℃培养 7 天,逐日观察有无真菌生长。结果报告:培养管混浊应转种沙氏琼脂培养基。证实有真菌生长,可报告被检样品中检出真菌。

(三)一次性使用卫生用品生产场所类

1. 生产环境空气样品细菌菌落总数

(1)操作步骤:在采样前将准备好的营养琼脂培养基置 35℃±2℃培养 24 小时,取出检查有无污染,将污染培养基剔除。将已采集的培养基在 6 小时内送实验室,于 35℃±2℃培养 48 小时观察结果,计数平板上的细菌菌落总数。

(2)结果报告:报告计算与方式参照本书第八章第六节内容。

2. 生产环境工作台表面与工人手样品细菌菌落总数

(1)操作步骤:工作台:用一浸有灭菌生理盐水的棉拭子在工作台表面 $25cm^2$ 内涂抹 10 次,采完后放入装有 10ml 灭菌生理盐水的试管中。工人手:用一浸有灭菌生理盐水的棉拭子在右手指屈面,从指尖到指端来回涂擦 10 次,放入装有 10ml 灭菌生理盐水的试管中。上述样品充分混匀后,用灭菌吸管吸 1ml,注入灭菌平皿中,将融化并冷至 45℃的营养琼脂注入平皿内。每个样品平行接种两块平皿,待琼脂凝固后翻转平皿置 35℃±2℃培养 48 小时观察结果。

(2)结果报告:工作台表面,(CFU/cm^2) =(平皿上平均细菌菌落总数×10)/采样面积(cm^2);

工人手表面细菌菌落总数,(CFU/只手)=平皿上平均细菌菌落总数×10。

3. 生产环境工作台表面与工人手样品致病菌检测按一次性使用卫生用品产品类样品致病菌检测过程操作。

四、质量控制

（一）主要仪器

1. 恒温培养箱　每天观察记录温度情况，每年由计量部门检定 1 次。

2. 高压灭菌器　记录好使用记录，每周 1 次灭菌效果监测，每年由计量部门检定 1 次。

3. 干热灭菌箱　记录好使用记录，每年由计量部门检定 1 次。

4. 恒温水浴锅　每天观察记录温度情况，每年由计量部门检定 1 次。

（二）耗材质量控制

主要耗材有营养琼脂、液体硫乙醇酸盐培养基、真菌培养基、伊红亚甲蓝琼脂、乳糖胆盐培养液、十六烷三甲基溴化铵培养基、SCDLP 培养基、葡萄糖肉汤、血琼脂、沙氏琼脂培养基、液体沙氏培养基等。购进的每批培养基在使用前进行培养基质量鉴定，鉴定合格后使用，具体见本书第八章第七节培养基质量控制方法。

（三）实验室内部质量控制

1. 所检项目内控　细菌菌落总数、真菌菌落总数每批样品采用稀释液空白和培养基空白对照；粪大肠菌群每批样品采用所需培养基做空白对照；无菌检查所用培养基使用前证明无菌方可使用以及使用前进行培养基质量检查，检测样品时采用阴性对照、阳性对照。

2. 环境内控　对净化室每天进行实时监测，每周进行 1 次空气消毒监测，每半年进行 1 次紫外灯效果监测，每年进行 1 次尘埃粒子监测。

第七节　培养基质量控制方法

一、概述

为确保微生物检验工作质量，对微生物检验所用的各类培养基，都必须进行质量控制检验，选合格者使用。本质量控制方法分理化和细菌学两个方面。

二、培养基质量控制要求

（一）理化项目及质量要求

1. 水分　控制 6% 以下（原装无凝块，保持疏松粉末状）。

2．pH　应符合各种培养基本身的 pH 范围。

3．澄清度　目测应符合常规要求。

4．凝固度（凝胶强度）　手感适宜，划线时平板不破。

（二）细菌学项目及质量要求

1．灵敏度　适用于营养琼脂和无菌试验用培养基的质控，此类培养基的种类很多，如营养琼脂、蛋白胨水、硫乙醇酸盐培养基、胰酪胨大豆汤培养基等，以及所有用于无菌试验的其他培养基均属此类。这类培养基一般均用于细菌的增殖培养，其质量要求除了理化性状外，对各类细菌的生长灵敏度是一个重要的质控指标。所以此类培养基均需进行灵敏度试验，经测试合格后方可使用。

2．增菌倍数　适用于选择性培养基。此类培养基中一般均含有某种抑菌剂（抑制非目标菌生长）和丰富的营养物质（刺激目标菌增殖），因此此类培养基质控时，应选择适当的目标菌和适当的非目标菌分别接种在此类培养基上，目标菌即使少量接种，在一定时间内也可达到增菌目的，而其他非目标菌则被抑制。

3．菌落特征　适用于分离培养基的质控。此类培养基中，一般都含有某种指示剂和抑菌剂，以指示某种生化反应和抑制某些非目标菌的生长。所以在检定分离培养基质量时，应看其培养目标菌是否能很好地生长；同时根据与之伴随的生化反应的差别，又能抑制其他非目标菌生长。

4．生化特性　用于生化特性试验的培养基称鉴别培养基，其基本反应原理是借助于某些微生物所特有的某种酶，对培养基中某一特有成分进行分解，如脱氢、脱氨、脱羧、发酵、水解等作用。在这些作用过程中往往会显示一定的生化反应，人们可以根据这些特有的生化反应情况，来判别某一或某些细菌是否存在，或分离所得的菌种属哪一类型。所以这类培养基配制（或购进）后，必须先用已知菌种进行鉴定，在证明能够显示其应有反应后方可使用。

三、细菌学质量方法

（一）灵敏度试验方法

1．质控菌株　乙型溶血性链球菌 NICPBP32210；革兰氏阳性杆菌 NICPBP7316；破伤风梭状芽孢杆菌 NICPBP64067（检定硫乙醇酸盐培养基或其他厌氧菌培养基时需用）。

2．传菌　菌种新启后，在适宜的斜面上传二代后使用。NICPBP32210 株在血斜面上置 37℃，培养 24～48 小时；7316 株在肉汤琼脂斜面上置 37℃，培养 18～24 小时。NICPBP64067 株在庖肉培养基中置 37℃，培养 24～48 小时传二代后，取 6mlNICPBP64067 庖肉培养物，分别加在 2 支离心管中（各 3ml）

平衡后,2 000 转 / 分钟,10 分钟,离心后,倾去上清液后往沉淀管中加入 2ml
无菌生理盐水,2 管混合后制成菌悬液,并取 1ml 菌液加到标准比浊管中,用
5% 的甲醛溶液稀释到与标准比浊管同样浊度,记录甲醛溶液的用量。另取
1ml 菌液加入与甲醛相同用量的无菌生理盐水,混合后进行 10 倍系列稀释
到 10^{-8}。

3. 操作　挑取适宜的质控菌菌苔,在 3ml 无菌生理盐水中制成菌悬液。
取 1ml 菌液于标准比浊管中,用 5% 的甲醛溶液稀释至与标准比浊管相同浊
度,记下所加入的甲醛溶液的用量。然后在另一空试管加入 lml 菌液,再加
入无菌生理盐水,其加量与比浊时所加的 5% 甲醛溶液的用量相同,摇匀后
做 10 倍系列稀释。NICPBP32210 株稀释到 10^{-9},NICPBP7316 株稀释到 10^{-8},
NICPBP64067 株稀释到 10^{-8}。最后 NICPBP32210 株取 $10^{-5}\sim10^{-9}$,5 个稀释
度;NICPBP7316 株取 $10^{-4}\sim10^{-8}$,5 个稀释度;NICPBP64067 株取 $10^{-4}\sim10^{-8}$,
5 个稀释度。

每个稀释度接种 3 管待试培养基,每管接种 1mL 稀释菌液,同时以不接
种的同批培养基作空白对照(最好再用合格的同种培养基作标准对照)。接种
完毕后置 37℃培养 3 天,每天观察结果并做好记录。

4. 判断　连续 3 天观察结果,以接种管 2/3 生长的最高稀释度为该次试
验所得的培养灵敏度。重复 3 次试验后,以 2 次达到的最高灵敏度为该批培
养基的灵敏度。无菌试验用培养基的质控指标为:

(1) 乙型溶血性链球菌 NICPBP32210 株达到 10^{-8} 生长。

(2) 革兰氏阳性杆菌 NICPBP7316 株达到 10^{-7} 生长。

(3) 如检测硫乙醇酸盐培养基的灵敏度,需要增加破伤风梭状芽孢杆菌
NICPBP64067(厌氧菌)为质控菌株。

(4) 破伤风梭状芽孢杆菌 NICPBP64067 株达到 10^{-7} 生长。所有质控菌株
应全部达到质控指标才能判为合格。

**(二)增菌倍数质控方法(现以亚硒酸盐胱氨酸增菌液为例简述其质控
方法)**

1. 质控菌株　目标菌,伤寒沙门菌 NICPBP50098;甲型副伤寒沙
门菌 NICPBP50093;鸡雏沙门菌 NICPBP50047;非目标菌,粪链球菌
NICPBP32221。

2. 操作　质控菌株经 37℃,24 小时琼脂斜面培养复苏后,传于肉汤培养
基中,经 37℃,24 小时培养后供使用。将肉汤培养物 10 倍系列稀释至 10^{-6}。
取 1ml 稀释菌液接种于 9ml 亚硒酸盐胱氨酸增菌液,重复接种 3 管,同时从同
一 10^{-5} 管稀释液中吸取 0.1ml,涂抹于营养琼脂平板作菌落计数,重复涂抹 3
副平板。将上述增菌液和平板接种后置 37℃,18 小时培养后,平板作菌落计

数。沙门菌的增菌液 3 管各取 1ml 混匀后,10 倍系列稀释到 10^{-5},取 0.1ml 涂抹于营养琼脂平板,重复 3 副平板,并于 37℃,18 小时培养后,作菌落计数。粪链球菌的增菌液 3 管混匀后,稀释到 10^{-2},取 0.1ml 涂抹于营养琼脂平板重复 3 副平板,并于 37℃,18 小时培养后,作菌落计数。

3. 判断

(1) 沙门菌增菌倍数 =(增菌后平板菌落计数平均值 ×10^5)/增菌前平板菌落计数平均值≥10^5。

(2) 粪链球菌增菌倍数 =(增菌后平板菌落计数平均值 ×10^2)/增菌前平板菌落计数平均值≤10^2。

(3) 合格指标:沙门菌增菌数应达 10^5 倍以上。粪链球菌的增菌数应低于 10^2 倍。

(三)菌落特征质控方法(以 ss 琼脂为例简述其质控方法)

1. 质控菌株　目标菌,鼠伤寒沙门氏菌 NICPBP50013;甲型副伤寒杆菌 NICPBP50093;痢疾杆菌 NICPBP51335;宋内志贺氏菌 NICPBP51592。非目标菌,大肠杆菌 NICPBP44156;金黄色葡萄球菌 NICPBP26003。

2. 传菌　新菌种开启后在斜面经 37℃,培养 18～24 小时复苏后,传入肉汤培养基,再经 37℃培养 18 小时后供使用。

3. 操作　目标菌与非目标菌大肠杆菌 NICPBP44156 按下列方式混合,无菌生理盐水 9.7ml,非目标菌肉汤培养物 0.2ml,目标菌肉汤培养物 0.1ml。非目标菌金黄色葡萄球菌稀释 50 倍,肉汤培养物 0.2ml,无菌生理盐水 9.8ml。将各质控菌株的混合液摇匀后,分别取 1 环 4 区划线分离于 SS 培养基平板上,各组平板重复划线分离 2～3 副。经 37℃,18～24 小时培养后观察结果,必要时培养 36～48 小时再看结果。

4. 判断　正常结果。大肠杆菌生长应受到一定程度的抑制,少量桃红色菌落,沙门菌、志贺菌应为无色半透明菌落,NICPBP50013 株在培养 24 小时后应显示黑色中心。金黄色葡萄球菌应不生长或微弱生长。

(四)生化特性质控方法(以赖氨酸脱羧酶培养基为例,简述其质控方法)

1. 质控菌株　鼠伤寒沙门菌 NICPBP50013;普通变形杆菌 NICPBP49001。

2. 传菌　经琼脂斜面 37℃,培养 18～24 小时复苏二代后,供使用。待检培养基:赖氨酸脱羧酶培养基。对照培养基:脱羧酶试验对照培养基(培养基中不加氨基酸)。

3. 操作　挑取斜面菌苔同时接种于待检培养基和对照培养基,每组重复接种 2～3 管,加 5～10 滴无菌液状石蜡覆盖,并于 37℃培养 3 天观察颜色变化。

4. 判断　脱羧酶阳性反应时培养基颜色为紫色。脱羧酶阴性反应时培养基为黄色。合格指标(表 8-1)。

表 8-1　鉴别培养基的合格指标

培养基	培养时间	显色	
		菌株 50013	菌株 49001
赖氨酸脱羧酶培养基	3 天	紫色	黄色
脱羧酶对照培养基	3 天	黄色	黄色

5. 说明　本试验必须在培养 18～24 小时才能判断结果。一般以 3～4 天为最终结果的判定时间。如变色不清楚，可再加几滴溴甲酚紫指示剂后进行判定。出现任何紫色痕迹均应判为阳性。

培养基表面的蛋白胨，可因氧化和脱氨作用而产生碱性，造成假阳性反应，但在厌氧条件下，蛋白胨不能脱氨，故培养基表面必须严密覆盖一层液状石蜡，造成厌氧环境以防止这种假阳性的出现。

第九章　毒理实验室质量控制

一、毒理实验室的任务和功能

（一）毒理实验室的任务

毒理实验室是运用毒理学的方法对各种物质进行检测和评价的实验室。它研究人类在生产实践和生活中,各种化学性、物理性、生物性有害因素对人体产生危害和毒作用的机制。不仅通过对外源化学物进行安全性评价和/或危险性评估,为预防和控制它们提供科学依据,而且依据化学物的构效关系(structure-activity relationship,SAR)和定量构效关系(quantitative structure-activity relationship,QSAR),为指导开发低毒、低残留、高效的农药、日用化学品、安全有效的新药和开展环境中大量存在的混合化学物(复合暴露)的危险度评定等方面,提供科学、公正、准确的检验数据。在疾病预防控制、健康相关产品卫生许可、卫生执法监督和处置等方面起到重要作用。

（二）毒理实验室的功能

卫生毒理检测是从生物医学角度研究化学物质对生物机体的损害作用及其机制,毒理实验室主要负责对产品(食品、食品添加剂、化妆品、涉水产品、农药、化学品以及消杀用品等)和环境,公共场所中化学物的毒性检验(安全性评价),还对产品的生物功效指标的检验。其研究成果能为制定卫生标准和防治措施提供科学依据,在保障人民健康、维护生态平衡和改善环境条件等方面发挥着重要作用。

由于许多生命科学如生物化学、生物物理学、遗传学和分子生物学的新概念、新技术的发展,推动了毒理学的发展,形成了一系列专门化的分支学科。毒理学对外源化合物毒作用机制的研究,也正从整体、器官到细胞及分子水平发展,向专业化、技术化和系统化方向发展,在疾病预防控制的研究和应用、解决突发公共卫生事件中发挥重要作用。生物膜与外来化合物的相互作用是当前毒理学研究的前沿阵地。在分子水平的基础上,毒理学将逐渐进入量子水平,如化学致癌物与生物大分子的相互作用,外来化合物构象与其生物学作用的关系,都可从量子水平加以探索。毒理学研究的对象也从药物扩展到所有的化学物和其他因素对机体的有害作用,以评价和预测对人及其环境的可能危害,未来将广泛应用于药物毒理学、环境毒理学、食品毒理学、工业毒理学、临床毒理学、法医毒理学、分析毒理学等、媒介生物、放射防护等专业的发展。

二、毒理实验室质量管理的重点

为加强毒理实验室的标准化、规范化和科学化管理,必须建立和实施与其承担的安全性和/或功效评价活动范围相适应的质量管理体系,以确保检验数据及结论的准确、科学和可靠,满足客户的需要。

(一)影响卫生毒理检测结果质量的主要因素

卫生毒理学检测过程包括从样品接收到出具报告,全过程中影响检测结果正确性和可靠性的因素很多,主要包括(但不限于)以下方面:

1. 受试物的抽样、接受、前处理、保存与处置。

2. 试验系统质量。

3. 检测设施和环境。

4. 检测设备(仪器)和试剂。

5. 仪器设备的校准、检定、自校、期间核查和标准物质、对照品使用和核查。

6. 检测人员素质。

7. 检测方法的确定与试验操作的实施。

8. SOP(standard operating procedure,标准操作规程或作业指导书)的编制与实施。

9. 原始数据的记录和检验报告的编制。

(二)毒理实验室质量管理的关键点

为使毒理实验室的出具真实、准确、可溯源及重复性好的安全性评价数据和结论,有必要对毒理实验室的检验活动进行全过程质量控制。控制过程包括检验受理与合同评审、样品的采集、转运、前处理、保存和处置、试验计划、方法的确认及 SOP、试验系统的准备与分组、试剂配制、试验操作、数据统计分析及结果评价、分包、结果报告与解释、质量监督与检查等。

1. 试验系统 卫生毒理检测项目都是以试验系统为载体,其质量及任何改变都会导致试验结果的质量问题。

2. 实验设施和环境 实验设施和环境的改变(如实验动物房),会直接影响卫生毒理检测的试验系统、生物样本等的质量,使检测结果发生较大偏差。

3. 作业指导书　毒理检测过程中的任何操作都应有作业指导书来规范，从而保证试验数据的真实、可靠。

4. 原始记录　毒理检测的原始记录，应尽可能详细地记录试验过程中所涉及的每个操作过程和观察结果，内容应完整、严密，可再现，溯源性好。

第二节　毒理实验室质量控制与评价

一、毒理实验室内部质量控制与评价

质量控制措施应贯穿于检验工作的全过程（包括试验前、试验中、试验后），尤其应重视对检验结果影响较大、技术难度较高或易被忽视的关键控制点进行质量检查。实验室内质量控制是指实验室内为达到质量要求而进行的操作技术和活动。其目的在于监控实验过程，评价检验结果是否可靠，并排除质量环节阶段中导致不满意的原因，以获得及时纠正。在毒理学检测工作中，应针对不同试验项目制定相应的质量控制措施，质量负责人负责实施和监督，试验人员严格执行，并由质量监督员通过抽查、审核等方式进行监督。

（一）试验前的质量控制

1. 试验方案试验人员依据样品的性质和试验要求进行试验方案设计，项目负责人检查确认正确无误后实施，如发现问题，应立即报告实验室负责人，并制定修订方案。

2. 试验系统

（1）检查试验系统的选择是否正确、合理。按照试验计划对实验动物的来源、品系、清洁级别、性别、年龄、初始体重、数量，培养细胞、细菌的来源、品种、传代数等进行检查确认，必要时，需进行鉴定。

（2）检查实验动物的外观、皮毛、活动和饮食情况等是否正常，确认将用于试验的动物已通过检疫证明为健康合格的。观察培养的细胞、细菌，确认其生长状态良好且稳定，无杂菌生长，无污染迹象。

（3）检查试验系统的饲养或培养环境、方法是否符合要求。检查实验动物饲料、饮水是否充足，卫生级别是否达到要求，饲养环境、笼盒、垫料卫生条件是否符合要求，饲养方法是否满足试验的技术要求。检查细胞、细菌培养环境的无菌条件是否达到要求，培养方法是否满足试验的技术要求。

3. 受试物

（1）检查受试物名称、批号、包装情况、性状、数量是否与试验计划描述一致以确认所用受试物正确无误，检查受试物有无污染变质，保存方法是否

正确。

（2）检查受试物前处理方法是否正确、合理，是否会破坏受试物成分，受试物在载体中的稳定性是否达到要求，分散是否均匀，掺入饲料的受试物对饲料适口性、营养成分等的影响是否会影响试验结果。

（二）试验过程的质量控制

1. 试验系统

（1）确认已设立了必要的对照组，检查各对照组除给予的受试物不同之外的其他条件是否一致，如饲养／培养环境、饮食饮水、试验操作、试验观察以及标本的采集和检查等。

（2）检查试验系统是否被随机分配到各试验组，并检查其均一性。

（3）检查试验系统的特性及相关的质控检验结果是否符合要求。如 Ames 试验中，菌株的自发回变率是否正常，溶剂对照及阳性对照的回变发生率结果是否正常。

2. 试验操作

（1）对培养基进行空白培养，检验是否除菌彻底，无菌操作是否符合要求。

（2）观察试验操作时动物的反应，判断动物的捕捉、固定及灌胃等操作是否正确、合理。通过动物出现的症状或大体解剖情况判断试验操作是否对其造成了损伤。

（3）按试验计划核查给样时间是否正确。

3. 试验观察

（1）按计划检查是否完成了所需的所有试验观察，且观察结果是否被及时、准确、详细地记录。

（2）分析试验系统的观察结果，判断观察指标和次数是否足够，间隔时间是否合理。

4. 标本采集

（1）检查采集标本所用器具是否符合要求，如是否存在影响试验结果的污染，全血采集管是否加入抗凝剂等。

（2）注意标本采集时机和方法是否满足试验的技术要求，如采集空腹血糖标本前是否有足够长的禁食时间。

（3）检查标本采集操作是否正确，如活体采样时是否造成动物严重感染，动物处死是否损坏其待检脏器等。

（4）注意检查各试验组动物采集的标本是否具有一致性，如肝叶标本是否取自肝脏的相同肝大叶。

（5）检查标本的处理及保存方法是否正确、有效。如需进行组织病理学检查的脏器标本是否及时固定,固定效果是否达到要求。

5. 仪器、试剂

（1）使用仪器前,检查仪器状态,确认其能正常工作。

（2）必要时,在仪器使用过程中,通过插入质控样品进行检测,以全程观察仪器的工作状态并提供质控数据。

（3）按照 SOP 检查仪器操作是否正确无误。

（4）使用试剂前,检查试剂名称、纯度、浓度、配制日期、失效日期、标注保存方法及实际保存方法等,确认所用试剂正确无误且处于有效使用期。

（三）试验后的质量控制

1. 实验数据

（1）检查实验数据的可靠性,必要时将生化指标的测定结果与实验室历史检测获得的正常参考值进行对比分析,病理切片送权威机构会诊并与自身阅片结果进行比对等。

（2）按试验计划检查原始数据是否全面、完整。

（3）检查核对录入统计分析软件的数据与原始数据是否一致。

（4）检查是否完成了所有必要的数据统计分析,所选统计分析方法是否正确,假设检验及检验水准（α 值）的取值是否正确、合理。

（5）检查是否存在无效数据,对无效数据的处理方法是否正确、合理,是否提供了支持所选处理方法的统计检验。

（6）检查核对报告中的数据是否与原始数据及统计结果一致。

2. 检验评价

（1）检查试验人员资质是否符合要求,如动物饲养、操作人员及特殊仪器操作人员是否经过专门培训并获得相关资质,病理切片的阅片人员是否已获得相关资质或授权等。

（2）检查试验结果是否完全、准确的由实验数据及其统计分析结果得出。

（3）检查最终评价是否综合分析了所有试验结果,依据是否明确,过程是否合理。

（4）适用时,应对检验结果进行不确定度分析,并在结果评价中予以充分的考虑。

（四）室内分析质量控制方法

通常毒理实验室内质量控制方法有:空白对照组、阴性对照组、溶剂对照组和阳性对照组的设置;标准曲线的绘制、检验和回归;平行双样测定和试验的独立重复;对照品、质控血清的分析;过程质量控制;实验室内部比对;质量控制图绘制等。

毒理实验室涉及多学科的特性,决定了其检测结果质量评价很难采用某单一实验室内质量控制方法，应针对各实验环节合理运用前述方法。如，涉及临床医学检测类和物理、化学检测类的各指标检测，可使用标准物质或参考物质的对照分析、标准曲线的绘制、检验和回归、空白试验和检测限的确定等方法；动物试验中的阳性、阴性对照组，可以预试确定实验剂量；观察类指标，可采用实验室内部比对方法等。

质量控制图由休哈特（美国 W.A.Shewhart）于 1924 年提出，并应用于工业领域。用标准差倍数设置控制限的控制图称之为"休哈特控制图"，亦称"常规控制图"。20 世纪 50 年代初，Levey 和 Jennings 把休哈特图引入临床检验中，并将控制方法建立在单个控制物双份测定值的平均数和极差的基础上，形成了均值－极差（$\bar{x}$-R）图。其后由 Henry、Segalove 等人修改和发展了均值－标准差（$\bar{x}$-S）图，并得到了普遍应用，即目前所讲的 Levey-Jennings 控制图（又称单值控制图、单一浓度水平控制图）。

1. 质量控制图是实验室检测过程控制的重要方法。过程控制是指使过程处于受控状态所采取的控制技术和活动，是将检测作为一个过程来考虑，通过监测和分析检测数据，采取控制措施，使检测结果的不确定度连续保持在规定的技术要求内。其意义为：

（1）控制检测过程的各种操作条件，使其能够稳定地提供准确、可靠、高质量的检测报告。

（2）将过程中可能出现的差错迅速检索出来，加以纠正。

（3）测量的过程控制是测量设备校准和计量检定的补充。

（4）获得可预测的质量过程。

（5）发现检测过程中的质量规律，提供保证检测报告质量的管理办法。

对检测过程的控制通常推荐使用平均值控制图（$\bar{x}$图）、极差控制图（R 图）或标准偏差控制图（S 图）。三种图的应用和结果判断为：

1）均值和极差或标准差两个质控图并用，两者均受控说明测量过程受控，其中之一失控则过程失控。

2）均值控制图：表示质量波动的水平和质量分布中心的移动，以这种移动的大来判断异常。反映检测的系统误差。

3）极差控制图：是看分布的离散性或波动幅度的变化，表示检验状态的均匀程度和稳定状态。反映检测的随机误差。

4）标准偏差控制图：表示检测过程中标准偏差的稳定状态，当 n 比较大时，S 图比 R 图可获得更多的信息。反映检测的随机误差。

5）在控制限内，但出现系统性偏差或周期性变化，判断过程失控。

6）测量结果在控制限边缘，判断存在过程失控的可能性，提示改进质量。

7）测量偏离控制限以外，判断过程失控。

上述控制图均属计量值控制图。属计量值控制图的还有：中位数－极差 (x-R)图，单值－移动极差(x-Rs)图，应用不确定度概念的控制图。

属计数值控制图的有：不合格品率(p)图，不合格品数(pn)图，单位缺陷数(u)图，缺陷数(C)图。

涉及多学科的毒理实验室，每个检测项目参数其质量控制选用何种控制图最为恰当尚有待于探索，对实验过程中每个可测定技术指标或可量化指标应用平均值控制图、极差控制图、标准偏差控制图或经典的 Levey-Jennings 控制图、"休哈特控制图"，不失为现阶段可行、有效的手段，其特点是多图组合来评价一个实验项目。

二、实验室外部质量控制与评价

（一）室间质量控制

室间质控属于外部质量控制活动，是由实验室外部的组织或权威机构发起、或具备相应能力实验室组织并实施的，有系统、有评价、在特定领域中进行的实验室间比对和能力验证活动。由于毒理学试验的特殊性，目前由权威部门组织的实验室能力验证计划较少，因此可考虑组织同类实验室间比对，有条件的实验室也可以组织发起双边/多边室间比对活动。

（二）实验室间比对

实验室间比对是按预定条件，有两个或两个以上实验室对相同的项目或材料进行检测/校准的组织、实施和评价。其目的为：

1. 确定实验室进行特定检测的能力，以及实验室进行持续监控的能力。

2. 识别实验室存在的问题，并制定相应的补救措施。

3. 确定新检测方法的有效性和可比性，并对这些方法进行相应的监控。

4. 识别实验室间的差异。

5. 增加实验室的信心。

6. 确定某种方法的性能特征（通常称为协作试验）。

7. 为参考物质赋值，并评价它们在特定检测程序中应用的适应性。

（三）能力验证

能力验证是通过实验室间测试结果的比对来判定实验室能力的合格评定活动。它通过发送统一制作的测试样品给各实验室进行实际测试（测量），再将所有测试结果进行统计分析，通过各实验室结果的一致性来判断实验室对于特定项目的检测能力。

能力验证是对实验室能力状况和管理状况进行客观考核的一种方法，属于实验室资质认定的有效性和保持状态的后续监督检查。通过开展能力验证，可发现实验室存在的问题和监控实验室的运行状态，提高实验室检测能

力和检测水平,确保检测质量。其作用为:

1. 直接展示实验室的技术能力。

2. 有效地补充和支持评审员的评审工作。

3. 证实实验室对程序、方法和其他运作的有效控制。

4. 提高实验室可信度,获取商业利益。

5. 为实验室提供有效的外部质量控制。

6. 为量值溯源提供相关性证明。

7. 改善实验室质量管理,提高实验室检测能力。

8. 完善认可机构评审技术。

能力验证是国际通行的实验室检测报告有效性的评价手段,主要是评价和修正实验室检验结果的准确性,并与各参评单位结果比较,使其了解本实验室结果的偏倚程度,是发现实验室系统误差的重要手段之一,也可作为实验室检测能力的外部支链控制措施,以补充实验室内部的质量控制活动。当能力验证或比对结果不满意时,要及时组织有关人员进行原因分析,直至发现问题并纠正,必要时重新检测样品。

第三节　实验动物的质量控制

一、实验动物质量控制

为保证实验动物的质量和动物实验水平,保证动物实验结果的准确性和有效性,需对实验动物进行管理和质量控制。

1. 实验动物室负责人负责管理工作,包括动物来源,验收、检疫,保证动物质量。工作人员负责饲养管理、清洁消毒和设施的维护保养。

2. 动物实验人员须每天进入动物室观察,并做好记录,如发现动物异常应及时处理,严格按实验室规定程序进入动物室,遵守相关管理制度。

3. 实验动物室负责人必须获取供应单位合格证后,才能与供应单位签订供需计划,接受动物。应指定专人负责采购动物。每批购入的动物都需有动物质量合格证,指定专人负责质量验收,不符合要求一律返回。

4. 动物的验收和检疫包括核对动物的品种、品系、动物级别、年龄/体重、合格证明等;评判动物包装是否完整,皮毛是否紧实、有光泽,五官是否端正、清洁、功能正常,是否四肢健壮,活动正常,头尾符合品种特征。发育是否良好,饮食是否正常;然后评价动物是否健康、品种特征明显,符合实验要求。验收合格的动物应经 3~7 天的适应期隔离检疫后才能供实验用。实验开始时,动物不应有干扰实验的任何疾病或不良健康状况存在。实验动物发生异常死亡时，应及时查明原因，并记录在案，分析情况，妥善处理。

5. 动物饲养场所必须取得《实验动物使用许可证》，动物笼架及其他附属器具、装置等应定期清洗并经卫生消毒处理。动物笼内所用垫料不得干扰实验目的或实验进程，且视需要予以更换，以保证动物处于干燥或清洁的环境内。动物应有明确的识别方法（编号），每只动物饲养容器外应有明显的标识。不同品种的动物分开饲养，不得混养。

6. 实验动物必须饲喂合格的配合饲料。霉烂、变质、污染的饲料，不得用于饲喂实验动物。直接用作饲料的蔬菜、水果等，要经过清洗消毒，并保持新鲜。不定期地对配合饲料进行主要营养成分分析。

7. 实验动物室环境质量检测：每天记录温度和相对湿度，每个季度检测一次环境指标（如：噪声、照度、落下菌落数、气流速度和换气次数），并做好记录。

8. 动物实验结束后，实验人员应自行清理污物，将废弃物置于规定区域。将动物尸体包装后置于冰柜内，由有资质的废弃物处理部门统一处理。

9. 实验动物饲养工作人员和实验动物技术人员，必须掌握实验动物的基础知识、相关法律、法规及各种规章制度，并取得《实验动物技术人员岗位资格认可证书》。应每年进行健康检查，并记录在案。

二、实验动物福利

动物对人类的贡献是巨大的。人类在用智慧为自己创造幸福与安乐的同时，决不能把自己的幸福与安乐建立在动物的痛苦之上。实验动物福利，是指在饲养管理和使用实验动物过程中，采取有效措施，使它们免遭不必要的伤害、饥渴、不适、惊恐、折磨、疾病和疼痛，为其提供清洁、舒适的生活环境，提供充足的、保证健康的食物、饮水，保证它们能实现自然行为，受到良好的管理与照料，避免或减轻疼痛和痛苦等。要善待实验动物，重要的是应怎样合理、人道地利用动物。要尽量保证那些为人类作出贡献和牺牲的动物享有最基本的权利，避免对动物造成不必要的伤害。

（一）饲养管理过程中实验动物福利

1. 应为实验动物提供清洁、舒适、安全的生活环境。饲养室的内环境指标不得低于国家标准。

2. 实验动物笼具、垫料质量应符合国家标准。笼具应定期清洗、消毒；垫料应灭菌、除尘，定期更换，保持清洁、干爽。

3. 各类动物所占笼具最小面积应符合国家标准，保证笼具内每只动物都能实现自然行为，包括：转身、站立、伸腿、躺卧、舔梳等。笼具内应放置供实验动物活动和嬉戏的物品。孕、产期实验动物所占用笼具面积，至少应达到该种动物所占笼具最小面积的 110% 以上。

4. 不得戏弄或虐待实验动物。抓取动物方法应得当,态度温和,动作轻柔,避免引起动物的不安、惊恐、疼痛和损伤。在日常管理中,应定期对动物进行观察,若发现动物行为异常,应及时查找原因,采取有针对性的必要措施予以改善。

5. 根据动物食性和营养需要,给予动物足够的饲料和清洁的饮水。其营养成分、微生物控制等指标必须符合国家标准。应充分满足实验动物妊娠期、哺乳期、术后恢复期对营养的需要。

(二)应用过程中的实验动物福利

1. 在试验过程中,应将实验动物的惊恐和疼痛减少到最低程度。实验现场避免无关人员进入。

2. 在对实验动物进行手术、解剖时,必须进行有效麻醉。术后恢复期应根据实际情况,进行镇痛和有针对性的护理及饮食调理。

3. 保定实验动物时,应遵循"温和保定,善良抚慰,减少痛苦和应激反应"的原则。保定器具应结构合理、规格适宜、坚固耐用、环保卫生、便于操作。在不影响实验的前提下,对动物身体的强制性限制宜减少到最低程度。

(三)处死时的实验动物福利

处死实验动物须按照人道主义原则实施安死术。安死术是指在不影响动物实验结果的前提下,用公众认可的、人道的方法处死动物的技术,使实验动物在没有惊恐和痛苦的状态下安静地、无痛苦地死亡。对实验动物采取安死术必须符合下述要求:

1. 实验动物死亡时,尽可能减少惊恐、疼痛。

2. 尽可能使动物在最短的时间内失去意识,或迅速死亡。

3. 方法可靠,可重复。

4. 在施行安死术的过程中,对操作人员是安全的。

5. 对观察者和操作者的情绪影响最小。

6. 采用的方法与实验研究的要求和目的一致。

7. 应尽可能减少对环境造成污染。

8. 所选方法所需机械设备简单、价廉,无须复杂的保养,操作方便。

9. 处死现场,不宜有其他动物在场。确认动物死亡后,方可妥善处置尸体。在不影响实验结果判定的情况下,应选择"仁慈终点",避免延长动物承受痛苦的时间。

安死术的常用方法:二氧化碳吸入法、颈椎脱位法、巴比妥类药物快速注射法、空气栓塞法。

第四节　毒理实验室设计、预实验及操作实验的质量控制

由于毒理检测大多是针对新物质、新产品，多数没有产品标准，可借鉴的参考资料也不多。对每个受试样品的检测均需事先研究相关资料以确定试验方案，制订试验计划书后进行操作。通常先使用少量的试验系统和受试物进行预试验，确定正式试验的剂量和方法。这样即节省试验时间，节约实验动物或细胞、细菌的使用，又可以提高实验质量，保证检验结果。

一、试验方案的设计

对于一些单一原料的毒理试验，特别是一些新资源、新化学物质在试验前应制订试验计划，并作为原始资料予以保存。

1. 试验计划内容至少应包括：

(1) 样品名称及受理编号。

(2) 试验项目名称及试验目的。

(3) 客户名称，地址；实验室名称，地址。

(4) 项目负责人、参加试验人的人员名单及分工。

(5) 试验的进度安排。

(6) 样品和对照物的前处理方法。

(7) 试验方法的确定。

(8) 试验系统的选择及分组方法；试验系统的环境条件。

(9) 预试验实施方案（适用时）。

(10) 具体给样方法，如给样的剂量、途径、频率、持续时间等。

(11) 临床观察、标本采集及指标检查，包括血液学、生化学和病理学检查等。

(12) 试验记录的内容，数据的统计分析方法。

(13) 试验过程中异常情况应采取的措施，试验过程中及结束后有毒有害物质（如阳性对照物）的无害化处理方案。

(14) 必要时进行动物福利审查，制定包括尽量减少操作过程中动物的痛苦、疼痛，濒死和实验结束后动物实施安死术等方案。

2. 试验计划由项目负责人拟定，经由实验室负责人签字批准后实施。

3. 应保证在试验开始前，参与试验项目的每一个试验人员都知悉试验计划内容。

4. 试验过程中如发现试验计划存在问题，项目负责人应根据具体情况，决定是否暂停或终止试验，必要时修改试验计划，修改后的试验计划由实验

室负责人重新审批。

二、预试验

为确定卫生毒理检测试验的试验系统（实验动物的品系、细胞株或细菌株的选用）及试验时进行染毒的最终剂量，需进行预试验。在预试验的过程中应摸清受试样品的溶解性、确定试验的最高、最低剂量，并对试验过程中的关键步骤和影响因素进行研究，确定正式试验的各项条件。如在预试验过程中发现任何与先前制订的试验计划不符合之处，应及时进行修改，确保正式试验的操作过程严格按试验计划书执行。

三、试验操作程序

一般进行一项毒理检测试验的步骤分为试验系统的准备和分组、给样、试验观察和记录、生物样本的采集、处理和检查等，下面就这几方面的要求作一介绍。

（一）试验系统的准备与分组

1. 实验动物的准备

（1）试验动物的选择应按试验计划要求，并根据样品的理化特性及其可能的靶器官，尽可能选择敏感性高的种属和品系的实验动物，其性别、年龄、初始体重等均应能满足试验项目的需要。

（2）单个试验项目所用试验动物应来源于同一实验动物提供商，且应为同一批次繁殖生产，如因所需动物数过多而要用到多于一个批次的动物，在分组时应采取适当措施以降低不同批次试验动物的差异对试验的影响。

（3）单个试验项目中所用试验动物体重应相近，差异最大不应超过10%。

（4）确认实验动物已经过隔离检疫并被证明健康或未患可能影响试验结果的疾病，且未经过其他试验过程。

（5）将实验动物由隔离检疫室转入试验饲养室，并根据试验项目放置于相应区域内，不同种属实验动物应置于分隔的区间内。如相同种属的实验动物用于不同的试验项目，饲养在同一区间时，则应保证有足够大的饲养空间，且标识明确。

（6）实验动物的饲养方式应满足试验项目的需要，如需计算摄食量或食物利用率指标的试验项目则应单笼饲养实验动物。

（7）试验前应给予实验动物一定的时间使其熟悉并适应试验饲养环境，一般不少于3天。

2. 体外培养细胞的准备

（1）试验前应将体外培养细胞进行适当传代，以收获足够的细胞量。

（2）用于试验的培养细胞生长密度应符合试验相关的技术要求。

（3）应确认用于试验的培养细胞状态良好、均一且稳定。

（4）观察培养细胞存活率指标，用于试验的细胞存活率应至少大于90%。

3. 试验菌株的准备

（1）标准菌株须进行鉴定，如基因型鉴定、自发回变数鉴定和对致突变阳性对照物的反应等，合格后才能用于试验。

（2）试验前应将菌种进行增菌培养，以收获足够的菌量。

（3）用于试验的菌株应处于对数生长后期或稳定前期（生长密度大约为10^9/ml），稳定后期的菌株不应用于试验。

4. 试验系统的分组

（1）应按试验计划要求设立各剂量组以及必要的对照组等。

（2）试验系统分组应遵循统计学的随机分配原则，即保证各组动物均为从同一总体中随机抽取的样本，且与研究相关的各项指标应尽可能保证一致。

（3）实验动物应有唯一性标识，且标识应保持清晰、易辨认至试验结束。

（4）对于培养细胞或细菌试验系统，所有试验组及相应对照组均应由同一批母代传代获得。

（5）试验系统分组后在饲养笼或培养容器上应有标签标明项目名称、品系、性别、组别、分组日期、试验开始日期、试验负责人及其他必要的相关信息。

（6）各组试验系统的数量应能满足试验项目的技术要求。对于动物试验，必须保证试验结束时仍有足够多的动物存活以获得有意义的结果评价。若试验过程中需处死部分动物，则应相应增加各组实验动物的数量。

（二）受试样品的制备

毒理检测试验的第一步就是要将受试样品制备成满足各种试验需要的受试物，因此受试物制备适当与否将影响到最终结果，样品处理时需注意以下几点：

1. 受试物的制备方法不应破坏或改变其化学成分及生物活性。

2. 受试物、对照物与载体的混合物应符合试验要求。所用载体应对混合后的受试物或对照物的特性、试验系统、程序实施及测试结果无干扰。

3. 应了解样品在载体中的稳定性，如稳定性不高，则应采取适当措施最大限度降低其影响，如样品易被氧化或易分解，应在使用前新鲜配制。

4. 应保证样品在载体中分散均匀，若某些粉末状物质不溶于载体，可配制成混悬液并在给样前充分混匀。

5. 样品处理完成后应标识，至少包括以下信息：样品名称、试验项目、样品浓度、体名称、配制或处理日期、失效日期、保存方法、配制人。

（三）样品的处置

对样品的处置应注意以下几点：

1. 样品应保存足够长时间后方可进行处置。

2. 样品的处置方式需由项目负责人提出，实验室负责人审批同意后实施。

3. 对样品应进行分类处置，如根据样品的已知特性或根据检测结果分为有害和无害，有害样品应交由专业废物处理服务商处置，或自行采取已验证有效的方法将其无害化处理后再行处置。

（四）试剂的配制

试剂的配制应注意以下要求：

1. 试剂的称量、稀释、定容及调节 pH 等操作均应严格遵照作业指导书。

2. 试剂与溶液应妥善保管，使用时避免污染和变质。

3. 试剂有明确标识，至少包括名称、浓度、配制日期、失效日期、保存要求和配制人。

（五）给样（染毒）操作

1. 应遵照试验计划给予试验系统受试物及对照物，保证给样量准确，给样方式一致。

2. 实验动物的灌胃操作应轻柔，避免造成动物食道的物理损伤，影响试验结果。

3. 所有试验组及对照组动物的给样操作均应同期进行，如由于动物数量过多而要分批进行，则各试验组与对照组应平行处理。

4. 对于培养细胞及细菌试验系统，应严格无菌操作，避免污染，应保证所给受试物及对照物均匀分布于培养及生长环境中。

5. 试验过程中发现试验系统出现意外情况，如非受试物因素造成死亡、疾病或培养细胞受到污染等，应立即报告项目负责人制订处理方案；如存在不影响最终试验结果的治疗、处理方法，则应在隔离条件下对试验系统进行治疗或处理，恢复健康状态后继续试验，并在最终报告中予以说明；在不影响最终试验结果且条件允许的前提下，可将此个体剔除并在数据统计分析时予以考虑；如无适当补救措施，则应终止试验。

（六）试验观察

1. 试验过程中应按试验计划要求进行观察。

2. 对实验动物的笼边观察应一天不少于两次，一般间隔 6 小时，必要时适当增加观察次数，缩短观察间隔，如动物出现症状、死亡或其他异常反应时。

3．对实验动物的观察内容应包括：

(1) 外观，如实验动物的被毛、皮肤外观、鼻及口腔分泌物、粪便等。

(2) 行为，如实验动物的活动情况。

(3) 症状和体征及首次出现时间，如实验动物抽搐，瞳孔缩小等。

(4) 死亡情况，死亡时间及死亡数量。

(5) 死亡动物的大体解剖情况，包括表皮、颅腔、胸腔、腹腔以及主要脏器的解剖观察。

4．培养细胞及细菌的观察应一天不少于一次并记录，观察内容主要包括 CO_2 培养箱的温度、湿度、CO_2 浓度情况、培养基性状、细胞或菌落形态，生长状况等，及时发现污染、死亡等异常情况。

5．病理学检查应详细记录大体解剖检查、组织病理阅片描述，尤其应注意对照组与各剂量组间出现病变的脏器及病变种类、性质、强度和发生率的描述。

（七）生物标本的采集、处理和检查

1．采集生物标本所用的器具及盛装容器不应被可能影响试验结果的物质污染。

2．对实验动物标本的采集应尽可能在同一天的同一时段内完成，如无法做到，则应确保在每个采集日的同一时段内操作。

3．实验动物标本采集的时机应满足试验要求，如需进行肝功能测定的血标本应在动物禁食结束后进行采集。

4．对采集的生物标本应尽早检测或处理，如需保存，则应选择适当保存方法。

5．对不同个体生物标本进行生化检测时应注意防止交叉污染，且应尽可能在同一天内完成对所有标本的检测，否则，应采取措施将这种由于标本放置时间不同而可能引起的差异降至最低，如同一天内检测相同数目的试验组和对照组标本。

6．采集实验动物脏器标本应去除其附着的无关组织，并应尽快称重以减少因脏器中水分丢失带来的差异。

7．因病理学检查的需要处死动物时，应注意选择合适的处死方法，以确保不会对标本的形态和机能观察指标产生明显影响，且应尽量减少动物标本因处死方法所造成的病理损害。

8．需进行实验动物标本的组织病理学检查时，应在动物死亡或处死后及时取出待检组织、器官并固定，以避免自溶，并应确保标本被有效固定。

9．如大体解剖未发现异常，组织病理学检查时应至少检查对照组及高剂量组相关脏器标本，如已知可能的靶器官或组织，则应由高剂量组开始依次针对此器官或组织进行检查,直至发现没有病理损伤的剂量组。

10. 如在大体解剖中发现存在损伤的组织器官,则应对各组动物进行此组织器官的组织病理学检查。

11. 试验过程中的死亡动物均应及时解剖观察,必要时取材进行组织病理学检查。

(八) 细菌回复突变试验的质量控制示例

1. 实验室及仪器设备　制定出入实验室的规章制度并严格遵守;对试验操作区域进行定期的落下菌及粒子数等洁净度检测;对培养箱、冰箱、水浴箱进行实际温度校准,在使用中随时监测温度变化;冰箱应配有自动记录和报警监控装置,并有每日温度的确认记录;电子天平、移液器、pH 计等计量器械应有定期校验和即时校准;所有仪器在使用期间应有相应的使用、异常情况发生及维修记录。

2. 试验菌株

(1) 菌株获取应从知名度较高的菌株保存机构处(如: american type culture collection, ATCC)获取菌株,菌株引进时应有名称、来源、日期以及引进后的保存条件等相关内容的记录。

(2) 菌株鉴定为确认菌株在引进过程中其特性是否丢失或改变,必须对引进菌株进行基因型及生物学特性鉴定。对筛选合格的单菌落进行增菌培养,分装多管置 $-80℃$ 冻存,保存期限原则上为 1 年,可根据实际使用情况延长或缩短使用期限。冻存菌的特性进行鉴定合格后方能用于试验。若菌株在使用中出现异常,则需重新分离、鉴定。

(3) 菌株选择根据经济合作与发展组织(OECD)等的指导原则,检测供试品时至少采用 5 个菌株组合:鼠伤寒沙门菌 TA98,TA100,TA1535,TA1537 或 TA97a 或 TA97、埃希大肠杆菌 WP2uvrA 或 WP2uvrA/Pkm101 或鼠伤寒沙门菌 TA102。检测交联剂时最好选用 TA102 或增加 WP2(Pkm101),由于这类物质在检测染色体损伤的试验中可被检出,因此我们通常采用 TA98,TA100,TA1535,TA1537 和 WP2uvrA5 菌组合。

(4) 菌株使用试验使用进入对数生长期末期的细菌培养物,活菌数确认达到 $1×10^9$ 个 /ml 以上者,在 2 小时内用于试验。接种及试验剩余的菌液应废弃,不能重复使用。

(5) 背景数据采集收集连续一段时期内、采用同种方法(预培养或平板掺入法)、在同样条件(活化或非活化)下完成的 N 次试验而获得的阴性对照值 /阳性对照值,进行总平均值、标准差的统计计算,得到本实验室条件下试验菌的阴性对照值 /阳性对照值的变动范围($\bar{x}±2s$)。

3. 代谢活化系统

（1）代谢活化剂 S_9 的获取

S_9 可外购或自制。每批 S_9 除具备批号、生产日期、生产单位等信息外，还需有无菌性、酶活性和蛋白质含量等指标的检测结果。

自制 S_9 通常采用多氯联苯或苯巴比妥纳与 β-萘黄酮腹腔注射联合诱导肝微粒体酶的方法，动物为 7～8 周龄的 5D 或 Wistar 雄性大鼠。S_9 制备后分装，置 -80℃ 冻存，使用期限原则上为 1 年。

（2）S_9 混合液（S_9 mix）的配制及使用试验时取适量 S_9 于室温解冻，随即按照配制比例与 NADP，G-6-phosphate 等辅助因子混合，配制成 S_9 mix 置于冰浴中，2h 内使用。试验剩余的 S_9 和 S_9mix 应废弃。

4. 受试样品与对照品

（1）受试样品的管理及配制使用供试品设专人负责管理，其出入库、使用、剩余、留样数量以及剩余供试品的处理均应有详细记录。

供试品配制一般按"现用现配"的原则，并于配制后 1 小时内用于检测，否则应有供试品配制后稳定性的分析结果说明。若无菌试验显示供试品有杂菌污染，则需采取相应措施除菌之后再用于检测。

（2）溶媒（阴性对照品）选择：水溶性物质选用水、难溶于水的脂溶性物质选用二甲基亚砜（DMSO）作溶媒，受试样品在水或 DMSO 中应稳定。对于难溶于水和 DMSO、或在水和 DMSO 中不稳定的受试样品，可根据其溶解性和稳定性，并考虑对试验菌株及 S_9mix 的毒性和影响，选择 Maron 等推荐的溶媒及用量。

（3）阳性对照品的管理、配制及使用：对阳性对照品采用"双人双锁"的管理方法，即阳性对照品购入后登记造册，按保存条件不同放入保存盒内上双锁保存，由 2 位保管负责人同时负责。

根据大约 1 年试验的需用量，将阳性对照品配制成应用液分装若干管，置 -20℃ 冻存；每次试验取出适量使用，在室温下解冻时间较长的阳性剂溶液不再回冻。试验结束后，将附着有阳性剂的吸液尖、试管、平皿等器皿密封后，送至有关部门进行高温焚烧处理。

5. 试验方法　根据供试品特性，确定试验方法—平板掺入法或预培养法。无论采用何种方法，均需在活化和非活化条件下对供试品进行检测。试验组设溶媒（阴性）对照、阳性对照以及 5 个以上的供试品剂量组，每组平行 3 皿，37℃ 培养 48～72 小时；结果以回变菌落数的均数 ±s 表示。试验至少独立重复 1 次。

6. 试验实施

（1）实验方案拟定：试验项目负责人接到实验室负责人任命书后即着手

实验方案的撰写。实验方案应包含研究的一般信息，如实验编号、名称及目的，研究单位及委托单位的名称、地址、电话，研究遵循的法规性文件、指导原则的名称及参考文献，委托方姓名及联系方式、参加试验人员姓名（若已确定），实验日程安排等。实验方案应包含实验材料和方法，如供试品、对照品信息及对照品的选择理由等，试验系统（试验菌株及代谢活化系统）及其标识的描述，主要试剂、培养基及平板描述，采用方法（平板掺入法或预培养法）的描述，试验操作程序（预试验／正式试验／无菌性鉴定试验）的描述；实验方案还应包含试验成立条件、数据处理方法及结果判定标准的描述，原始记录与资料的归档保存等。试验实施中涉及的标准操作规程的编号及名称附于相应内容下。

（2）实验方案的审批实验方案拟定后提交审批，根据审批意见对实验方案加以修改。实验方案在得到认可、签字后，试验方可实施。

（3）实施要点：实验人员须严格按照实验方案的规定和要求进行试验操作，如实填写操作记录及获得的数据，若有偏离或异常情况发生，需有记录解释说明。

第十章 测量不确定度的评定

第一节 概 述

近几年我国也发布了一些关于测量不确定度评定的技术规范或指南,如 JJF1059.1—2012《测量不确定度评定与表示》(ISO / IEC Guide 98.3)和 JJF 1135—2005《化学分析测量不确定度评定》(Eurachem:2000)。CNAS 制定了 CNAS—GL05《测量不确定度要求的实施指南》和 CNAS—GL06《化学分析中不确定度的评估指南》(JJF 1135—2005)。上述这些文件均按 GUM 路线来进行测量不确定度的评定。

一、常用术语

(一) 不确定度

测量不确定度是表征合理地赋予被测量之值的分散性,与测量结果相联系的参数。这个参数可能是如标准偏差(或其指定倍数)或置信区间宽度。

测量不确定度一般包括很多分量。其中一些分量是由测量序列结果的统计学分布得出的,可表示为标准偏差。另一些分量是由根据经验和其他信息确定的概率分布得出的,也可以用标准偏差表示。通常将这些不同种类的分量分别划分为 A 类评定和 B 类评定。

在实际工作中,结果的不确定度可能有很多来源,例如定义不完整、取样、基体效应和干扰、环境条件、质量和容量仪器的不确定度、参考值、测量方法和程序中的估计和假定、以及随机变化等,在评估总不确定度时,可能有必要分析不确定度的每一个来源并分别处理,以确定其对总不确定度的贡献。每一个贡献量即为一个不确定度分量。当用标准偏差表示时,测量不确定度分量称为标准不确定度。如果各分量间存在相关性,在确定协方差时必须加以考虑。但是,通常可以评价几个分量的综合效应,这可以减少评估不确定度的总工作量,并且如果综合考虑的几个不确定度分量是相关的,也无需再另外考虑其相关性了。

（二）合成标准不确定度 $u_c(y)$

对于测量结果 y，其总不确定度称为合成标准不确定度，记做 $u_c(y)$，是一个标准偏差估计值，它等于运用不确定度传播律将所有测量不确定度分量（无论是如何评价的）合成为总体方差的正平方根。

（三）扩展不确定度 U

扩展不确定度是指被测量的值以一个较高的置信水平存在的区间宽度。U 是由合成标准不确定度 $u_c(y)$ 乘以包含因子 k。选择包含因子 k 时应根据所需要的置信水平。对于大约 95% 的置信水平，k 值为 2。

（四）被测量

被测量为通用术语，通常指某被分析物的浓度，可用于测量其他量，例如颜色、pH 值等。

（五）误差

误差为被测量的单个结果和真值之差。所以，误差是一个单个数值。原则上已知误差的数值可以用来修正结果。

误差是一个理想的概念，不可能被确切地知道。修正后的分析结果可能非常接近于被测量的数值，因此误差可以忽略。但不确定度是以一个区间的形式表示，如果是为一个分析过程和所规定样品类型做评估时，可适用于其所描述的所有测量值。一般不能用不确定度数值来修正测量结果。测量结果的不确定度并不可以解释为代表了误差本身或经修正后的残余误差。

通常认为误差含有两个分量，分别称为随机分量和系统分量。

（六）随机误差

随机误差通常产生于影响量的不可预测的变化。这些随机效应使得被测量的重复观察的结果产生变化。分析结果的随机误差不可消除，但是通常可以通过增加观察的次数加以减少。

（七）系统误差

系统误差为在对于同一被测量的大量分析过程中保持不变或以可以预测的方式变化的误差分量。它是独立于测量次数的，因此不能在相同的测量条件下通过增加分析次数的办法使之减小。

系统误差通常为恒定的，例如定量分析中没有考虑到试剂空白，或多点设备校准中的不准确性，在给定的测量值水平上是恒定的，但是也可能随着不同测量值的水平而发生变化。例如由于试验条件控制得不充分会产生不恒定的系统误差。

（八）过错误差

这种类型的误差使测量无效，它通常由人为失误或仪器失效产生。记录数据时数字进位、光谱仪流通池中存在的气泡、或试样之间偶然的交叉污染等原因是这类误差的常见例子。不可将此类误差合成进行统计分析。

过错误差并不总是很明显的。当重复测量的次数足够多时，通常应采用异常值检验的方法检查这组数据中是否存在可疑的数据。所有异常值检验中的阳性结果都应该小心对待，可能时，应向实验者核实。通常情况下，不能仅根据统计结果就剔除某一数值。

二、溯源性

溯源性是通过一条具有规定不确定度的不间断的比较链，使测量结果或测量标准的值能够与规定的参考标准，通常是与国家测量标准或国际测量标准联系起来的特性。

不确定度是由于实验室间的一致性在一定程度上受到每个实验室的溯源性链所带来的不确定度的限制。溯源性因此与不确定度紧密联系。溯源性提供了一种将所有有关的测量放在同一测量尺度上的方法，而不确定度则表征了校准链链环的"强度"以及从事同类测量的实验室间所期望的一致性。

通常，某个可溯源至特定参考标准的结果的不确定度，将由该标准的不确定度与对照该标准所进行的测量的不确定度组成。

（一）完整的分析过程的结果的溯源性应通过下列步骤的综合使用来建立：

1. 使用可溯源标准来校准测量仪器。
2. 通过使用基准方法或与基准方法的结果比较。
3. 使用纯物质的标准物质 RM。
4. 使用含有合适基体的有证标准物质 CRM。
5. 使用公认的、规定严谨的程序。

（二）下面依次讨论每个步骤

1. 测量仪器的校准 在任何情况下，所使用的测量仪器的校准必须可溯源到适当的标准。分析过程的定量阶段通常使用其值可溯源至 SI 的纯物质的标准物质来进行校准。这种做法为这部分过程结果提供了至 SI 的溯源性。然而，有必要使用额外的程序，为诸如萃取和样品净化等属于定量阶段之前的操作结果建立溯源。

2. 使用基准方法来进行测量 下面是目前对基准方法的描述："测量的基准方法是一种具有最高计量学特性，其操作可用 SI 单位进行完整地描述并被理解，其结果无需参考相同量的标准即可接受的方法"。基准方法的结果通常直接可溯源至 SI 单位，并且相对于该参考标准具有所能获得的最小不确定度。基准方法通常只由国家测量机构来实施,很少用于日常测试或校准。如有可能,通过直接比较基准方法和测试或校准方法的测量结果来达到对基准方法结果的溯源性。

3. 使用纯物质标准物质(RM)　通过测量含有或由已知量纯物质组成的样品可证明溯源性。例如,可通过加料或标准加样来达到。然而,评估测量系统对所使用的标准和所测试的样品的不同响应总是必要的。

可惜的是,对于许多化学分析,在加料或标准加样的具体例子中,对不同响应的修正和其不确定度可能较大。因此,虽然原则上该结果对 SI 单位的溯源性得以建立,但实际上,除最简单例子外,所有的例子,其结果的不确定度可能大得不可接受或甚至无法量化。假如其不确定度不能量化,则其溯源性并未建立起来。

4. 使用有证标准物质(CRM)进行测量　对有证基体的 CRM 进行测量,并将测量结果与其有证数值比较可证明溯源性。当有合适基体的 CRM 时,该程序与使用纯物质 RM 相比能够降低不确定度。假如 CRM 的值可溯源至 SI,则这些测量也可溯源至 SI 单位,使用标准物质的不确定度评估在后边讨论。然而,即使在这种情况下,假如样品和标准物质的成分之间没有很好匹配,其结果的不确定度可能大得无法接受或甚至无法量化。

5. 使用公认程序　通过使用规定严谨并且普遍接受的程序可达到适当的可比性。该程序通常用输入参数加以规定,例如一组规定了的萃取时间,颗粒大小等等。当这些输入参数的值按正常方式可溯源至所规定的参考标准时,使用这类程序产生的结果被认为是可溯源的。其结果的不确定度来自所规定的输入参数的不确定度和规范不完整的影响以及执行过程中的变化。当估计另一种方法或程序的结果可与这类公认程序的结果相比较时,则可通过比较两者的结果来建立对该公认值的溯源性。

第二节　测量不确定度的评估过程

不确定度的评估在原理上是很简单。下述段落概述了为获取测量结果的不确定度估计值所要进行的工作。

一、步骤一:规定被测量

清楚地写明需要测量什么,包括被测量和被测量所依赖的输入量(例如被测数量、常数、校准标准值等)的关系。只要可能,还应该包括对已知系统影响量的修正。

清楚明确地说明正在测量什么,并定量表述被测量的值与其所依赖的参数之间的关系。这些参数可能是其他被测量、不能直接测量的量或者常数，并应明确过程中是否包括取样步骤。如果有，与取样过程有关的不确定度评估必须考虑。所有这类信息应在标准操作程序（SOP）中写明。

在分析测量中，特别重要的是要区别其测量结果独立于所使用的方法的测量和其测量结果依赖于所使用的方法的测量。后者通常称作经验方法。下面的例子将进一步澄清这一点。

例子：

1. 测定合金中镍含量的方法通常会产生相同的结果，该结果以相同单位表示，一般表示为质量或摩尔分数。原则上，需要对方法偏差或基体产生的任何系统影响进行修正，虽然更为常用的做法是确保任何此类影响是较小的。除了作为参考信息外，结果通常无需引述所使用的特定方法。该方法不是经验方法。

2. "可萃取脂肪"的测定可能相差很大，它取决于所规定的萃取条件。由于"可萃取脂肪"完全取决于条件的选择，所以所使用的方法就是经验方法。考虑对该方法的内在偏差进行修正是无意义的，因为被测量是由所使用的方法所定义的。结果的报告通常提到所使用的方法，而不对该方法的内在偏差进行修正。该方法被认为是经验方法。

3. 当基质或基体的变化具有很大的和不可预测的影响时，通常开发程序的唯一目的是达到测量同一材料的实验室之间具有可比性。然后可将该程序采用为地方，国家或国际标准方法，凭此进行贸易或做出决定，而无需绝对度量被分析物和实际含量。按常规可不对方法偏差或基体影响进行修正（而不管在方法开发过程中它们是否已被最小化）。通常报告结果时没有对基体或方法偏差进行修正。该方法被认为是经验方法。

经验方法和非经验方法（有时称为合理方法）的区别很重要，因为它影响了不确定度的评估。在上述例子2和例子3中，因为采用了习惯做法，与一些较大的影响量相关联的不确定度在日常使用中并不相关。所以，应适当考虑结果是独立于还是依赖于所使用的方法，并且只有那些与所报告的结果有关的影响量才应包括在不确定度评估过程中。

二、步骤二：识别不确定度来源

列出不确定度的可能来源。包括步骤一所规定的关系式中所含参数的不确定度来源，但是也可以有其他的来源。应列出不确定度有关来源的完整清单。在本步骤，无需考虑单个分量的量化问题。本步骤的目的是明确应考虑什么。在第三步中，将考虑处理每一个来源的最佳方法。

在列出不确定度来源的清单时，通常方便的办法是从那些根据中间数值计算被测量的基本表达式开始。这个表达式中的所有参数可能都有一个与其数值相关的不确定度，因此都是不确定度的潜在来源。此外，也可能有其他参数并没有明显地出现在用于计算被测量数值的表达式中，但却影响该测量结果，例如：萃取时间或温度。它们也是不确定度的潜在来源。所有这些不同的来源都应包括在内。

列出不确定度的来源后，他们对于测量结果的影响原则上可以用一个正式的测量模型来表述，其中每一个影响量都与公式中的一个参数有关或在公式中是变量。该公式然后形成了用影响该测量结果的所有独立因素表示的测量过程的完整模型。该函数可能非常复杂，不能明确地写出，但是只要可能，就应该这样做。因为表达式的方式通常决定了合成各个不确定度分量的方法。

还有一个很有用地技巧是将测量过程考虑成一系列独立的操作（有时称为单元操作），每一个操作可以单独评价以得到与之相关地不确定度估计值。当类似的测量过程共享相同地单元操作时，这是一个很有用地方法。每个操作各自的不确定度构成了总不确定度的分量。

实际上，在分析测量中，更普遍的做法是考虑与整体方法性能的要素有关的不确定度，例如可观察的精密度和相对于合适的标准物质所测得的偏差。这些构成了不确定度评估中的主要分量，最好在模型中表示为影响结果的独立因素。然后，有必要对其他可能的分量进行评估，只需要检查他们是否显著，并只量化那些显著的量。

典型的不确定度来源包括：

（一）取样

当内部或外部取样是规定程序的组成部分时，例如不同样品间的随机变化以及取样程序存在的潜在偏差等影响因素构成了影响最终结果的不确定度分量。

（二）存储条件

当测试样品在分析前要储存一段时间，则存储条件可能影响结果。存储时间以及存储条件因此也被认为是不确定度来源。

（三）仪器的影响

仪器影响可包括，如对分析天平校准的准确度限制；保持平均温度的控温器偏离（在规范范围内）其设定的指示点，受进位影响的自动分析仪。

（四）试剂纯度

即使母材料已经化验过，因为化验过程中存在着某些不确定度，其滴定溶液浓度将不能准确知道。例如许多有机染料，不是 100% 的纯度，可能含有异构体和无机盐。对于这类物质的纯度，制造商通常只标明不低于规定值。

关于纯度水平的假设将会引进一个不确定度分量。

（五）假设的化学反应定量关系

当假定分析过程按照特定的化学反应定量关系进行的，可能有必要考虑偏离所预期的化学反应定量关系，或反应的不完全或副反应。

（六）测量条件

例如，容量玻璃仪器可能在与校准温度不同的环境温度下使用。总的温度影响应加以修正，但是液体和玻璃温度的不确定度应加以考虑。同样，当材料对湿度的可能变化敏感时，湿度也是重要的。

（七）样品的影响

复杂基体的被分析物的回收率或仪器的响应可能受基体成分的影响。被分析物的物种会使这一影响变得更复杂。

由于改变的热力情况或光分解影响，样品／被分析物的稳定性在分析过程中可能会发生变化。当用"加料样品"用来估计回收率时，样品中的被分析物的回收率可能与加料样品的回收率不同，因而引进了需要加以考虑的不确定度。

（八）计算影响

选择校准模型，例如对曲线的响应用直线校准，会导致较差的拟合，因此引入较大的不确定度。

修约能导致最终结果的不准确。因为这些是很少能预知的，有必要考虑不确定度。

（九）空白修正

空白修正的值和适宜性都会有不确定度。在痕量分析中尤为重要。

（十）操作人员的影响

可能总是将仪表或刻度的读数读高或低。

可能对方法作出稍微不同的解释。

（十一）随机影响

在所有测量中都有随机影响产生的不确定度。该项应作为一个不确定度来源包括在列表中。

这些来源不一定是独立的。

三、步骤三：量化不确定度

已按步骤二的说明识别不确定度来源后，下一个步骤就是要量化这些不确定度来源所产生的不确定度。可以评价每个不确定度来源的不确定度，然后合成；或者使用方法性能数据，直接确定来自一些或所有不确定度来源的结果的不确定度合成分量。实践中，上述方法的组合使用通常是必要和便利的。不管使用哪种方法,评价不确定度最需要的大部分信息可从确认研究的结果、质量保证/质量控制(QA/QC)的数据和其他为核查方法性能进行的实验工作中得到。然而不是所有来源的不确定度都有评估其不确定度所需的数据,可能有必要进行其他工作。

不确定度的评估程序步骤包括:

(一)解决现有数据与信息需求之间的矛盾

首先,检查不确定度来源表,看哪些不确定度来源可用现有的数据计算,而不管现有的数据是来自对具体分量的明确研究,还是来自整个方法实验过程中的隐含变化。应对照步骤二所列的表来核查这些来源,并列出任何余下的来源,以提供哪些不确定度分量已包括在内的可审查记录。

(二)策划获取所需的其他数据

对于没有被现有数据适当地包括的不确定度来源,可以从文献或现有资料(证书、仪器规格等)中获取其他信息,或策划实验以获取所需其他数据。附加的实验可采取具体研究单个不确定度分量的方式,或采用常用的方法性能研究以保证重要因素有代表性的变化。

不是所有的分量都会对合成不确定度构成显著的贡献。实际上只有很少的分量才会有显著影响。除非数量很多,比最大的分量小三分之一的那些分量无需深入评估。对于每一个分量或合成分量的贡献进行初步评估,去掉那些不重要的分量。

当不确定度评估至少部分是基于以前的方法性能研究时,有必要证明使用以前研究结果的有效性。典型的包括:证明以前所得到的精密度具有相当水平;通过用相关标准物质偏差的确定,通过适当的加料研究或通过有关水平测试项目或其他实验室比对的满意表现来证明使用以前所得到的偏差数据的合理性;通过定期质量控制样品结果表明持续运行在统计控制之内以及实施有效的分析质量保证程序。当满足上述条件,并且方法在其使用范围和领域内应用时,通常可以使用该实验室以前的研究(包括确认研究)数据来直接评估该实验室的不确定度。

(三)评估不确定度分量

有些情况下,特别是没有或很少有方法性能数据时,最适合的程序可能是分别评估每不确定度分量。

合成单个分量的一般程序是准备一个详细的试验过程的定量模型,评估与单个输入参数相关的标准不确定度,并使用不确定度传播律对其进行合成。

(四)极匹配的有证标准物质

对有证标准物质的测量通常作为方法确认或重新确认的组成部分,有效地达到了对整个测量程序用可追溯的标准物质所进行的校准。因为这一程序提供了许多不确定度潜在的来源的综合影响的信息，所以它为不确定度评估提供了很好的数据。

（五）使用以前的协同方法开发和确认研究数据来评估不确定度

为确认公开发表的方法所做的协同研究，支持不确定度评估的有价值的数据来源。这些数据通常包括对于不同水平的响应时复现性标准偏差的估计值 S_R，S_R 对响应水平相关性的线性估计值、以及可能还包括基于有证标准物质 CRM 研究的偏差估计值。如何使用这个数据，取决于进行该项研究时考虑了哪些因素。在上述"解决矛盾"阶段，有必要识别那些没有包括在协同研究数据内的不确定度来源。需加以特别关注的来源包括：

1. 取样　协同研究很少涉及取样步骤。如果实验室内所使用的方法涉及二级取样，或被测量（见技术规定）是从一个小样品来估计整批产品的特性，必须研究取样的影响，并将这些因素包括在内。

2. 预处理　很多研究中，样品是均质的，分发前还可能需要进一步稳定。可能有必要调查并增加实验室内使用该特定的预处理程序的影响。

3. 方法偏差　方法偏差的检查通常在实验室间研究之前或之中进行，只要可能就通过比较参考方法或标准物质进行。当偏差自身、所使用的参考数值的不确定度和与偏差检查有关的精密度，比起 S_R 来均小时，不必额外考虑偏差不确定度的影响。否则，就必须考虑。

4. 条件的变化　参加研究的实验室可能倾向于采取所允许的实验条件范围的中间值，这导致低估了方法定义中可能的结果范围。这些影响经研究表明对于其全部允许的范围内不显著，可以不考虑。

5. 样品基体的变化　基体成分或干扰物水平超出了研究范围时，由此引入的不确定度需要加以考虑。

每一个没有被共同研究数据所包括的重要的不确定度来源都应以标准不确定度的形式加以评估，并按通常方式与重现性标准偏差 S_R 合成。

（六）使用实验室内开发和确认研究进行不确定度评估

实验室内开发和确认研究主要包括方法性能参数的确定。从这些参数进行不确定度评估使用下面数据：现有的最佳总精密度估计值；现有的最佳总体偏差及其不确定度估计值；对与在上述整体性能研究中未能完整得到考虑的影响量有关的不确定度的量化。

精密度的评估应尽可能在一段较长的时间内，并特意使影响结果的所有因素自然变化。可以采用一段时间内对典型样品的几次分析的结果的标准偏差，应尽可能由不同的分析人员操作和使用不同的设备（质量控制核查样品的测量结果能提供这方面的信息）。也可采用对于多个样品中的每一个均进行重复分析所得的标准偏差。注意精密度经常随响应水平的不同而产生大的变化。例如，所观察到的标准偏差经常随着被分析物的浓度显著和系统地增加。在这些情况下，不确定度评估值应进行调整以考虑适用于特定结果的精密度。

总体偏差最好通过使用完整的测量程序对有关有证标准物质进行重复分析来估计。经分析，所得到的偏差如果不显著，与此偏差相关的不确定度就是有证标准物质数值的标准不确定度和与偏差有关的标准偏差的简单合成。

当标准物质只大致代表测试样品时，应考虑其他因素，包括（适用时）：成分和均质性的差别；标准物质通常比测试样品更均质。必要时，由专业判断给出的估计值应被用来给这些不确定度赋值。应考虑被分析物的不同浓度产生的影响；例如，通常发现萃取的损失在被分析物的高浓度和低浓度是不同的。

所研究方法的偏差也可以将其结果与参考方法的结果进行比较而得到。如果结果表明偏差在统计学上是不显著的，标准不确定度就是参考方法的不确定度）与所测的两个方法之差的标准不确定度的合成。

总体偏差也可以通过加被分析物至一种以前已研究过的物质中的方法来进行评估。也可以通过比较特定方法和通过标准加入法测定的数值来评估偏差。

（七）经验方法的不确定度评估

经验方法是指在特定应用领域内，为测量比较的目的而一致同意使用的方法，其特征是被测量依赖于所使用的方法。该方法因此定义了被测量。例子包括从陶瓷中溶出金属的测定方法和食物中的食用纤维的测定方法。当此类方法用于其指定领域时，其方法偏差规定为零。在这种情况下，偏差估计中应只和实验室的操作相关，不应额外考虑方法内在的偏差。

（八）特别方法的不确定度评估

特别方法是在短期内或为一小批测试样而进行的探测性研究所建立的方法。这种方法通常基于标准方法或实验室内制定的良好方法，但做了大的修改（例如研究不同的被分析物）并且通常没有合理的理由为所讨论的特定材料进行正式的确认研究。不确定度评估应该基于一个有关系统或多个系统的已知性能。该性能信息必须被必要的研究所支持，以确认信息的相关性。至少，有必要得到所讨论方法的总偏差的估计值和精密度的表示值。测量偏差理想的做法是用标准物质，但实际上更常用的做法是通过加料回收率加以评估。

（九）单个分量的量化

有几个通用的方法来建立单个的不确定度分量：输入变量的实验变化；根据现有数据，例如测量和校准证书；通过理论原则建立的模型；根据经验和假设模型的信息作出的判断。

（十）单个不确定度分量的试验估计

随机影响的标准不确定度通常通过重复性试验测量，并以被测量值的标准偏差的形式定量表示。实践中，通常重复试验不超过 15 次，除非需要更高的精密度。尤其适合于独立于其他影响的连续、可控制参数的情况，如时间或温度。结果随参数变化的变化率可通过实验数据获得。然后将其直接与该参数的不确定度合成就可得到相关的不确定度分量。

（十一）基于其他结果或数据的评估

水平测试（performance test，PT）项目、质量保证（quality assurance，QA）数据、供应商的信息（如容量玻璃器皿在使用前允差）可以用于检查已评估的不确定度。

（十二）根据理论原理建立模型

很多情况下，得到公认的物理理论可以提供结果影响量的良好模型。例如：温度对体积和密度的影响已了解得很清楚。在这种情况下，可以使用不确定度传播方法从关系式评估或计算不确定度。

四、步骤四：计算合成不确定度

（一）标准不确定度

合成前，所有不确定度分量必须以标准不确定度即标准偏差表示。当不确定度分量是通过试验方法用重复测量的分散性得出时，可以容易用标准偏差的形式表示。对于单次测量的不确定度分量，标准不确定度就是所观察的标准偏差；对于平均值的结果，使用平均值的标准差；当不确定度的评估是源于以前的结果和数据时，可能已经用标准偏差的形式表示了。

如果给出了带有置信水平的置信区间（用 $\pm\alpha$ 表示，并指明 p%），则将 α 值除以与所给出的置信水平相应的正态分布百分点的值就得到标准偏差。

如：规范中规定天平的读数为 $\pm0.2mg$，置信水平为 95%。从正态分布的百分点标准表上，95% 的置信区间用 1.96σ 值进行计算。使用这个数值得出标准不确定度约为 $(0.2/1.96)\approx0.1$。

如果限值 $\pm\alpha$ 给出时没有给定置信水平，有理由认为可能是极限值，通常假定其为矩形分布，标准偏差为 $\alpha/\sqrt{3}$。

如：证书给出 10ml A 级容量瓶为 $\pm0.2ml$，则该标准不确定度为 $0.2/\sqrt{3}\approx0.12ml$。

如果 ±α 的限值给出时没有给定置信水平，但是有理由认为不可能是极限值，通常假定为三角形分布，标准偏差为 $\alpha/\sqrt{6}$

如：证书给出 10ml A 级容量瓶为 ±0.2ml，但日常内部检查表明极限值的可能性极少。则标准不确定度为 $0.2/\sqrt{6} \approx 0.08$ml。

如果没有理由相信小误差比大误差更加可能时，应按矩形分布处理。

（二）合成标准不确定度

在评估了单个的或成组的不确定度分量并将其表示为标准不确定度后，下一步就是要使用下列程序之一计算合成标准不确定度。

（1）数值 y 的合成标准不确定度 $u_c(y)$ 和其所依赖的独立参数 $x_1, x_2, \cdots, x_n$ 的不确定度之间的总关系式如下：

$$u_c(y(x_1, x_2 \cdots)) = \sqrt{\sum_{i=1,n} c_i^2 u(x_i)^2} = \sqrt{\sum_{i=1,n} u(y, x_i)^2} \qquad \text{（式 10-1）}$$

其中 $y(x_1, x_2, \cdots)$ 为几个参数 $x_1, x_2, \cdots$ 的函数，c_i 为灵敏系数，记做 $c_i = \partial y/\partial x_i$，$u(y, x_i)$ 为由 x_i 不确定度引起的 y 的不确定度。每个变量的贡献 $u^2(y, x_i)$ 正好是其用标准偏差表达不确定度的平方乘以相关的灵敏系数的平方。这些灵敏系数反应了 y 值如何随着参数 x_1, x_2 等的变化而变化。

（2）变量相关时，关系式更复杂，为：

$$u(y(x_{i,j\ldots})) = \sqrt{\sum_{i=1,n} c_i^2 u(xi)^2 + \sum_{\substack{i, k=1, n \\ i \neq k}} c_i c_k u(x_i, x_k)} \qquad \text{（式 10-2）}$$

其中 $u(x_i, x_k)$ 是 x_i 和 x_k 之间的协方差，c_i 和 c_k 是灵敏系数。

有时，合成不确定度的表达可以采用更为简单的形式。合成标准不确定度的两个简单规则如下：

规则 1：

对于只涉及量的和或差的模型，例如：$y = (p + q + r + \cdots)$，合成标准不确定度 $u_c(y)$ 如下：

$$u_c(y(p, q \cdots)) = \sqrt{u(p)^2 + u(q)^2 + \cdots} \qquad \text{（式 10-3）}$$

规则 2：

对于只涉及积或商的模型，例如 $y = (p \times q \times r \times \cdots)$ 或 $y = p/(q \times r \times \cdots)$，合成标准不确定度 $u_c(y)$ 如下：

$$u_c(y) = y\sqrt{\left(\frac{u(p)}{p}\right)^2 + \left(\frac{u(q)}{q}\right)^2 + \cdots} \qquad \text{（式 10-4）}$$

其中，$u(p)/p$ 等是参数表示为相对标准偏差的不确定度。

减法的处理原则与加法相同，除法与乘法相同。

　　合成不确定度分量时，为方便起见，应将原始的数学模型分解，将其变为只包括上述原则之一所覆盖的形式。例如：表达式 $(o+p)/(q+r)$ 应分解成两个部分：$(o+p)$ 和 $(q+r)$。每个部分的临时不确定度用规则1计算，然后将这些临时不确定度用规则2合成为合成标准不确定度。

　　例1：

　　$y=(p-q+r)$，其中 p＝5.02，q＝6.45，r＝9.04，标准不确定度 u(p)＝0.13，u(q)＝0.05，u(r)＝0.22. 则，y＝5.02－6.45＋9.04＝7.61

$$u(y) = \sqrt{0.13^2 + 0.05^2 + 0.22^2} = 0.26$$

　　例2：

　　$y=(op/qr)$，其中 o＝2.46，p＝4.32，q＝6.38，r＝2.99，

　　标准不确定度 u(o)＝0.02，u(p)＝0.13，u(q)＝0.11，u(r)＝0.07

　　则 y＝(2.46×4.32)/(6.38×2.99)＝0.56

$$u(y) = 0.56 \times \sqrt{\left(\frac{0.02}{2.46}\right)^2 + \left(\frac{0.13}{4.32}\right)^2 + \left(\frac{0.11}{6.38}\right)^2 + \left(\frac{0.07}{2.99}\right)^2}$$

$$\Rightarrow u(y) = 0.56 \times 0.043 = 0.024$$

（三）扩展不确定度

　　最后一步是将合成标准不确定度和所选的包含因子相乘得到扩展不确定度。扩展不确定度需要给出一个期望区间，合理地赋予被测量的数值分布的大部分会落在此区间内。

　　在选择包含因子 k 的数值时，需要考虑很多问题，包括所需的置信水平，对基本分布的了解，对于评估随机影响所用的数值数量的了解。大多数情况下，推荐 k 为2。然而，如果合成不确定度是基于较小自由度（大约小于6）的统计观察的话，选择这个 k 值可能不充分。此时 k 的选择取决于有效自由度。当合成标准不确定度由某个自由度小于6的分量占决定作用时，推荐将 k 设成与该分量自由度数值以及置信水平（通常95%）相当的学生 t 分布的双边数值。

　　当所涉及的分布是正态分布时，包含因子 k＝2 给出了大约包含95%分布数值的区间。在没给出分布的情况下，该区间并不意味着是在95%的置信水平下的区间。（表10-1）

表 10-1　95% 置信（双边）t 分布

自由度 v	t
1	12.7
2	4.3

续表

自由度 ν	t
3	3.2
4	2.8
5	2.6
6	2.5

五、不确定度评估示例：

（一）邻苯二甲酸氢钾标定氢氧化钠标准溶液浓度的不确定度评定

本例讨论的是氢氧化钠（NaOH）溶液浓度的标定实验。NaOH 由滴定标准物邻苯二甲酸氢钾（KHP）标定。

1. 测量步骤　已知 NaOH 溶液浓度在 0.1mol/L 左右。干燥并称取标准物 KHP，配置 NaOH 溶液后，将滴定标准物（KHP）溶解，并用 NaOH 溶液滴定，滴定终点由自动滴定装置判断。

2. 被检测量的数学模型

$$c = \frac{1000mP}{MV} \qquad （式 10-5）$$

式中：

c——NaOH 溶液的浓度，mol/L；

1 000——由 ml 转化为 L 的换算系数；

m——滴定标准物 KHP 的质量，g；

P——滴定标准物的纯度，以质量分数表示；

M——KHP 的摩尔质量，g/mol；

V——NaOH 溶液的滴定体积，ml。

3. 不确定度来源的确定和分析

（1）质量（m）：称取大约 388mgKHP 来标定 NaOH。称量为减量称量，可不考虑称量的重复性，不确定度仅限于天平的线性不确定度。

天平计量证书标明其线性为 ±0.15mg。采用矩形分布将线性分量转化为标准不确定度。

因此，天平的线性分量为：

$$\frac{0.15}{\sqrt{3}} = 0.09（\text{mg}）$$

上述分量必须计算 2 次，一次为空盘，另一次为毛重，因为每一次称量均为独立观测结果，两者的线性影响间不相关。

由此得到质量 m 的标准不确定度 u（m）数值为：

$$u(m) = \sqrt{2 \times 0.09^2} = 0.13\,(\text{mg})$$

（2）纯度（P）：供应商证书中标注的 KHP 纯度介于 99.95%～100.05% 之间，因此 P 等于 1.000 0±0.000 5。可将该不确定度视为矩形分布，纯度 P 的标准不确定度为：

$$u(P) = \frac{0.005}{\sqrt{3}} = 0.000\,29$$

（3）摩尔质量（M）：KHP 的传统分子式为 $C_8H_5O_4K$。该分子的摩尔质量的不确定度可以通过合成各组成元素原子量的不确定的得到。从 IUPAC 最新版本原子量表中查得各元素原子量和不确定度见表 10-2。

表 10-2　各元素的原子量和不确定度

元素	原子量	不确定度	标准不确定度
C	12.010 7	±0.000 8	0.000 46
H	1.007 94	±0.000 07	0.000 040
O	15.999 4	±0.000 3	0.000 17
K	39.983	±0.000 1	0.000 058

对于每个元素来说，标准不确定度是将 IUPAC 所列不确定度作为矩形分布的极差计算得到，因此相应的标准不确定度等于查得数值除以 $\sqrt{3}$。

各元素对摩尔质量的贡献及其不确定度分量如表 10-3 所示：

表 10-3　各元素对摩尔质量的贡献及其不确定度分量

	计算式	结果	标准不确定度
C_8	812.010 7	96.085 6	0.003 7
H_5	51.007 94	5.039 7	0.000 20
O_4	415.999 4	63.997 6	0.000 68
K	139.098 3	39.098 3	0.000 058

表 9-3 各数值的不确定度是由表 10-2 各元素的标准不确定度数值乘以原子数计算得到。

KHP 的摩尔质量为

$$M = 96.085\,6 + 5.039\,7 + 63.997\,6 + 39.098\,6 = 204.221\,2$$

标准不确定度 u（M）为

$$u(M) = \sqrt{0.003\,7^2 + 0.000\,2^2 + 0.000\,68^2 + 0.000\,058^2} = 0.003\,8\,(\text{g/mol})$$

（4）体积（V）：滴定过程借助于 20ml 的活塞滴定管。滴定体积有三个不确定度来源，为滴定体积的重复性、体积校准时的不确定度以及由实验室温度与活塞滴定管校准时温度不一致而带来的不确定度。此外，终点检测过程有两个不确定的来源，为终点检测的重复性和滴定过程中吸入二氧化碳及由滴定曲线计算终点的不准确。其中滴定体积的重复性可通过实验合成重复性考虑。方法确认表明滴定实验的重复性为 0.05%。体积校准不确定度可由制造商给定的滴定体积准确性范围确定，对 20ml 活塞滴定管，典型数值为 ±0.03ml。假定为三角分布，标准不确定度为

$$\frac{0.03}{\sqrt{6}} = 0.012\,(ml)$$

由于对温度缺乏控制而产生的不确定度，该滴定管已在 20℃校准过，考虑实验室温度波动范围为 ±3℃（置信水平为 95%），该影响引起的不确定度可通过估算该温度范围和体积膨胀系数进行计算，液体的体积膨胀明显大于滴定管的体积膨胀系数，因此仅考虑前者，水的体积膨胀系数为 2.1×10^{-4}/℃

$$产生的体积变化为\frac{1.9 \times 2.1 \times 10^{-4} \times 3}{1.96} = 0.006\,(ml)$$

因此，因温度控制不充分而产生的标准不确定度为 0.006ml。

滴定是在氩气层中进行，避免了二氧化碳带来误差。

V 求得为 18.64ml，合成各不确定度分量得到体积 V 的不确定度 u（V）；

$$u(V) = \sqrt{0.12^2 + 0.006^2} = 0.13\,(ml)$$

合成标准不确定度

表 10-4 列出了各参数数值、标准不确定度和相对标准不确定度。

表 10-4　NaOH 标定中的数据和不确定度

	名称	数值 x	标准不确定度 u(x)	相对标准不确定度 $\frac{u(X)}{X}$
rep	复现性	1.0	0.000 5	0.000 5
m	KHP 的质量	0.388 8g	0.000 13g	0.000 33
P	KHP 的纯度	1.0	0.000 29	0.000 29
M	KHP 的摩尔质量	24.221 2g/mol	0.003 8g/mol	0.000 019
V	KHP 的滴定耗用 NaOH 的体积	18.64ml	0.013ml	0.000 7
c	NaOH 溶液浓度	0.102 14mol/L	0.000 10mol/L	0.000 97

代入计算公式后，得到：

$$c = \frac{1\,000 \times 0.388\,8 \times 1.0}{204.221\,2 \times 18.64} = 0.102\,14\,(\text{mol/L})$$

标准不确定度为

$$\frac{u_c(c)}{c} = \sqrt{\left[\frac{u(rep)}{rep}\right]^2 + \left[\frac{u(m)}{m}\right]^2 + \left[\frac{u(p)}{p}\right]^2 + \left[\frac{u(M)}{M}\right]^2 + \left[\frac{u(V)}{V}\right]^2}$$

$$= \sqrt{0.000\,5^2 + 0.000\,33^2 + 0.000\,29^2 + 0.000\,019^2 + 0.000\,70^2} = 0.000\,97$$

$$u(c) = c \times 0.000\,97 = 0.000\,10\,\text{mol/L}$$

（二）离子色谱法测定水中硫酸根离子的不确定度分析

1. 测量步骤　将硫酸钠于 105℃烘干 2 小时，再称取 0.369 7g 硫酸钠，溶于超纯水后定容至 250ml，得标准储备液。取此标准储备液 10ml 用超纯水稀释定容至 100ml，此时标准溶液浓度为 100mg/L，分别用 0.5ml（2 支），1ml（1 支），2ml（1 支）和 5ml（3 支）单标移液管移取相应体积的标准溶液至 8 只 50ml 容量瓶中，用超纯水稀释至标线配制成 8 种不同浓度的标准系列溶液。用 1ml 注射器手动进样（实际进样量为 25）注入离子色谱，通过阴离子分离柱进行分离，以氢氧化钾溶液为淋洗液，用电导检测器进行检测，以保留时间定性，以外标法采用峰面积定量，用最小二乘法拟合浓度—峰面积曲线为标准工作曲线。

2. 数学模型　采用最小二乘法对标准系列的浓度（x）和色谱峰面积（y）进行回归，得到直线回归方程：

$$y = bx + a \tag{式 10-6}$$

其中 y 为样品峰面积 μS·min，a 为回归方程的截距，b 为回归方程的斜率，x 为硫酸根离子的质量浓度（mg/L），然后由样品测出的峰面积反推样品浓度

$$x = \frac{y - a}{b} \tag{式 10-7}$$

不确定度的来源的确定与分析

（1）峰面积 y 带来的相对不确定度：峰面积 y 带来的不确定度包括：y 残差的标准偏差引起的不确定度分量，仪器读数的误差引起的不确定度分量，测量重复性引起的不确定度分量，系列标准溶液配制引入的不确定度分量。

配制浓度为 0.05mg/L，0.10mg/L，0.20mg/L，0.25mg/L，0.50mg/L，1.00mg/L，5.00mg/L，10.00mg/L 的 8 个硫酸根标准溶液，结果见表 10-5：

表 10-5　硫酸根离子标准曲线测定结果

x_i (mg/L)	0.05	0.10	0.20	0.25	0.50	1.00	5.00	10.00
y_i (μS·min)	0.022	0.018	0.036	0.041	0.089	0.173	0.930	1.924

得：a = 0.005 6；b = 0.191 7；R = 0.999 6。求出回归方程曲线：$y = 0.197x - 0.005 6$

y 残差的标准偏差 $S_{y/x}$ 引起的不确定度分量 μl

按正态分布，为 A 类评定：

$$u_1 = S_{y/x} = \sqrt{\frac{\sum_{i=1}^{} \sum_{j=1}^{m} (y_{ij} - y_j)^2}{mn - 2}} \qquad （式 10-8）$$

式中：

y_{ij}——仪器的各点响应值；

y_j——回归直线的计算值；

m——每测量点重复测量次数；

n——测量点数目；

mn-2——自由度。

计算得

$$u_1 = S_{y/x} = 0.014 2μS·min$$

u_1 的自由度 $v_i = 8 - 2 = 6$

仪器读数的误差引起的不确定度分量 u_2 的计算

均匀分布变化属于 B 类评定，仪器读数变化的最小变化为 0.001μS·min，则

$$u_2 = \frac{0.001}{\sqrt{3}} = 5.77 \times 10^{-4} μS·min$$

测量重复性引起的不确定度分量 u_3：

对某样品溶液重复测量 6 次，测得的 6 个数据为：0.172、0.183、0.171、0.169、0.160、0.171μS·min

按极差评定，查极差系数表，当 n=6 时，极差系数为 R=2.53。

$$u_3 = \frac{1}{\sqrt{n}} \times \frac{H_{max} - H_{min}}{R} = \frac{1}{\sqrt{6}} \times \frac{0.183 - 0.160}{2.53} = 0.009 09 μS·min$$

系列标准溶液配制引入的不确定度分量 u_4

由标准储备溶液配制引入的相对标准不确定度 u_4（c 储）和标准储备溶液稀释过程引入的相对不确定度 u_4（c 稀）构成。

其中 u_4（c 储）来源于标准物质纯度、电子天平不确定度和容量瓶不确定度。

使用优级纯硫酸钠的纯度为 99.9%±0.1%，按均匀分布转换为相对标准不

确定度为 $\dfrac{0.1\%}{\sqrt{3}}=0.057\,7\%$

称量基准物质时使用的是电子分析天平,其最大允许误差为 ±0.000 2g,按均匀分布转换为标准不确定度为 $\dfrac{0.000\,2}{\sqrt{3}}=0.000\,115\,g$,称取 0.369 7g 硫酸钠时的相对标准不确定度为 0.031 1%

250ml 容量瓶(A 级)最大允许误差值为 ±0.20ml,按均匀分布评定标准不确定度为 $\dfrac{0.20}{\sqrt{3}}=0.115\,ml$,相对标准不确定度为 0.046 2%

$$u_4(c\text{储})=\sqrt{(0.057\,7\%)^2+(0.0311\%)^2+(0.046\,2\%)^2}=0.080\,2\%$$

$u_4(c\text{ 稀})$ 来源于所有器具及稀释过程温度影响。移液管和容量瓶的不确定度主要来自检定容量允许的误差,校准与使用温度不同引起的体积偏差等等,采用均匀分布计算相对标准不确定度,$k=\sqrt{3}$

以 50ml 的容量瓶(A 级)引入的相对不确定度 $u_4(V_{50})$ 为例,

标准溶液配制引入的不确定度 $u_4'(V_5)$:根据 GB 12806—1996《实验室玻璃单标线容量瓶》规定:A 级单标线 50ml 容量瓶的容量允差为 ±0.05ml,按均匀分布考虑,其相对标准不确定度为 $u_4'(V_{50})=\dfrac{0.05}{\sqrt{3}\times 50}=0.057\,7\%$

温度效应引入的相对标准不确定度 $u_4''(V_{50})$:20℃时玻璃的膨胀系数为 $1.5\times 10^{-4}/℃$,水的体积膨胀系数为 $2.1\times 10^{-4}/℃$,在实验中,假设水温为 25℃,在 95% 的置信概率下的正态分布取 $k=2$,则其相对不确定度为

$$u_4''(V_{50})=(2.1\times 10^{-4}-1.5\times 10^{-4})\times\frac{5}{2}=0.048\,8\%$$

此时 $u_4(V_{50})=\sqrt{\left[u_4'(V_{50})\right]^2+\left[u_4''(V_{50})\right]^2}=0.075\,6\%$

标准溶液配制引入的不确定度 $u_4'(V_5)$:根据 GB 12806—1996《实验室玻璃单标线容量瓶》规定,A 级单标线 5ml 移液管的容量允差为 ±0.15ml,按均匀分布考虑,其相对标准不确定度为:$u_4'(V_5)=\dfrac{0.15}{\sqrt{3}\times 5}=0.173\%$

温度效应引入的相对标准不确定度 $u_4''(V_5)$:同容量瓶计算求得 $u_4''(V_5)=0.048\,8\%$

此时,$u_4(V_5)=\sqrt{\left[u_4'(V_5)\right]^2+\left[u_4''(V_5)\right]^2}=0.180\%$

同理根据 10、2、1、0.5ml 单标移液管和 100ml 容量瓶的容量允许的误差值计算出相应的相对标准不确定度:

$u_4(V_{100})=0.075\,8\%$;$u_4(V_{10})=0.125\%$;$u_4(V_{0.5})=0.580\%$;$u_4(V_2)=0.293\%$;

$u_4(V_1) = 0.464\%$

因此系列标准溶液配制引入的相对标准不确定度分量：

$$u_4' = \sqrt{\begin{array}{l}[u_4(c_{1储})]^2 + [u_4(V_{0.1})]^2 \times 2 + [u_4(V_1)]^2 + [u_4(V_2)]^2 + [u_4(V_5)]^2 \times 2 + [u_4(V_{10})]^2 \\ + [u_4(V_{50})]^2 \times 8 + [u_4(V_{100})]^2\end{array}}$$

$= 1.055\%$

以标准曲线上最大浓度点计算：系列标准溶液配制引入的不确定度分量

$$u_4 = b \times 1\,055\% \times 10.00 = 0.020\,2\,\mu S\cdot min$$

综合以上各项：

$$u_y = \sqrt{u_1^2 + u_2^2 + u_3^2 + u_4^2} = 0.019\,90\,\mu S\cdot min$$

$$灵敏系数\,c_y = \frac{\partial x}{\partial y} = \frac{1}{b} = 5.216\,[(mg/L)/(\mu S\cdot min)]$$

（2）斜率 b 引起的不确定度分量

$$u_b = s_b = \frac{s_{y/x}}{\sqrt{\sum(X_i - \overline{X_i})^2}} = 0.001\,50\,[(\mu S\cdot min)/(mg/L)]$$

$$灵敏系数\,c_b = \frac{\partial x}{\partial b} = -\frac{y-a}{b^2} = -10.756\,[(mg/L)/(\mu S\cdot min)]$$

（3）截距 a 引起的不确定度分量

$$u_a = s_a = s_{y/x} \times \sqrt{\frac{\sum X_i^2}{n\sum(X_i - \overline{X_i})^2}} = 0.005\,96\,\mu S\cdot min$$

灵敏系数 $\qquad c_a = \dfrac{\partial x}{\partial a} = -\dfrac{1}{b} = -5.216\,[(mg/L)/(\mu S\cdot min)]$

3. 合成不确定度和标准扩展不确定度 由于各不确定度分量相互独立，所以综合以上各项得：

$$u_{c(x)} = \sqrt{c_y^2 u_y^2 + c_a^2 u_a^2 + c_b^2 u_b^2} = 0.14\,mg/L$$

扩展不确定度 U：置信水平等于 95% 时，k=2，则 $U = k \times u_{c(x)} = 0.28\,mg/L$

（三）GFAAS 法测定标准物质茶叶中铅不确定度分析

1. 测量步骤 采用国家标准 GB5009.12 —2010 的方法测定食品中铅含量。

湿式消解法：称取试样 1～5g（精确到 0.000 1g）于锥形瓶或高脚烧杯中，放数粒玻璃珠，加 10ml 混合酸（$HNO_3 + HClO_4$，9＋1），加盖浸泡过夜，加一小漏斗于电炉上消解，若变棕黑色，再加混合酸，直至冒白烟，消化液呈无色透明或略带黄色，放冷，用滴管将试样消化液洗入或过滤入（视消化后试样的盐分而定）10～25ml 容量瓶中，用水少量多次洗涤锥形瓶或高脚烧杯，洗液合并于容量瓶中并定容至刻度，混匀备用；通过测量已知浓度的标准溶液系列吸光值并求得吸光与浓度关系的一元线性回归方程，利用得到的线性方程，通过测定样品的吸光值测得样品的浓度。

2. 数学模型　试样中铅含量为：

$$X = \frac{(c_1 - c_0) \times v}{m} \times 10^{-3} \qquad (式 10\text{-}9)$$

式中：

X——样品中铅的含量，mg/kg；

c_0——为工作曲线上查得空白溶液中铅的浓度，ng/L；

c_1——工作曲线上查得试样溶液中铅的浓度，ng/L；

v——为被测试样溶液体积，L；

m——为样品质量，g。

3. 不确定度的来源的确定与分析

（1）标准溶液配制及测定引起的相对不确定度 $U_{rel}(Cg)$。标准工作溶液配制过程：1 000μl 移液枪准确移取 1ml 浓度为 1 000ml 的铅标准溶液，置于 100ml 容量瓶（A 级），用 0.5moL/L 硝酸溶液稀释至刻度摇匀，制成浓度为 10g/ml 的铅标准工作中间溶液；用 1 000μl 移液枪准确移取 0.4ml 浓度为 10g/ml 的铅标准工作中间溶液，置于 100ml 容量瓶（A 级），用 0.5mol/L 硝酸溶液稀释至刻度摇匀，制成浓度为 40ng/ml 的铅标准工作溶液。

标准溶液计算公式：

$$c_g = c_m \times \frac{v_m}{v_g} \times \frac{v_z}{v_r} \qquad (式 10\text{-}10)$$

式中：

c_m——标母液的浓度，1 000ml；

v_m——标准母液的用量，1ml；

v_g——配制工作液所用容量瓶的体积，100ml；

v_z——中间标准液的用量，配制 40ng/ml 的工作液所需中间液 0.4ml；

v_r——配制中间标准液所需容量瓶的体积，100ml＋。

各分量不确定度的计算：

标准母液引入的相对不确定度（$u(c_m)$）：

根据标准物质证书，已知铅标准储备液 1.00mg/ml，相对扩展不确定度为 0.77%，k＝2 则相对不确定度：$u(c_m)_{rel} = 7/1\,000/2 = 3.5 \times 10^{-3}$。

1 000μl 移液枪配制标准中间标准溶液引入的相对不确定度：

1 000μl 移液枪的允差值为 ±0.005ml，按正态分布评定，k＝2，则：

$$相对不确定度 u(v_m) = u_{(vl)} = \frac{0.005}{\sqrt{3}} = 0.002\,9$$

$$相对不确定 u_{rel(vl)} = \frac{0.002\,9}{1} = 0.002\,9$$

容量瓶（100ml）的相对不确定度：

包括容量瓶体积的不确定度和容量瓶和溶液的温度与校正时的温度不同引起的体积不确定度，容量瓶体积的不确定度根据容量瓶（100ml）的容量允差为 ±0.06ml，按均匀分布，k = 2 换算成标准偏差：$u = \frac{0.06}{\sqrt{3}} = 0.035\,\text{ml}$；

容量瓶和溶液的温度与校正时的温度不同引起的体积不确定度为（±3℃，溶剂水在20℃膨胀系数为 2.1×10^{-4}℃，则 P = 95% 时体积变化区间），假定温度变化为矩形分布，$k = \sqrt{3}$，则温度引起的不确定度为：$(u = \frac{\pm 100 \times 3 \times 2.1 \times 10^{-4}}{\sqrt{3}} = 0.036\,(\text{ml})$

以上两项项合成得出：$u(v_g) = \sqrt{0.035^2 + 0.036^2} = 0.037\,\text{ml}$

相对标准不确定度

$$u(v_g)_{rel} = \frac{0.037}{100} = 0.000\,37$$

1 000μl 移液枪配制标准工作溶液引入的相对不确定度：

1 000μl 移液枪的允差值为 ±0.005ml，按正态分布评定，k = 2，则：

$$相对不确定度 u(v_m) = u_{(vl)} = \frac{0.005}{\sqrt{3}} = 0.002\,9$$

$$相对不确定 u_{rel(vl)} = \frac{0.029}{0.4} = 0.007\,2$$

配制中间标准液所需容量瓶 u（Vr）的相对不确定度：

$$u(v_r)_{rel} = \frac{0.037}{100} = 0.000\,37$$

综上所述，配制标准工作溶液产生的相对不确定度为：

$$u_{rel}(c_g) = 8.50 \times 10^{-3}$$

（2）样品称样时产生的不确定度：天平检定证书给定允差为 ±0.10mg，重复性为 ±0.15mg，按矩形分布处理，

样品称样产生的不确定度为：

$$u(w) = \frac{0.10}{\sqrt{3}} = 0.058\,\text{mg}$$

样品平均称样量 2.000 0g，相对标准不确定度：

$$u_{rel}(w) = \frac{0.058mg}{2.000\,0g \times 1\,000} = 2.90 \times 10^{-5}$$

（3）样品处理后定容产生的不确定度：样品经前处理后的消解液用 25ml 的 B 级容量瓶进行定容，25ml 容量瓶中溶液体积有 2 个主要不确定度来源，校准和温度效应。

容量瓶体积的不确定度　容量瓶（25ml）的容量允差为 ±0.02ml，按均匀分布，$k = \sqrt{3}$，换算成标准偏差：$u = \dfrac{0.02}{\sqrt{3}} = 0.012$ml

容量瓶和溶液的温度与校正时的温度不同引起的体积不确定度

容量瓶和溶液的温度与校正时的温度不同引起的体积不确定度为（±3℃，溶剂水在 20℃膨胀系数为 2.1×10^{-4}℃，则 $P = 95\%$ 时体积变化区间），假定温度变化为矩形分布，$k = \sqrt{3}$，则温度引起的不确定度为：

$$u = \frac{\pm 100 \times 3 \times 2.1 \times 10^{-4}}{\sqrt{3}} = 0.036\,ml$$

以上两项项合成得出：

$$u(v_g) = \sqrt{0.012^2 + 0.036^2} = 0.037\,ml$$

相对标准不确定度 $= 0.037/25 = 1.50 \times 10^{-3}$

（4）仪器拟合标准曲线引入的相对不确定度：用原子吸收分光光度计测定所配制标准工作液的吸光度，每个标准浓度的测定 2 次。（表 10-6）

表 10-6　标准曲线的相关数据

序号	浓度 x_i/ng·ml^{-1}	吸光度 y_1	吸光度 y_2	平均吸光度 y_i
1	0.0	0.003 43	0.003 04	0.003 24
2	5.0	0.024 27	0.023 51	0.023 89
3	10.0	0.044 11	0.046 04	0.045 08
4	20.0	0.085 93	0.086 78	0.086 36
5	30.0	0.119 72	0.123 24	0.121 48
6	40.0	0.154 03	0.157 12	0.155 58

标准曲线为：$Y = 3.824\,4 \times 10^{-3} X + 5.677\,3 \times 10^{-3}$，其中斜率，截距 $a = 5.677\,3 \times 10^{-3}$，相关系数为 $R^2 = 0.999\,0$。

工作曲线拟合引起的相对不确定度数据见表 10-7，由表 10-7 得：$\bar{x} = 17.5$ng/ml，

$$\sum\nolimits_{j=1}^{n}\left[y_j-(b_j+\mathrm{a})\right]=8.59\times10^{-5}$$

表 10-7　工作曲线数据

浓度 x/ng·ml^{-1}	代入工作曲线计算得出的吸光值 bx+a	吸光值 y	$[y-(bx+a)]^2$
0.0	0.005 68	0.003 43	5.06×10^{-6}
0.0	0.005 68	0.003 04	6.97×10^{-6}
5.0	0.024 80	0.024 27	2.81×10^{-7}
5.0	0.024 80	0.023 51	1.66×10^{-6}
10.0	0.043 92	0.044 11	3.61×10^{-8}
10.0	0.043 92	0.046 04	4.50×10^{-6}
20.0	0.082 17	0.085 93	1.41×10^{-5}
20.0	0.082 17	0.086 78	2.12×10^{-5}
30.0	0.120 41	0.119 72	4.76×10^{-7}
30.0	0.120 41	0.123 24	8.01×10^{-6}
40.0	0.158 65	0.154 03	2.13×10^{-5}
40.0	0.158 65	0.157 12	2.34×10^{-6}

$u_{rel(1)}$ 计算公式表示为：

$$u_{rel(1)}=\frac{s}{\overline{x}b}\sqrt{\frac{1}{p}+\frac{1}{n}+\frac{(\overline{x'}-\overline{x})^2}{s_{xx}}}=3.34\times10^{-2}$$

$$其中 s=\sqrt{\frac{\sum_{j=1}^{n}\left[y_j-(b_j+\mathrm{a})\right]^2}{n-2}}=2.93\times10^{-3}$$

$$s_{xx}=\sum_{j=1}^{n}(x_j-\overline{x})^2=1\,244$$

式中：

n——测试标准溶液的次数，n＝6×2＝12；

p——测试样品的次数，2；

$\overline{x}$——各个标准溶液浓度的平均值，$\overline{x}$＝17.5ng/ml；

$\overline{x'}$——样品浓度的平均值 18.461；

b——工作曲线的斜率，b＝3.824 4×10。；

j——下标，测试标准溶液的次数。

（5）测量样品重复性的相对不确定度：绿茶中铅平行测试的结果（mg/kg）如表10-8所示：

表 10-8　绿茶中铅

n	x_i	$|X_i - \overline{X}|$	$(X_i - \overline{X})^2$
1	0.177 6	0.006 5	$0.422\ 5 \times 10^{-4}$
2	0.162 0	0.009 1	$0.828\ 1 \times 10^{-4}$
3	0.172 1	0.001	0.01×10^{-4}
4	0.170 3	0.000 8	$0.006\ 4 \times 10^{-4}$
5	0.163 1	0.008	0.64×10^{-4}
6	0.181 3	0.010 2	1.04×10^{-4}
$\overline{x}$		0.171 1	$0.491\ 2 \times 10^{-4}$

测量不确定度：

$$u_{Xi} = s_{Xi} = \sqrt{\frac{1}{n-1}\sum(X_i - \overline{X})^2} = 0.007\ 11$$

算术平均值的不确定度：

$$u_{\overline{X'}} = s_{\overline{X'}} = \frac{s_{X'}}{\sqrt{n}} = 2.90 \times 10^{-3}$$

则有：

$$u_{rel}(X) = \frac{s_{\overline{X'}}}{X'} = 1.70 \times 10^{-2}$$

（6）分析仪器的相对不确定度：

采用日立 Z-2010 原子吸收分光光度仪石墨炉测定，该设备的 RSD 为 2%，则：

$$u_{rel}(J) = \frac{2\%}{\sqrt{6}} = 0.82 \times 10^{-2}$$

4. 计算合成相对不确定度和扩展不确定度

$$u_{c,rel} = \sqrt{u_{rel}^2(cg) + u_{rel}^2(Q) + u_{rel}^2(V) + u_{rel}^2(W) + u_{rel}^2(X) + u_{rel}^2(J)} = 0.039\ 3$$

式中：

$u_{rel}(cg)$——标准溶液相对不确定度；

$u_{rel}(Q)$——工作曲线相对不确定度；

$u_{rel}(V)$——定容体积相对不确定度；

$u_{rel}(W)$——称样质量相对不确定度；

$u_{rel}(X)$——重复性相对不确定度；

$u_{rel}(J)$——分析仪器相对不确定度。

$$u(X) = 0.039\ 3 \times 0.171\ 1 = 0.006\ 7mg/kg$$

扩展不确定度：

取置信概率95%，且取扩展因子为2，则其扩展不确定度为：

$$0.006\ 7 \times 2 = 0.013\ 4mg/kg$$

（四）甲醛气体检测仪测量值的不确定度分析及评定

1. 测量步骤　测量依据 JJG 1022—2016《甲醛气体检测仪检定规程》。通入一定浓度的甲醛气体标准物质，记录被测仪器稳定示值，重复测量 3 次，3 次测量的平均值与甲醛标准气体的浓度值之差除以甲醛标准气体的浓度值即甲醛气体检测仪的相对示值误差。

2. 数学模型

$$\Delta C = \frac{\overline{c} - c_0}{c_0} \qquad\qquad （式 10-11）$$

式中：

$\overline{c}$——仪器示值的平均值；

c_0——通入仪器的标准气体浓度值。

3. 不确定度的来源的确定与分析

（1）标准物质引起的标准不确定度：标准物质的标准不确定度包括三聚甲醛扩散管的不确定度和动态配气装置的不确定度。根据国家标准物质研究中心的证书，三聚甲醛扩散管的扩展不确定度为 1%（k=2），动态配气装置发生甲醛气体浓度值的扩展不确定为 1.5%（k=2），故由标准物质引起的标准不确定分量：

$$u_1 = \sqrt{\left(\frac{1}{2}\right)^2 + \left(\frac{1.5}{2}\right)^2} = 0.9\%$$

（2）测量重复性引起的标准不确定度：甲醛气体检测仪的测量重复性，可通过连续测量得到测量列，采用 A 类方法进行评定。

取一台量程为 2.0μmol/mol 的甲醛气体检测仪，通入 0.44μmol/mol 的甲醛标气，重复测量 10 次结果如下（单位：μmol/mol）：

0.46，0.40，0.41，0.43，0.42，0.42，0.43，0.41，0.45，0.45

$$\overline{\tau} = \frac{1}{n}\sum_{i=1}^{n}\tau_i = \frac{0.43\mu mol}{mol}, s = 0.019\ 9$$

$$S_p = \frac{1}{\tau}\sqrt{\frac{\sum(\tau_i - \overline{\tau})^2}{n-1}} = 4.63\%$$

按检定规程要求，仪器示值误差以 3 次测量的算术平均值进行计算，则测量重复性引入的标准不确定度为：

$$u_{rel}(\bar{\tau}) = \frac{S_p}{\sqrt{3}} = 2.67\%$$

4. 计算合成标准不确定度和扩展不确定度　合成标准不确定度计算：

$$u_c = \sqrt{u_1^2 + u_2^2} = 2.82\%$$

取 k＝2 扩展不确定度 u＝5.7%

故甲醛气体检测仪示值相对误差的扩展不确定度为 u＝5.7%，（k＝2）

（五）食品中菌落总数测量不确定度的评定

1. 测量步骤　依据 GB/T 4789.2—2003《食品微生物学检验菌落总数测定》方法，操作步骤如下：

第一步：以无菌操作将检样 25g（ml）剪碎放入含有 225ml 灭菌生理盐水或其他稀释液灭菌玻璃瓶内，经充分振摇或研磨做成 1∶10 的均匀稀释液。

第二步：用 1ml 灭菌分度吸管吸取 1∶10 稀释液 1ml，注入含有 9ml 灭菌生理盐水或其他稀释液的试管内。混匀做成 1∶100 的稀释液，如此递增稀释。

第三步：另取一只 1ml 分度吸管，按上步操作顺序，做成 10 倍递增稀释液，如此每递增稀释一次，即换用一支 1ml 分度吸管。

第四步：选择 2～3 个适宜稀释度，分别在做成 10 倍递增稀释液的同时，各取 1ml 稀释液于灭菌培养皿内，每个稀释度做两个平行样。

第五步：及时将凉至 46℃营养琼脂培养基注入培养皿并混匀。同时做空白对照。

第六步：待琼脂凝固后，翻转平板，置（36±1）℃温箱内培养（48±2）h。

第七步：做平板计数时，可用肉眼观察，必要时用放大镜检查。记下各平板的菌落数后，求出同稀释度的各平板平均菌落总数。

第八步：选取菌落数在 30～300 之间的平板作为菌落总数测定标准，将该稀释度的平均菌落总数乘以稀释倍数报告菌落总数。

2. 数学模型

$$A = B \times f_n \text{ CFU/g（或 ml）} \qquad （式 10-12）$$

式中：

A——样品中菌落总数 CFU/g（或 ml）；

B——样品稀释液中所含菌落的总数；

f_n——第 n 个稀释度的稀释倍数。

$$f_n = \frac{f_{n-1}(V_{1n} + V_{2n})}{V_{1n}} \qquad (式\ 10\text{-}13)$$

式中：

V_{1n}——第 n 个稀释度加入的样品稀释体积，ml；

V_{2n}——第 n 个稀释度加入的灭菌生理盐水体积，ml；

f_{n-1}——第 n－1 个稀释度的稀释倍数。

3．不确定度来源及评定

（1）培养基、培养温度和时间带来不确定度：在严格控制培养温度下，采用不同培养基和不同培养时间所得到的一组测量数据，它包括了方法所规定的培养时间和温度的最大范围，同时也包括了样品的均匀性和测试中的随机效应。也就是所，其方差包含了上述所有条件在可能范围的变动给测试结果带来的影响（表 10-9）。从表中实验结果可以看出，若用测量结果直接计算，其差值可能很高。更加经验在此类计算中将其取对数进行计算较为方便。表 10-9 的括号处给出相应结果的对数值。

表 10-9　不同测试条件下的菌落总数实验结果

培养基	培养温度			
	35℃		37℃	
	46h	50h	46h	50h
1	4 400（3.64）	6 100（3.79）	7 000（3.85）	7 900（3.90）
	3 200（3.50）	4 800（3.68）	4 500（3.65）	3 900（3.59）
2	5 600（3.75）	4 600（3.66）	3 300（3.52）	6 800（3.83）
	4 300（3.63）	6 500（3.81）	7 400（3.87）	3 700（3.57）
3	8 000（3.90）	6 000（3.78）	5 500（3.74）	7 200（3.86）
	5 700（3.76）	4 200（3.62）	3 400（3.53）	4 900（3.69）

对数平均值的试验标准差：

$$s(\log A) = \sqrt{\frac{\sum (\log A_i - \log A)^2}{(n-1)}} = \sqrt{\frac{0.354}{(24-1)}} = 0.124\,1$$

即标准不确定度：$u(\log A) = s(\log A) = 0.124\,1$

平均值约为 5 400CFU/ml，标准不确定度为 1 500CFU/ml，折合成在平板上观察得到的菌落数分别为 54CFU/ml 和 15CFU/ml。

（2）由稀释倍数带来不确定度

1）初始稀释液 1∶10 带入不确定度：操作中的变动性将在重复性标准偏

差中考虑,在以下各分量的量化中,都将变动性归到重复性标准偏差中考察。实验室温度的变动很小,温度对体积的影响可忽略不计。

使用 25ml 和 250ml 量筒分别量取检样和生理盐水,根据 JJG 196—90 规定,其容量允许差分别为 0.25ml 和 1.0ml,按均匀分布处理,其标准不确定度分别为:

$$u(V_{11}) = \frac{0.25}{\sqrt{3}} = 0.14\,\mathrm{ml}$$

$$u(V_{21}) = \frac{1.0}{\sqrt{3}} = 0.58\,\mathrm{ml}$$

稀释倍数 f_1 由下式计算得出:

$$f_1 = \frac{(V_{11} + V_{21})}{V_{11}} = 1 + \frac{V_{21}}{V_{11}} = 10$$

其标准不确定度为:

$$u(f_1) = u\left(\frac{V_{21}}{V_{11}}\right) = \left(\frac{V_{21}}{V_{11}}\right)\sqrt{u_{rel}^2(V_{21}) + u_{rel}^2(V_{11})} = \left(\frac{225}{25}\right)\sqrt{\left(\frac{0.58}{225}\right)^2 + \left(\frac{0.14}{25}\right)^2} = 0.055$$

2) 稀释液 1:100 带入不确定度:分别使用 1ml (V_{12}) 和 10ml (V_{22}) 分度吸管移取样品稀释液 1ml 和灭菌生理盐水 9ml,混匀。根据 GB 12807—1991《实验室玻璃仪器分度吸量管》规定,其容量允差分别为 ±0.007ml 和 ±0.05ml,按均匀分布处理,其标准不确定度分别为:

$$u(V_{12}) = \frac{0.007}{\sqrt{3}} = 0.004\,\mathrm{ml}$$

$$u(V_{22}) = \frac{0.05}{\sqrt{3}} = 0.029\,\mathrm{ml}$$

稀释倍数 f_2 由下式计算得出:

$$f_2 = \frac{f_1(V_{12} + V_{22})}{V_{12}} = f_1\left(1 + \frac{V_{22}}{V_{12}}\right) = 100$$

其标准不确定度为:

$$u\left(\frac{f_2}{f_1}\right) = u\left(\frac{V_{22}}{V_{12}}\right) = \left(\frac{V_{22}}{V_{12}}\right)\sqrt{u_{rel}^2(V_{22}) + u_{rel}^2(V_{12})} = 9\sqrt{\left(\frac{0.029}{10}\right)^2 + \left(\frac{0.004}{2}\right)^2} = 0.044$$

$$u(f_2) = f_1\left(1 + \frac{V_{22}}{V_{12}}\right)\sqrt{u_{rel}^2(f_1) + u_{rel}^2\left(\frac{f_2}{f_1}\right)} = \left(\frac{225}{25}\right)\sqrt{\left(\frac{0.055}{10}\right)^2 + \left(\frac{0.044}{10}\right)^2} = 0.063$$

4. 合成标准不确定度和扩展不确定度

$$\frac{u(A)}{A} = \sqrt{\left[\frac{u(f_n)}{f_n}\right]^2 + \left[\frac{u(B)}{B}\right]^2} = \sqrt{\left(\frac{0.063}{100}\right)^2 + \left(\frac{15}{54}\right)^2} = 0.28$$

合成标准不确定度为

$$u_c(A) = 0.25 \times 5\,400 = 1\,500\text{CFU/ml}$$

扩展不确定度为：取 95% 置信水平，查 t 分布表得 $t_{95}(23) = 2.06$

$$U = ku_c v = 2.06 \times 1\,500 = 3\,100\text{CFU/ml}$$